Nursing and EBP in Kaifukuki Rehabilitation Ward

回復期リハビリテーション病棟における看護実践

看護の質を高める EBP の実装

編著 酒井郁子　黒河内仙奈

医歯薬出版株式会社

[編 集]

| 酒井郁子（さかいいくこ） | 千葉大学大学院看護学研究科　教授 |
| 黒河内仙奈（くろこうちかな） | 神奈川県立保健福祉大学保健福祉学部　講師 |

[執 筆]

荒木暁子（あらきあきこ）	公益社団法人日本看護協会　常任理事
池永康規（いけながやすのり）	特定医療法人社団勝木会やわたメディカルセンター リハビリテーション科　科長
市川　真（いちかわまこと）	NTT東日本伊豆病院看護部　看護長
岩佐はるみ（いわさはるみ）	元　津田沼中央総合病院看護部　副師長
大舘千歳（おおだてちとせ）	国立障害者リハビリテーションセンター病院看護部　看護部長
菊地悦子（きくちえつこ）	武蔵野大学看護学部　教授
黒河内仙奈（くろこうちかな）	編集に同じ
近藤浩子（こんどうひろこ）	NTT東日本伊豆病院看護部　看護長
酒井郁子（さかいいくこ）	編集に同じ
塩田美佐代（しおたみさよ）	湘南医療大学保健医療学部　准教授
住谷ゆかり（すみやゆかり）	日本赤十字看護大学看護学部　講師
友滝　愛（ともたきあい）	国立看護大学校看護学部　助教
樋浦裕里（ひうらゆり）	東京さくら病院看護部　看護部長
深堀浩樹（ふかほりひろき）	慶應義塾大学看護医療学部　教授
藤沼康樹（ふじぬまやすき）	生協浮間診療所／医療福祉生協連家庭医療学開発センター　センター長
松岡千代（まつおかちよ）	佛教大学保健医療技術学部　教授
山崎千寿子（やまざきちずこ）	東京医療保健大学医療保健学部　講師

This book was originally published in Japanese
under the title of :

Kaifukuki Rihabiriteshon Byoto-niokeru Kangojissen
Kango-no Shitsu-o Takameru EBP-no Jisso
(Nursing and EBP in Kaifukuki Rehabilitation Ward)

Editors :

Sakai, Ikuko
　Professor, Chiba University Graduate School of Nursing
Kurokochi, Kana
　Lecturer, Kanagawa University of Human Services

© 2019 1st ed.

ISHIYAKU PUBLISHERS, INC.
　7-10, Honkomagome 1 chome, Bunkyo-ku,
　Tokyo 113-8612, Japan

はじめに

　回復期リハビリテーション病棟が2000年に設立されて20年がたとうとしている．この20年間に確実に回復期リハビリテーション病棟は進歩を遂げ，地域包括ケアシステムのなかのなくてはならないシステム要素として機能するようになった．高齢者の介護状態の予防にとどまらず，健康的なライフスタイルの推進やリハビリテーションの理念の浸透に大きな役割を果たしてきたといえる．

　新しい考え方でスタートした回復期リハビリテーション病棟は，専門職が多数集まり，患者中心にリハビリテーションを展開するための場と機会に恵まれているが，一方で，看護職やケア職にとっては，かならずしもその恵まれた環境がそのように認識されているわけではない．

　回復期リハビリテーション病棟でケアを展開するためには，リハビリテーション医療についての知識と高齢者ケアについての知識の統合が必要なのであるが，その知識と情報を効率良く獲得し患者に統合できるような情報源が限られていることが要因であるだろう．これからの回復期リハビリテーション病棟のケアにはエビデンスベースの実践（EBP）が不可欠である．EBPは組織的取り組みであり，すなわち組織開発である．

　本書は，このような課題認識のもと，理論的でありつつ，かつ根拠に基づいたケア改善に役立つという趣旨のもとに企画された．

　本書の構成は，回復期リハビリテーションとEBP，回復期リハビリテーション看護の特質，回復期リハビリテーション病棟のマネジメント，回復期リハビリテーションのケアを改善するための知識とスキル，という〈理論編〉と，回復期リハビリテーション病棟におけるEBPの実装例という〈実践編〉から成り立つ．

　本書は，回復期リハビリテーション病棟でケアの質改善を行おうとする専門職の方々，とくに看護職リーダーに向けて作られている．しかし，回復期リハビリテーション病棟に限らず，エビデンスに基づいたケア改善を行おうとする人たちにとって有益な内容となっている．執筆陣には，研究者と実践者がバランス良く配置されている．これからのEBPの推進に有益な示唆を提供できていると思う．

　これからますます重要性を増す回復期リハビリテーション病棟において，ケアが根拠に基づき，かつ患者中心であることは，日本の高齢者にとって幸いなことである．ともに学び，お互いからお互いについて学び合える回復期リハビリテーション病棟を目指したい．

2019年8月
酒井郁子
黒河内仙奈

目次 contents

I 回復期リハビリテーション病棟とEBP 1

1 EBMからEBPへ（藤沼康樹） 2
- 1. EBMとは何か？ 2
- 2. EBMの5つのStep 3
  - 1）疑問（問題）の定式化　2）情報収集　3）情報の批判的吟味
  - 4）情報の患者への適用　5）Step 1からStep 4の振り返り
- 3. EBMの広がりとEBP 6
- 4. EBPの5つのStep 6
- 5. せん妄予防のEBP 6
- 6. おわりに 7

2 EBP実装に関する日本の看護領域の現状と課題（深堀浩樹，友滝 愛） 8
- 1. 日本の看護領域におけるEBPの実装に関する現状 8
  - 1）日本の臨床現場におけるEBPの実装に関する現状　2）看護基礎教育におけるEBPの現状
  - 3）EBPに関連する活動の具体例
- 2. 日本の看護領域におけるEBP促進のための新しい取組み 11
  - 1）大学病院におけるEBPの取組み　2）システマティックレビューの普及に関する活動
  - 3）Doctor of Nursing Practiceの教育課程の開設　4）学会による看護に関するガイドラインの開発　5）まとめ
- 3. EBPに取り組むうえでの課題と対策 13
  - 1）大学病院におけるEBPの取組み　2）EBPに必要な知識・スキル　3）EBPを促すための組織的な取り組み
  - 4）看護実践で求められる科学的根拠　5）まとめ

3 リハビリテーション医療の現状，制度，政策，展望（荒木暁子） 20
- 1. リハビリテーションの定義，リハビリテーション医療の目的と意義 20
  - 1）リハビリテーションの定義と目的　2）リハビリテーションの対象とフェーズ　3）かかわる専門職
- 2. リハビリテーション医療を推進する制度・政策 22
  - 1）関連する法律・計画　2）リハビリテーション医療に関連する制度
- 3. 回復期リハビリテーションをめぐる状況，課題 24

4 急性期リハビリテーションとの連携（池永康規） 25
- 1. 病院間連携 25
  - 1）回復期リハ病棟に設置されたホットライン　2）急性期病院と回復期リハ病院の定期相互交流
- 2. 回復期リハビリテーション病棟での対応 28
- 3. 連携パスの運用 29
- 4. インターネットを利用した情報伝達 29
- 5. まとめ 30

5 高齢者ケアのエビデンスからみた回復期リハ病棟でのケア改善の必要性（酒井郁子） 31

1. 高齢者医療とケアにおけるエビデンス 31
1）高齢者慢性疾患における総合的管理の考え方とエビデンス
2）高齢者ケアのエビデンスの実装の課題　3）看護におけるEBPの定義

2. 回復期リハビリテーション病棟の役割と機能 34
1）回復期リハ病棟の設置と発展の経緯
2）地域包括ケアシステムからみた回復期リハ病棟の役割と機能　3）回復期リハ病棟の特徴

3. 回復期リハビリテーション病棟におけるケア改善 35
1）高齢者の安全を確保しつつQOLの向上を目指す　2）高齢者のリハを加速し，療養場所の移行を安心できるものにする

Ⅱ 回復期リハビリテーション看護の特徴 37

1 回復期リハビリテーション看護の特徴（酒井郁子） 38

1. 回復期リハビリテーション病棟の特徴 38

2. 回復期リハビリテーション病棟で求められる看護 39
1）一人ひとりのリハの希望と目標に即した看護の提供　2）地域包括ケアシステムからみた回復期リハの役割と機能
3）ケアの質のマネジメント　4）入院前からスタートする退院支援

3. 回復期リハビリテーション病棟に勤務する看護職の特徴と今後求められる役割 41

2 回復期リハビリテーション看護に必要な実践能力（酒井郁子） 43

1. 看護の実践能力とは何か 43
1）専門職の実践能力（コンピテンシー）　2）看護師の実践能力

2. リハビリテーション看護師の役割・機能とそれを達成するために必要な看護実践能力 44
1）アメリカにおけるリハ看護師の役割と実践能力　2）日本におけるリハ看護師の実践能力
3）今後求められる看護実践能力

3. 回復期リハ看護に携わる看護師が獲得すべき看護実践能力 46
1）高齢者への看護実践とリハ看護実践の統合　2）地域のリハニーズに適したリハ医療の提供に貢献する
3）ケアチームの構築運営のためのリーダーシップと専門職連携実践能力

3 回復期リハビリテーションケアチームの構築と運営　看護と介護の連携（黒河内仙奈） 49

1. ケアチームの構築 49
1）看護と介護の連携の必要性　2）お互いを知る

2. ケアチーム運営のカギ 50
1）話しやすい場づくり　2）看護と介護の両方の視点からのケアプラン作成　3）病棟管理者によるマネジメントの重要性

4 回復期リハビリテーション看護の倫理的課題（菊地悦子） 53

1. 看護倫理とは 53

2. 回復期リハビリテーション病棟で生じやすい倫理的課題 65
1）尊厳を損なうリハ看護師としての対応　2）患者の意思決定が反映されない

3. 倫理的課題の明確化と改善への取り組み 55
1）尊厳を損ねる具体的状況の有無を検討する　2）尊厳を損ねる具体的行為を検討する
3）倫理的問題が生じていると思われる事例検討の例

Ⅲ 回復期リハビリテーション病棟のマネジメント … 59

1 診療報酬からみたマネジメント　経営に貢献する（塩田美佐代）… 60
1. 病院経営に貢献する回復期リハ病棟の運営 … 60
1）回復期リハ病棟からみた診療報酬　2）診療報酬と成果　3）施設基準に必要なデータ収集
2. 回復期リハビリテーション病棟のマネジメントの実際 … 63
1）回復期リハ病棟におけるチーム医療と人員配置　2）脳卒中リハビリテーション看護認定看護師を活用した教育プログラム
3）重症患者の適正数を確保する仕組みづくり　4）重症患者の機能を改善する体制の整備
5）在宅復帰率を高める　6）地域連携の強化　7）成果の見える化とベンチマーク
3. まとめ … 70

2 患者のQOLマネジメント
生活を支援し，社会復帰を達成するための診療ケアの統合に貢献する（黒河内仙奈）… 71
1. QOLについて … 71
1）QOLの定義　2）包括的QOLと特異的QOL
2. 回復期リハビリテーション病棟における患者のQOLを高める看護 … 73
1）入院時からの継続的なオリエンテーションと目標の共有　2）患者がリハに取り組むことを支援する日々の体調管理
3）患者が入院生活を心地良く送るための支援（余暇時間の活用）
4）患者の希望を聞き，希望を叶えるための支援（就労支援を含む）　5）患者への敬意

3 リハビリテーションを担う人材の管理と育成
採用から研修まで人材育成に貢献する（荒木暁子）… 77
1. 人材管理フローと人材育成 … 77
2. 組織構造をいかす人材育成 … 79
1）人材育成計画　2）人材育成方策　3）研修の実際
3. 柔軟性を高め，地域やニーズの変化に対応する組織づくりに向けて … 83

4 専門職チームの構築と運営（酒井郁子）… 84
1. 専門職連携実践とチーム … 84
1）専門職連携の目的と専門職連携実践の類型化
2. チームの構築と運営に必要な基本的知識 … 87
1）チームを理解し評価するための枠組み　2）インプット（チームデザイン）
3）プロセス（チームビルディングとチームワーク）
4）チームパフォーマンス　5）回復期リハ病棟における専門職連携実践の特徴
3. 回復期リハ病棟の専門職連携実践の向上のためにできること … 92
1）回復期リハ病棟の使命へのコミットメント　2）患者のリハに対する遂行責任と説明責任の達成
3）専門職間の専門性の理解とリスペクトの醸成

5 組織間連携の円滑化，連携パスの作成と改善（池永康規）… 94
1. ベースとなる連携ネットワーク組織への働きかけ … 96
2. 多職種間コミュニケーションツールの開発 … 98
1）共通言語，概念，ツールの共有　2）ID-Linkを利用した地域施設間の情報伝達

3. 情報の流れや学びの仕組み 100
1）加賀脳卒中地域連携協議会総会　2）日本海脳卒中セミナー　3）コラボ研修
4）コアとなるチームメンバー以外の専門家から支援を得る仕組み　5）まとめ

IV 回復期リハビリテーション病棟のケアを改善するための知識とスキル 105

1 EBPを臨床で実装していくためのステップ（松岡千代） 106
1. EBPのモデル 106
1）IOWAモデル 106
2. IOWAモデルのEBPステップ 108
1）EBPのトリガーとトピック　2）チームの形成　3）関連する研究論文および文献の収集
4）実践で利用するための研究のクリティークと統合　5）実践変革の試験的実施
6）実践変革の開始　7）結果の普及

2 EBP導入の際に有用なツール（松岡千代） 114
1. EBP実装戦略の概要 114
1）EBP実装戦略のフェーズ（段階）　2）EBP実装戦略の選択と秘訣（コツ）
3）チェンジエージェント（変革推進者）について
2. EBP実装戦略の実際 118
1）フェーズ1：気づきと関心の創造　2）フェーズ2：知識とコミットメントの構築
3）フェーズ3：行動と採用の促進　4）フェーズ4：統合と継続的使用の促進

3 EBP実装プロジェクトの推進（酒井郁子） 121
1. EBPの実装を推進するプロジェクト 121
1）プロジェクトとしてEBPを実装する　2）プロジェクトとは何か　3）プロジェクトの成功を目指すには
2. EBPの実装プロジェクトの進め方 123
1）現状を評価し優先度の高いテーマを決める　2）実践の改善の評価と普及・定着　3）EBP実装の類型
3. EBPの実装に必要な多層的なリーダーシップ 130

V 回復期リハビリテーション病棟におけるEBPの実装例 133

1 生活機能を再建する 134
A　生活リズムの調整（岩佐はるみ） 134
B　基本動作の獲得（塩田美佐代，市川　真，黒河内仙奈） 144
C　排泄機能の向上（黒河内仙奈，菊地悦子） 154
D　移動機能の向上（樋浦裕里，黒河内仙奈） 162

2 患者のQOL向上をめざす 172
E　身体拘束の解除（岩佐はるみ，住谷ゆかり，黒河内仙奈） 172
F　転倒の予防（松岡千代） 180
G　せん妄の予防（大舘千歳，黒河内仙奈） 192

3 患者の学習を支援する　202
H 服薬管理（近藤浩子，塩田美佐代，黒河内仙奈）　202
I 退院後の生活に焦点をあてた健康管理教育（菊地悦子）　210

4 円滑な地域移行を推進する　222
J 回復期リハ病棟における専門職間コミュニケーションの改善
（樋浦裕里，山崎千寿子，黒河内仙奈）　222
K 退院前訪問指導（ホームエバリュエーション）の実際と効果的な方法（黒河内仙奈）　230

索引　240

デザイン：武田厚志　DTP：木村笑花・小林愛実（SOUVENIR DESIGN INC.）

I

回復期リハビリテーション病棟とEBP

1 **EBMからEBPへ**
2 **EBP実装に関する日本の看護領域の現状と課題**
3 リハビリテーション医療の現状，制度，政策，展望
4 急性期リハビリテーションとの連携
5 高齢者ケアのエビデンスからみた
　回復期リハビリテーション病棟でのケア改善の必要性

1 EBMからEBPへ

（藤沼康樹）

1. EBMとは何か？

　EBM（evidence-based medicine，根拠に基づく医療）は，より良い医療を提供するためのひとつの方法論である（名郷ら，2014）．EBMという概念を理解するために難解な論理は必要ではなく，実はそのプロセスは私たちがふだんの生活のなかで使っているプロセスとそれほど違いはない．

　たとえば，夏休みの旅行を計画することを考えてみよう．やっと休みがとれて，旅行に出かけたい．では，どこに出かければいいのかを考えると，いくつかの候補地があがった．どの地に行くのがいちばん楽しくなりそうかをいろいろ考える．そのためには旅行の候補地に関連した情報をたくさん収集するだろう．それらの情報が確度の高いものかをさらに情報検索したり，行ったことのある知人から話を聞いたりして比較検討し，行き先を決める．そして，ワクワクしながら旅行に出かける．予想どおりだったこと，予想とは違ってがっかりしたこと，予想以上に素晴らしかったことなど，さまざまな体験をするだろう．そして旅行から帰った後，撮った写真を整理したり，買い物のレシートをチェックしたりして，楽しかった旅行を振り返りながら，次の旅行をどのようにしようか思いを馳せるに違いない．

　では，このふつうにやっているプロセスを医療に置きかえてみると，次のようになる．

- まず，目の前の患者さんにどんな問題があるかを見極める
- その問題を解決することに資すると思われる情報を探す
- 得られた情報が本当に正しいものなのかどうかをよく吟味する
- 得られた情報を目の前の患者さんにどのようにあてはめていくのかを考えて実施する
- 実施した後，それまでのすべての流れが適切であったかどうかを振り返って評価し，次回にむけた教訓とする

　実はEBMはこのプロセスに他ならない．しかし，こうしたあたりまえに思えるプロセス

が，近年なぜ医師・医療者の間で強調されるに至ったのだろうか．たとえば実際の医療現場では，コミュニケーションが不十分，不適切で，医師・医療者が患者の思いや価値観に配慮することができず，適切な問題設定ができないことがある．また，効果の定かでない薬が漠然と，あるいはメーカーのマーケティングの効果などのみにより，深く考えることなく使われていることもある．つまり，医療は，それまでの習慣や文化，あるいはオピニオンリーダーの見解などにならって行われていることも多かったのである．医療は科学的な根拠に基づいて行われるべきではないかという機運が高まり，より良い医療を効果的・効率的に行うための方法論として提唱されたのがEBMといえるであろう．

2. EBMの5つのStep

EBMは，その手順を次の5つのStepに分けて考える．
- Step 1：疑問（問題）の定式化
- Step 2：情報収集
- Step 3：情報の批判的吟味
- Step 4：情報の患者への適用
- Step 5：Step 1〜Step 4の評価・フィードバック

これらを個々に解説していくことにする．

1）疑問（問題）の定式化

目の前の患者の診療から生じる疑問や問題をわかりやすい形に整理する過程のことである．これにより扱う問題を明確にすることができる．その方法として，PICOとよばれる枠組みを用いるとわかりやすい（**表I-1**）．疑問をこのPICOの形にすることを〈疑問の定式化〉とよぶ．

定式化された疑問は，その種類によって〈カテゴリー〉とよばれるものに分類される（**表I-2**）．どのカテゴリーに分類されるかによって，その後のStepでのアプローチが変わってくる．

表I-1 PICO

P：Patient	どんな患者が （例：高齢男性の高血圧患者が）
I：Intervention	ある治療/検査をすると （例：降圧剤を服用するのは）
C：Comparison	別の治療/検査と比べて （例：降圧剤を服用しないのと比べて）
O：Outcome	どのような結果になるか （例：脳卒中の発生率が減少するか）

表I-2　疑問を分類するカテゴリー

カテゴリー	意味
病因	ある疾患の原因や，危険因子
頻度	ある疾患の罹患率や発症率
診断	ある診断法・検査法の診断能力
予後	ある疾患の平均生存期間など
治療・予防	ある治療法の治療効果や予防効果
害	ある治療法による副作用や不利益

2）情報収集

　Step 1で定式化した疑問を解決すると思われる情報を探す．教科書，研究論文，二次資料（いくつかの研究をまとめたもの），専門家の意見，学会・講演会，インターネット，各種メディア，患者らからの情報など，さまざまなものが情報源となりえる．これらの情報源にはそれぞれ長所と短所がある．

　原著論文を検索する場合では，実際にヒトを対象とした研究のみが目の前の患者の診療への参考になるため，患者を対象とした"臨床研究論文"を検索する．

　なお，Step 1で分類したカテゴリーによって，最も信頼性の高い臨床研究のデザインは異なる（**表I-3**）．したがって，論文を検索するときには，定式化した疑問とそのカテゴリーに最も適した研究デザインの臨床研究論文を探すということになる．

　ちなみに，EBMが提唱されはじめた頃は，情報収集といえばMEDLINEや医学中央雑誌（医中誌）などのデータベースを用いて原著論文を検索することを意味していたが，最近では優れた原著論文を集めて利用しやすいように加工した二次資料（Up to DateやDynaMedなど）を検索することが，日常診療での情報収集の主たる方法となっている．

表I-3　カテゴリー別の信頼性の高い研究デザイン

カテゴリー	意味
病因	信頼性の高い研究デザイン
頻度	コホート研究，症例対照研究
診断	横断研究
予後	コホート研究
治療・予防	ランダム化比較試験
害	ランダム化比較試験，コホート研究，症例対照研究

3）情報の批判的吟味

　Step 2で得られた情報が，どの程度信頼できるものであるのかを評価する．この治療法は本当に有効なのか，この検査法はどれくらいの診断能力があるか，などの疑問に答えようとすることである．

　臨床研究論文の結論で有効である（＝統計学的有意差がある）とされていても，すぐにその結果にとびつくべきではない．たとえば，正しい手法で行われない臨床研究は，間違った結論を導くことが少なくない．したがって，このStep 3で情報の批判的吟味を行う際には，その情報のもととなった臨床研究の手法が適切かどうかを検討しなければならない．

　また，その研究における効果の大きさや意味はどの程度のものなのか，どんな患者群に対して行われたものか，その研究や論文における欠点あるいは限界は何かを把握することも必要になる．

4）情報の患者への適用

　Step 2とStep 3で得られた情報を目の前の患者にどのように適用していくかを検討する．注意したいのは，エビデンス（＝治療法や検査法などが有効であるという情報）があれば，すべてそれを患者に使わなくてはならないというわけではないことである．それは，臨床研究論文のエビデンスに組み入れられた患者が，目の前の患者と似た背景をもつとは限らないからである．Step 2, Step 3で得られた情報のもととなった患者集団と，目の前の患者がどれだけ似ているかを検討しなければならない．

　また，治療法や検査法が優れているか否かだけではなく，患者の価値観や思いがどのようなものなのかを基盤にした臨床判断も重要である．有効な治療法がありながら，それを実施しないという選択肢もありうるという前提に立たなければならない．患者と対話するなかで共有化された意思決定を行うことをEBMは重視している．

　Step4においては，エビデンス，患者の病状と周囲を取り巻く環境，患者の好みと行動特性，医療者の臨床経験の4つを考慮すべきとされている．EBMはただ単純にエビデンスを患者に適用するという医療を意味しているのではない．

5）Step 1からStep 4の振り返り

　Step 1からStep 4でたどってきた道をもう一度振り返る．できれば医療チームで振り返ってみることが有効である．自分の医療行為で目の前の患者はどうなったか？　改善すべき点はなかったか？　あるとすれば，どのように改善すればよかったか？　などを考える．この省察によって，EBMの実施者だけでなく，関連したチームが今後に役に立つパール（知恵）を蓄積することができる．

3. EBMの広がりとEBP

さて，EBMは当初医師の間に生まれたムーブメントであったが，看護をはじめ，さまざまな医療専門職，ひいては福祉や教育や政策の世界にも，「根拠に基づく〇〇」を指向する流れが生まれた．たとえば，根拠に基づく看護（evidence based nursing；EBN），根拠に基づく理学療法（evidence based physical therapy；EBPT），根拠に基づく医療政策（evidence based health policy）などの言葉が生まれている．

そして近年では，医療，看護など医療・保健・福祉現場のさまざまな領域における"根拠に基づく臨床実践"を，まとめてevidence based practice（EBP）とよぶようになっている．しかし最近は，看護領域でEBPというと，一人ひとりの患者を対象とするEBMとは異なるニュアンスで使われている．たとえば，病棟全体のケアの質をどう改善するのか，どう高めるのかに関するチームによる実践という意味で使われることが多くなった．

4. EBPの5つのStep

EBPは，次の5つのStepから構成されるチーム実践といえるだろう．
- Step 1　あるべきケアの言語化と現状の分析（あるべきケアと現状のケアのギャップ），およびギャップを埋めるための課題の定式化
- Step 2　情報収集
- Step 3　情報の批判的吟味
- Step 4　情報のケアへの適用
- Step 5　Step1からStep 4の振り返り

先述したEBMのStepと相同性があるが，EBPではたとえば病棟チーム全体である領域のケアの内容を改善させることを目指すことから，Stepごとの具体的な内容は異なる．

ここでは，あるリハビリテーション病棟におけるせん妄予防プログラムの実装を例にあげて，Stepごとに説明していく．

5. せん妄予防のEBP

《Step 1》

ある急性期病棟で，ある看護師が「ここでは入院後せん妄になる患者が多いのではないか」という疑問をもった．そこで，せん妄の診断法を関心のある看護師グループで学び，2カ月間のせん妄患者を数えてみたところ，日本の急性期病院の平均せん妄発生頻度よりやや高いことがわかった．つまり，入院患者のせん妄予防において，あるべきケアと実際の病棟のケアにはギャップがあるのではないかと考え，管理部で検討すべき課題として提起した．

《Step 2》

　多職種によるせん妄対策チームが形成され，大学看護学部の研究者による援助を受けて文献調査に入り，いくつかの重要な論文を収集することができた．

《Step 3》

　それらを吟味したところ，対象となる患者層が自分たちの病棟の患者と似ていることと，日本の医療制度にもよくフィットする可能性などを考慮し，HELP（hospital elder life program）（Inouye SK et al, 2000）とよばれるせん妄予防プログラムが有力であるという結論に至った．

《Step 4》

　このHELPには，次のような多数の構成要素がある．

- 毎日ベッドサイドにボランティアを派遣し，ごくふつうの世間話を行い，患者の要望をうかがってそれを実行する
- 適度な刺激のある毎日の活動を行う
- 適度な運動療法を行う
- 薬に頼らない睡眠プロトコールを実施する
- 視覚と聴覚の評価を行う
- 食事のアシストを行う
- 高齢者ケア専門チームが関与する
- 介護者への教育を行う
- 地域との連携を図る

　したがって，HELPを病棟に実装するためには，病院管理部の支援，多職種チームの形成，リーダーや熱心にこのプログラムを広めるエヴァンジェリストの指名など，多面的な取り組みが必要となった．

《Step 5》

　HELP導入後のせん妄発生率を算出し，導入前と比較して，その効果を評価すると同時に，チームメンバーでプロセスを省察し，次の実践にいかす教訓を共有した．さらに，ケアの質を高めるための取り組みに向けて準備することになった．

6. おわりに

　このようにみると，EBMは個別ケアの場面での方法論が中心となるが，EBPは特定の人口集団のケアの質を向上させるための方法論といえそうである．しかし，EBMとEBPは共通する部分も多く，双方を学ぶことで得られるものも大きいといえる．

文献

- 名郷直樹，南郷栄秀（2014）：基礎から学べる！ EBM．医学出版．
- Inouye SK et al（2000）：The Hospital Elder Life Program：a model of care to prevent cognitive and functional decline in older hospitalized patients．Hospital Elder Life Program．J Am Geriatr Soc, 48（12）：1697-1706．

2 EBP 実装に関する日本の看護領域の現状と課題

（深堀浩樹，友滝　愛）

1. 日本の看護領域におけるEBPの実装に関する現状

　本節では，回復期リハ病棟に限らず，日本の看護領域におけるEBPの実装に関する日本の現状について筆者の見解を述べる．

1）日本の臨床現場におけるEBP実装に関する現状

　EBP，および同様の概念である"evidence-based nursing（EBN）""evidence-based nursing practice（EBNP）""科学的根拠に基づく看護実践"は，日本の看護学の書籍やテキスト（牧本，2013；黒田，2012），論文（松岡ら，2010；岡ら，2005）などで紹介・活用され，概念としては実践・教育現場において普及しつつあるといえるが，臨床現場での実装はそれほど進んでいない段階と思われる．EBP概念の普及に関して，たとえば黒田は，自身が執筆した看護研究に関する書籍の第4版から，「エビデンスに基づく看護実践をめざす看護研究」を第1章として新たに加え，米国の研究者の記述を引用しながら看護職へのEBPの期待の高まりについて紹介している（黒田，2012）．国内の医歯薬看護学の論文情報をまとめたデータベースである医中誌Webにおいても，シソーラス用語としてevidence-based nursingやevidence-based practiceが含まれており，evidence-based nursingをシソーラス用語として用いて検索すると2017年8月時点で1,290件の文献が検索される．上記より，EBPの概念はある程度は国内でも普及しているといえるだろう．

　一方で，石垣らが行った電子カルテ導入済みの300床規模の病院の看護師を対象とした調査によると，対象者の64%がEBNという言葉を知らず，医中誌Webを知っていて使用経験のあるものは30%という結果が報告されている（石垣ら，2015）．また，前述の1,290件の文献のうち原著論文は67件に過ぎず，EBPを行った後のプロセス評価やアウトカム評価をあ

る程度厳密なデザインで検証している論文はみられない．臨床現場においてはEBN・EBPの実装が進んでいないことを示唆する結果といえる．

2）看護基礎教育におけるEBPの現状

　文部科学省の諮問機関である「大学における看護系人材養成の在り方に関する検討会」が2011（平成23）年3月にとりまとめた最終報告では，「学士課程においてコアとなる看護実践能力」の「第Ⅱ群 根拠に基づき看護を計画的に実践する能力」に「4）根拠に基づいた看護を提供する能力」が示されており，とくに学士課程の教育においてEBPの概念はある程度は教授されていると思われる．しかし，これらの内容は必修事項として教育内容を制約するものではない（大学における看護系人材養成の在り方に関する検討会，2011）．さらに，基礎教育を行っている看護教員は必ずしも自身のキャリアのなかでEBPについて学習しているわけではない．これらのことから，基礎教育においてEBPは教育されていると考えられるものの，その内容は教育機関ごとにさまざまであると想定される．

3）EBPに関連する活動の具体例

　日本の看護実践のなかで現在行われていると推測されるEBPやEBPと関連する活動について，（1）高度実践看護師（認定看護師・専門看護師）による実践・教育・研究，（2）看護基準や手順などの院内文書の作成・活用，（3）継続教育や自発的な学習，（4）EBPにつながる臨床看護研究，の4つに分けて述べる．

（1）高度実践看護師（認定看護師・専門看護師）による実践・教育・研究

　認定看護師や専門看護師は，その教育課程において当該領域に関する知見や技術を修得し，実践や教育，研究に従事するため，その活動はEBPそのもの，あるいはEBPを促進する活動を含むといえるだろう．とくに専門看護師は大学院教育において，研究方法や看護管理について学習しており，EBPを推進するうえで適切な人的資源であると考えられる．慢性疾患看護専門看護師である中尾は，急性期病院における糖尿病内科外来の慢性看護相談においてエビデンスを活用した経験を報告している（中尾，2014）．このように，専門看護師や認定看護師が最新のエビデンスを活用して臨床実践を行っている事例は国内に多数存在すると考えられ，これらもEBPのひとつの取組みといえるだろう．しかし，高度実践看護師や修士・博士号を有する看護職を含むプロジェクトチームがEBP促進のためのモデルを活用するなど，米国でみられる組織的なEBPの報告は日本ではほとんどみられない．専門看護師や認定看護師の個人的レベルで行われているEBPをより広範囲に組織的に行える体制やシステムの構築が求められるといえよう．専門看護師課程におけるEBPに関する教育も標準化されているわけではなく，とくに大学院教育において，量的研究や組織的にEBPを行うための方法の学

習が不十分なケースもあるため，教育内容を改善する余地があると考えられる．

さらに，2015（平成27）年に施行された特定行為に係る看護師の研修制度により，特定行為研修を終えた看護師の看護実践において，とくに医学的なエビデンスを活用したEBPが推進される可能性も考えられる．たとえば，看護師特定行為関連の試行事業に参加した看護師である中山は，糖尿病患者を対象とする治療ガイドラインを用いた疾病管理の活動を報告している（中山，2014）．このような活動報告が今後増加していく可能性もあるだろう．

（2）看護基準や手順などの院内文書の作成・活用

ほとんどの医療機関において，看護実践の質を保証するため，看護基準や看護手順などが整備されていると思われる．これらの文書が科学的根拠に基づいて作成されていれば，科学的根拠に基づいた実践が行われている可能性が高いだろう．前述の文献検討でも，必ずしも研究により明らかにされ批判的吟味を経た科学的根拠にのみ基づいているわけではないが，なんらかの科学的な根拠に基づき看護手順の改定や業務改善を行った報告が散見された（藤原，2016；生野ら，2015）．各医療機関がもつ看護基準や看護手順などの文書が科学的根拠にどの程度準拠しているかに関するデータは，筆者が検索する限り存在しない．ただ，筆者の経験によると，これらの文書は必ずしも批判的吟味のなされた科学的根拠に基づいて作成されているとは限らず，長期に更新されないこともあると思われる．ガイドラインやシステマティックレビューを活用するなどして，これらの文書に批判的吟味を経た科学的根拠を取り入れていくことが看護領域におけるEBPの促進に有益と考えられる．

（3）継続教育や自発的な学習

看護職の継続教育は，一般に所属組織や専門職団体，学会が主催する講義やセミナーへの参加を通して行われることが多い．また，自発的な学習も，これらのセミナーへの参加に加えて，書籍や雑誌記事を読むことにより行われる．このような書籍や雑誌記事，セミナーは最新の科学的根拠や研究論文の情報を含む場合も多く，これらの情報が臨床で活用されることで科学的根拠に基づく実践が行われるようになるだろう．他にも，多職種で行われるカンファレンスや症例検討会で科学的根拠について言及され活用されることや，抄読会やジャーナルクラブなどへの参加を通して看護職がエビデンスを学習し，自らの実践に活用することもある．こうした活動はEBPの促進につながるといえる．しかし，上記に述べたような継続教育や自発的学習の成果は，多くの場合，看護職個人により活用される．学習された科学的根拠が組織的に実践で活用されるようになるには，いくつかの障壁（バリア）が存在する．科学的根拠の個人の学習を促進するだけでなく，（1）（2）で述べた高度実践看護師の活躍や院内文書の活用などを組織的に促進することが有益だろう．

（4）EBPにつながる臨床看護研究

日本の臨床看護研究のなかには，研究により開発された評価尺度やケアプロトコール，ク

リニカルパスの導入を試みていたり，研究により明らかとなった知見を臨床現場で活用するプロセスを記述したりしているものも存在する．こうした活動は，EBPあるいはEBPを促進する活動といえる．臨床看護研究は日本の医療現場で広く行われているため，こうした活動を拡大・発展させることを通して，EBPを促進できる可能性がある．

2. 日本の看護領域におけるEBP促進のための新しい取組み

　この節の最後に，日本で2017（平成29）年8月時点において行われているEBP促進のための新しい取組みについて紹介したい．

1) 大学病院におけるEBPの取組み

　市瀬は，慶應義塾大学病院の新病院棟建設（2017年）に向けた組織変革の5カ年計画の一環として，看護部が2012年から取り組んでいるEBP導入について雑誌記事にて報告している（市瀬，2016）．慶應義塾大学病院看護部で行っている活動として，大学教員や専門看護師を含むEBP準備推進委員会の設立，EBPの重要性と実行プロセスに関する集合教育，EBPチーム活動の試験的実施，EBPの委員会活動としての組織的取組みなどが紹介されている．日本の看護実践の現場でEBPが組織的に導入された貴重な事例の報告であるといえる．

2) システマティックレビューの普及に関する活動

　EBPを臨床現場で進めていくためには，批判的吟味を経た信頼できる科学的根拠が必要となるため，研究論文を厳密な方法論で系統的にレビューしたシステマティックレビューが欠かせない．ここでは，システマティックレビューによる知見の普及活動をしている著名な団体としてコクランとJohanna Briggs Instituteを紹介する．

　コクランとは，研究者・専門家・患者・介護者・健康に関心がある個人から構成される独立した世界的ネットワークであり，医療に関する意思決定をより良いものとするために，システマティックレビューの作成などによりエビデンスを統合し，エビデンスの活用を促進している組織である（Cochrane, 2017）．2014年には国立成育医療研究センターにて，コクランの日本版としてコクランジャパンが組織され，コクランのシステマティックレビューを行うためのワークショップの開催などの活動を行っている（http://square.umin.ac.jp/cochranejp/）．

　Johannna Brigs Institute（JBI）は，オーストラリア南部にあるアデレード大学に本部を置くEBPを推進するための非営利機関であり，世界各国に支部がある．日本においては，大阪大学大学院医学系研究科（牧本，2013；山川，2013）や兵庫医療大学（JBI-KOBELT Center. http://jbi-huhs.org/）に提携センターが設立されている．JBIは看護系のシステマティックレビューを扱っており，その活動として，システマティックレビューの実施やエビデンスサマ

リーなどのエビデンスを実践に活用するための資料の作成・普及などを行っている．

　これらの組織から発信されるシステマティックレビューを活用することにより，日本の看護領域においてもEBPが促進されることが期待される．

3）Doctor of Nursing Practiceの教育課程の開設

　聖路加国際大学では，2017年より新たにDoctor of Nursing Practice（DNP）の課程を開設している（吉田ら，2017）．DNPプログラムは，米国で始められた高度実践看護師の資格を取得するための教育課程である．DNPプログラムが焦点を当てているのは，新しい知識を生み出すことよりも，すでに明らかとなっているエビデンスをもとにシステムや環境を改善することであり，DNPプログラムの科目としてEBPに関する学習やEBPプロジェクトの実施が含まれている（石田，2017）．したがって，DNPの養成が日本においても順調に進むことで，EBPの促進が期待される．

　DNPプログラムは米国では急増しているが，大学院以上の高等教育を受けた人材の活躍の場が米国に比べると狭いと考えられるわが国でどのように発展していくかは未知数である．将来的に，DNP課程で学習した看護職が日本の看護領域におけるEBPの促進に活躍することを期待したい．

4）学会による看護に関するガイドラインの開発

　日本の医学系の学会においては診療ガイドラインの作成は幅広く行われているが，日本の看護学領域においては実践の根拠となる科学的根拠に基づくガイドラインはまだ少ない．たとえば日本助産学会は，2012年に「エビデンスに基づく助産ガイドライン　分娩期2012」を作成し，2016年には英国で作成されたガイドラインや日本産科婦人科学会・日本産婦人科医会などが公表したガイドライン，その他の最新情報を加えて改訂を行っている（日本助産学会，2016）．また，日本がん看護学会も「外来がん化学療法看護ガイドライン」を2014年に発刊している（日本がん看護学会，2014）．看護系学会が看護実践に有益な科学的根拠に基づくガイドラインを作成していくことが求められるだろう．

5）まとめ

　上記をまとめると，わが国のEBPの実装に関する日本の看護領域の現状は以下のようにまとめられよう．

- EBP，EBNなどの概念は，基礎教育・臨床実践においても普及段階にあるものの臨床現場での実装はそれ程進んでいない
- EBPの実装については，高度実践看護師の活動，院内文書の作成・活用，自主的な学習，

臨床看護研究などを通じて行われていると思われるが，いずれの活動においても改善の余地がある
- EBPの実装を促進する新しい試みが，医療機関，教育・研究機関において行われており，これらが発展し，活動の成果が普及していくことで，日本におけるEBPの実装が促進すると期待される．

3. EBPに取り組むうえでの課題と対策

　本節では，臨床現場でEBPに取り組むうえでの課題について，1）"科学的根拠"の必要性に対する気づき，2）EBPに必要な知識・スキル，3）EBPを促すための組織的な取り組み，4）看護実践で求められる科学的根拠，の観点から，対策とあわせて述べる．

1）大学病院におけるEBPの取組み

　海外の先行研究によると，EBPの阻害要因として「実践における研究の有用性を感じていない」「新しい方法よりも，すでに実践されている方法のほうが良いと感じる」「EBPを時間の無駄と感じる」など，EBPに対するネガティブな態度が指摘されている（Carlson CL et al, 2008）．日本で看護師のEBPの普及が発展途上にあることをふまえると，科学的根拠の重要性は理解していても，「自分自身の実践を通して，EBPの必要性を認識する機会が少ない」という課題があると考えられる．

　この背景には，臨床看護師の〈多忙さ〉と〈EBPを考える機会の不足〉があげられる．まず，多忙な勤務によって，「あの時，こうすればよかっただろうか」「もっと良くするための方法はないだろうか」と振り返る時間やその余裕がない，という現状がある．つまり，「振り返りの機会がなければ，そもそも科学的根拠が必要だということに気づかない（気づく機会がない）」ともいえる．

　このような課題を解決するためには，まずは自分自身の実践を振り返る機会をつくる必要がある．たとえば，「日々の看護計画の立案と評価」といった，すでにある身近な機会を活用することも有用である．また，「より良いケア」を検討する際には，通常，これまでの経験，あるいは，先輩の助言，雑誌の記事などから得た知見を総動員して，さまざまなアプローチを試みているが，"科学的根拠"を意識して取り入れる機会が少ないのではないだろうか．より良いケアを模索する過程で「これまでの知識や経験，勘に頼っていいのだろうか」「いまのやり方は本当に効果があるのだろうか」と考え，このような疑問を「科学的根拠のある方法はないか？」という視点でとらえることが重要である．これはまさに，EBPの最初のStepである〈臨床疑問の定式化〉の入り口であり，〈文献を探す〉という行動につながる．EBPに取り組むためには，まず，"科学的根拠の必要性に気づく"ことが重要である（アイオワ大学病院看護研究・EBP・質改善部門，2018/松岡ら監訳，2018）．

2) EBPに必要な知識・スキル

　EBPの必要性を理解し，EBPの5つのStepにつなげるためには，EBPに必要な知識・スキルの習得が欠かせない（Leung K et al, 2014）．EBPでは，研究に関する知識だけではなく，臨床実践に関する知識・スキルの獲得と，さらに〈実践〉に〈科学的根拠〉を統合する思考が必要となる**（表I-4）**（Upton D et al, 2006）．

　臨床に関する知識・実践は，EBPにかかわらず，組織内外の研修などを通じて習得する機会が多数存在する．しかし，研究に関する知識や，〈実践〉に〈科学的根拠〉を統合するための知識・スキルを体系的に学ぶ機会が少ないことが，今日の課題のひとつだろう．

　たとえば，研究に関する知識は，とくに研究デザインや統計解析に関する知識・理解不足が国内外で指摘されている（Ubbink DT et al, 2013；Carlson CL et al, 2008）．日本でも，院内研究の経験を通じて習得しているはずであるが，これらの教育が不足している可能性が報告されている（田中ら，2005）．

　また，学会やセミナーで新しい知識（最新の研究の知見）は提供されるかもしれないが，看護師自身が，"〈実践〉に〈科学的根拠〉を統合する思考"を習得するための機会はほとんどない．この思考は，とくにEBPのStepである〈臨床上の疑問の定式化〉〈文献検索〉〈文献の批判的吟味〉の3つのStepで必要とされる．

　そこで，これらの課題への対策として，EBPの3つのStepについて"EBPのプロセスに，臨床の知識・スキルをどう組み込むか"に焦点を当てて述べる．

表I-4　EBPに必要な知識・スキル

- 研究スキル
- ITスキル
- 自身の実践能力を定期的に確認・評価する
- 自分が必要とする情報を，リサーチクエスチョン（研究の仮説）に対応させる
- おもな情報の種類や情報源がわかる
- 自分の専門職としての実践に不足している点を特定する能力
- エビデンスを検索して入手する方法に関する知識
- 文献の評価基準を用いて，エビデンスを批判的に分析する能力
- 文献の内容が妥当であるか（バイアスの程度）を見極める能力
- 文献から得られた情報がどの程度有用か（臨床で適用できるか）を判断する能力
- 情報を個々の患者のケアに適用する能力
- 考えや情報を同僚と共有する能力
- ケアに関する新しい情報を同僚に伝える能力
- 自身の実践について振り返る能力

（Upton D, Upton P（2006）：Development of an evidence-based practice questionnaire for nurses. J Adv Nurs, 53（4）：454-458. を参考に作成）

(1) 臨床上の疑問を定式化する

　EBPの最初の手順である〈臨床上の疑問の定式化〉は，一見，単純な作業に思えるかもしれないが，看護の臨床上の疑問をPICOで定式化することは難しい場合も多い．その理由として，患者や家族が抱える課題は単純なものばかりではなく，さまざまな要素が複雑に絡み合っていること，それらを解決するためのさまざまなアプローチを同時並行で行っていること，期待される効果（アウトカム）も複数あること，などがあげられる．その一方で，研究ではそのなかのごく限られた一側面を切り取って評価することが多い．まずは，このような臨床と研究のアプローチの違いを認識し，臨床上の疑問をPICOで定式化するために，現状や課題を論理的に整理するクリティカル・シンキングの思考を身につけることが重要である．

　また，基本的な点として，臨床上の疑問の背景にある〈患者の状況〉や〈現在行われているケア〉〈求められるアウトカム〉を十分理解しておかなければ，まずPICOで定式化することができないという点も重要である．看護師として，日頃の情報収集やアセスメントのスキルの向上，看護の可視化，患者の希望や価値の理解が不可欠である．

(2) 文献検索

　EBPには，〈PICOの情報をふまえた文献検索〉というStepがあるが，前述した看護実践のアプローチの複雑さや，その他にも，学術的に体系化されていない場合や，用語が標準化されていない場合などもあり，PICOで整理した情報をそのまま検索用語として使えないこともある．その結果，自分が考える検索用語と，文献で使用される用語が一致せず，「欲しい文献が出てこない」ということが生じる．またその逆で，「検索結果で多数の文献がヒットしすぎて，文献の選定に時間がかかる」ということもある．

　このような文献検索の課題を解決するためには，文献検索の基本的なスキルを習得しながら，EBPの過程で適切な検索用語を学び，臨床の知識と学術論文の情報を互いに補完し合って文献検索スキルを高めることが必要だろう．具体的には次のような工夫がある．

- 文献を読むなかで，その分野でよく使われる用語を意識して整理していく
- 自分の関心のあるテーマについて，少し広く，あるいは狭くとらえ直し，文献検索の範囲を調整する
- 医中誌Webであればシソーラス用語，PubMedであればMeSHといった，文献データベース内でもつ用語の辞書ツールを活用する

　なお，このような課題が生じる背景には，臨床と研究の乖離，すなわち，〈看護実践上の課題の整理〉と〈研究による学術的な体系化〉が相互に反映されていないことがある．臨床家と研究者の協働に向けて，今後も検討が必要である．

(3) 文献の批判的吟味

　EBPのために必要な文献の批判的吟味は，「その研究がどの程度信頼できるか（研究手法の吟味）」「効果はどの程度あるのか（統計解析の吟味）」「実践に適用できるか」という3つの

観点を意識して進めるとよい．

　まず研究手法や統計解析に関する知識・スキルは，〈研究を行うためのスキル〉ではないことに注意したい．また，〈批判的吟味〉は，研究の粗を探すことではなく，実践への適用にあたって適切に解釈することが目的である．そのため，精緻な吟味は，時にEBPを妨げるかもしれない（アイオワ大学病院看護研究・EBP・質改善部門，2012/松岡ら監訳，2018）．

　そして，「実践に適用できるか」という吟味には，まさに臨床の理解が必須である．論文で述べられている研究の対象者や，研究で実施された介入方法，あるいは研究が行われた環境が，「自分の環境（病棟）や，目の前の患者とは異なる」と感じたときや，その研究の対象や方法自体に疑問を感じたとき，そのことは「今回の研究の結果を解釈するうえで，どのように影響するのか」と考えることで，臨床と研究をより深く統合することができる．

　EBPは「科学的根拠をそのまま実践に適用する」ことではなく，適用の過程で情報を吟味し，患者の価値を考慮して，適用するかどうかを決める意思決定の過程を経る．「エビデンスがあるから実践する/しない」という二極化した考え方にならないように注意したい．

　このように，臨床の知識を研究に組み込んで考えるトレーニングの場としては，EBPあるいはEBMに関する勉強会やセミナーが国内外にある．しかし，国内で看護師向けのものはほとんどない．臨床医主催のEBM勉強会や，医局で行われる抄読会やジャーナルクラブといった論文を紹介する会では，医師以外の薬剤師・看護師，あるいは学生の参加を受け入れている場合もある．このような場を活用することもできる．

3）EBPを促すための組織的な取り組み

　前節で，日本の看護実践で行われているEBPやEBPと関連する活動について述べたが，このような活動をEBPの組織的な取り組みとして行っているのは一部の病院に限定され，全国に浸透していないことが課題であろう．

　たとえば，EBPを阻害するおもな要因として，「時間がない」「ケアを変更する権限がない」などが知られている．これらに対しては，組織・管理者の立場から明確にEBPを推進することを打ち出し，その環境を整えることが期待される（Williams B et al, 2015；Solomons NM et al, 2011；Carlson CL et al, 2008）．EBPに必要な知識・スキルを効果的に習得し，EBPへとつなげるためには，個人の努力に頼るのではなく組織的に取り組むことが有効である．組織としてEBPに取り組むための戦略については他章を参考にされたい．

　また，もし組織・管理職としてEBPを推進する方針を打ち出したとしても，個々のスタッフが「こういうケアはどうか」と提案しにくい雰囲気があると，EBPは難しいかもしれない．まずはEBPについて話す"場"をつくり，関心を高めることが重要である．EBPのために新たな活動を加えるのではなく，すでにある機会をEBPのために活用することも一案である（日頃のコミュニケーション，毎日のカンファレンス，症例検討会，院内・病棟勉強会，院内研究など）．

EBPに必要な知識・スキルを習得するための効果的な教育アプローチについては，EBPのためのワークショップとジャーナルクラブ・抄読会の比較，EBPの教育プログラムの提供方法の検討などが行われているが，十分なエビデンスが蓄積されているとはいいがたい（Middlebrooks R Jr et al, 2016；Horsley T et al, 2011）．今後のさらなる研究が期待される．また，英語論文を読むことは，とくに非英語圏でEBPの阻害要因であることが指摘されている．このような点もふまえて，たとえば，大学教員と連携し，EBPを目的とした文献の検索や批判的吟味を一緒に行うことも有用な方法だろう．

4）看護実践で求められる科学的根拠

　ここまで，おもにEBPのプロセスについて述べてきたが，そのベースとなる〈看護実践で求められる科学的根拠〉について，〈量的研究の科学的根拠の質〉と〈EBPと質的研究の科学的根拠〉の観点から述べる．

（1）量的研究の科学的根拠の質

　EBPでは，質の高い研究によって検証された信頼できる科学的根拠をもとにケアを検討することが望ましい．しかし，看護分野では質の高いケアの科学的根拠が少ないことも課題のひとつである（Albrecht M et al, 2016；Möhler R et al, 2011）．すべてのケアに質の高い科学的根拠を蓄積することは容易ではないが，臨床家と研究者が連携し，現場で必要とされるケアの臨床研究が求められる．

（2）EBPと質的研究による科学的根拠

　EBPでは，EBMの流れを汲んで〈ケアの効果〉に焦点を当てることも多いため，その科学的根拠は，介入研究による定量的な評価，とくにランダム化比較試験やそのメタアナリシスが重視されてきた．一方で，看護師の関心は，必ずしも定量的に評価されたケアの科学的根拠だけではなく，〈患者の思いや変化の過程〉にもある．このような情報は，質的研究によって明らかになるものが多い．看護実践におけるEBPで，質的研究をどのように取り入れるかも今後の課題である．

　近年，このような質的研究による科学的根拠を，EBMあるいはEBPに取り入れる動きがある．量的研究の系統的レビューやメタアナリシスを中心に行っているコクラン・グループのthe GRADE-CERQual project groupは，質的研究の系統的レビューによって統合された質的エビデンスが，どの程度信頼できるかを評価する手法を提供している（http://www.cerqual.org/）．そして，その結果を量的研究の系統的レビューの結果とあわせて，介入の実現可能性を評価したり，実践に適用するときに考慮が必要な点を明らかにしたりするなどの目的で使用する試みも行われている（Lewin S et al, 2015）．また，JBIは質的研究の系統的レビューも多く行っている（今野，2016）．今後，これらの活動から，EBPに質的研究がどのように

位置づけられていくか，その動向に注目したい．

5）まとめ

本節では，EBPに取り組むうえでの課題と対策について次の点から述べた．

- EBPに取り組むためには，まず"科学的根拠の必要性に気づく"ことが重要である．そのためには，一人ひとりの看護師が，自身の実践を振り返る機会が必要である
- EBPに必要な知識・スキルは，研究に関する知識だけではなく，臨床に関する知識や理解が重要となる．この両者を統合する思考を習得するトレーニングの場が必要である
- EBPを促進するためには，看護師個人の努力に頼るのではなく，EBPに取り組む姿勢を組織・管理職の立場から推進することが望まれる
- 今後，EBPのベースとなる質の高い科学的根拠の蓄積が求められる．また現在，質的研究の系統的レビューについても注目されている

EBPの取り組みを進めるためには，臨床家と研究者のさらなる連携が必要である．

文献

- Albrecht M, et al（2016）：Oral health educational interventions for nursing home staff and residents. Cochrane Database Syst Rev, 9：CD010535.
- Carlson CL, Plonczynski DJ（2008）：Has the BARRIERS Scale changed nursing practice? An integrative review. J Adv Nurs, 63（4）：322-333.
- Cochrane（2017）：コクランとは．http://www.cochrane.org/ja/about-us（2019/3/1閲覧）
- Horsley T, et al（2011）：Teaching critical appraisal skills in healthcare settings. Cochrane Database Syst Rev, 11：CD001270.
- Leung K, et al（2014）：Systematic review of instruments for measuring nurses' knowledge, skills and attitudes for evidence-based practice. J Adv Nurs, 70（10）：2181-2195.
- Lewin S, et al（2015）：Using qualitative evidence in decision making for health and social interventions：an approach to assess confidence in findings from qualitative evidence syntheses（GRADE-CERQual）. PLoS Med, 12（10）：e1001895.
- Middlebrooks R Jr, et al（2016）：Effect of Evidence-Based Practice Programs on Individual Barriers of Workforce Nurses：An Integrative Review. J Contin Educ Nurs, 47（9）：398-406.
- Möhler R, et al（2011）：Interventions for preventing and reducing the use of physical restraints in long-term geriatric care. Cochrane Database Syst Rev, 2：CD007546.
- Solomons NM, Spross JA（2011）：Evidence-based practice barriers and facilitators from a continuous quality improvement perspective：an integrative review. J Nurs Manag, 19（1）：109-120.
- Ubbink DT, et al（2013）：Framework of policy recommendations for implementation of evidence-based practice：a systematic scoping review. BMJ Open, 3（1）Pii：e001881.
- Upton D, Upton P（2006）：Development of an evidence-based practice questionnaire for nurses. J Adv Nurs, 53（4）：454-458.
- Williams B, et al（2015）：What are the factors of organisational culture in health care settings that act as barriers to the implementation of evidence-based practice? A scoping review. Nurse Educ Today, 35（2）：e34-41.
- Williams B, et al（2015）：What are the factors of organisational culture in health care settings that act as barriers to the implementation of evidence-based practice? A scoping review. Nurse Educ Today, 35（2）：e34-41.
- アイオワ大学病院看護研究・EBP・質改善部門編（2012）/松岡千代，深堀浩樹，酒井郁子監訳（2018）：看護実践の質を改善するためのEBPガイドブック アウトカムを向上させ現場を変えていくために．ミネルヴァ書房．

- 石垣恭子，他（2015）：看護師のニーズ調査結果を鑑みたEBN教育のありかた．日本医療情報学会看護学術大会論文集，16回：81-82．
- 石田佳奈子（2017）：【DNPの理念と実際-専門看護師をさらに育てる博士課程教育】イリノイ大学シカゴ校におけるDNP養成の実際　DNPコースの学生の立場から考える．看護研究，50（1）：32-38．
- 市瀬博基（2016）：慶應義塾大学病院におけるEBPの導入．看護管理，26（4）：366-371．
- 今野理恵（2016）：特集看護におけるシステマティックレビュー．質的研究のシステマティックレビューの現状と動向　JBIの取り組みから．看護研究，49（3）：189-200．
- 岡美千代，他（2005）：Evidence based practiceに関する日本語版尺度開発と等価性の検証．日本保健医療行動科学会年報，20：100-113．
- 黒田裕子（2012）：黒田裕子の看護研究 Step by Step．第4版，医学書院．
- 生野和人，他（2015）：業務改善　消化器外科手術における根拠に基づいた不潔操作手順の作成．手術看護エキスパート，8（5）：101-104．
- 田中司朗，他（2005）：看護系大学教育課程を持つ大学における疫学・生物統計学教育の実態調査．日本公衆衛生雑誌，52（1）：66-75．
- 大学における看護系人材養成の在り方に関する検討会（2011）：大学における看護系人材養成の在り方に関する検討会　最終報告．http://www.mext.go.jp/b_menu/shingi/chousa/koutou/40/toushin/__icsFiles/afieldfile/2011/03/11/1302921_1_1.pdf（2019/3/1閲覧）
- 中尾友美（2014）：EBPエビデンスに基づく実践　慢性疾患看護領域におけるEvidence-based Practice．日本慢性看護学会誌，8（1）：A46．
- 中山法子（2014）：EBP　エビデンスに基づく実践　外来看護領域におけるEBP　特定看護師外来における糖尿病患者への実践から．日本慢性看護学会誌，8（1）：A45．
- 日本がん看護学会（2014）：外来がん化学療法看護ガイドライン 1抗がん剤の血管外漏出およびデバイス合併症の予防・早期発見・対処．金原出版株式会社．
- 日本助産学会（2016）：エビデンスに基づく助産ガイドライン　妊娠期・分娩期　2016．
- 藤原正子（2016）：根拠に基づいた看護手順の標準化をめざして　e-ラーニングシステムの導入とその効果．日本医療マネジメント学会　第10回兵庫地方会プログラム・抄録集，p39．
- 牧本清子（2013）：エビデンスに基づく看護実践のためのシステマティックレビュー．日本看護協会出版会．
- 松岡千代，濱吉美穂（2010）：エビデンスに基づく看護実践に関する看護師の認識と障壁　質の高い老年看護実践を目指して．兵庫県立大学看護学部・地域ケア開発研究所紀要，17：61-74．
- 山川みやえ（2013）：ベストプラクティスの共有でケアの質向上を　国内外のエビデンスを実践に活かすには．看護管理，23（13）：1145-1147．
- 吉田千文，他（2017）：【DNPの理念と実際-専門看護師をさらに育てる博士課程教育】日本におけるDNP養成に向けて　教育方法とカリキュラム開発．看護研究，50（1）：46-53．

3 リハビリテーション医療の現状，制度，政策，展望

（荒木曉子）

日本のリハ医療の現状，制度，政策について概説し，とくに回復期リハ医療にかかわる状況と課題について述べる．

1. リハビリテーションの定義，リハビリテーション医療の目的と意義

1）リハビリテーションの定義と目的

リハビリテーションの語源は，"re-：再び，habilitation：適した状態にする"ことである．WHO（世界保健機関）のガイドラインでは，リハビリテーションを「障害やそれに近い経験をしている個人が，その人が相互作用する環境において，最適な機能を達成，または維持するための個人を援助する一連の方策」とし（WHO, 2011），それは，機能に制約のある人びとを自宅や地域に戻したり，そこで生活し続けられるようにしたりし，自立した生活，教育，就労や市民生活へ参加するのに役立つものであると定義している．ICF（国際生活機能分類）に基づき，方策には，生活機能の低下を予防すること，機能低下率を遅くすること，機能の改善・回復，失われた機能に対する補償，現在の機能を維持することが含まれる．

リハビリテーション医学会は「疾病・外傷で低下した身体的・精神的機能を回復させ，障害を克服するという従来の解釈のうえにたって，ヒトの営みの基本である『活動』に着目し，その賦活化を図る過程をリハビリテーション医学の中心とする」という考え方を示している（日本リハビリテーション医学会，2018）．日常生活での起居，立位，歩行などの活動から，家の中での活動，そして，社会での活動へ〈活動を育む〉というキーワードを用いて説明している．

2) リハビリテーションの対象とフェーズ

　リハの対象は，WHOの定義に基づくと「障害やそれに近い経験をしている」すべての人びととなるだろう．リハ医学の対象としては，何からの障害の原因となる疾病や状態を有する人であり，脳血管障害・頭部外傷，運動器の疾患・外傷，脊髄損傷，リウマチ性疾患，切断などの運動器障害，神経筋疾患，がん，循環器・呼吸器・腎疾患などの内部障害などを有する人びとの他に，加齢による機能低下，フレイルなども含む．

　リハのフェーズは，一般に急性期，回復期，生活期と分けて考え，専門的治療や介護などマネジメントやアプローチの比重が異なる（**図I-1**）．回復期はリハ治療の比重が最も大きくなるが，急性期から続く健康状態の不安定さのなかで専門的な治療・看護などの機能的なアプローチが開始される．また同時に，予後予測のもとに目標を定め，在宅・地域での状況をふまえて生活期への準備を進める時期という特徴がある．

3) かかわる専門職

　リハ医療はチーム医療である．チームは，患者・家族を中心に，現状認識，リハの目標を共有し，相互の役割を認識し協働する．

　医師，薬剤師，栄養士，看護師などは，心身状態を安定させ，健康問題を中心にかかわる．

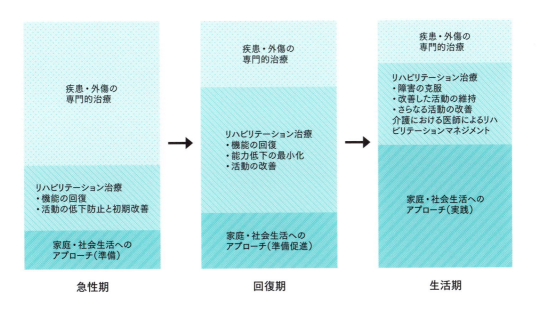

図I-1　急性期・回復期・生活期のリハビリテーション治療
3つのフェーズにおける疾患・外傷の専門的治療，リハビリテーション治療，介護における医師によるリハビリテーションマネジメントおよび家族・社会生活へのアプローチの位置づけとその比重を示した．
（久保俊一（2018）：リハビリテーション医学・医療の概念．「リハビリテーション医学・医療コアテキスト」．日本リハビリテーション医学会監修，医学書院，p5.）

理学療法士や作業療法士，言語聴覚士，義肢装具士，臨床心理士などは，患者の機能回復や活動低下を予防し，回復期においては生活期への準備に寄与する．介護，QOLや社会的な側面では，介護福祉士，社会福祉士や介護支援専門員などがかかわる．それぞれの職種の専門性に関する詳細は成書をご参照されたい．

2. リハビリテーション医療を推進する制度・政策

1) 関連する法律・計画

　本邦における障害者基本法は，障害のある人の法律や制度に関する基本的な考え方を示しており，地域共生社会の実現に向けて2011（平成23）年に改正された．

　2013（平成25）年には障害者総合支援法が制定され，障害者の日常生活および社会生活を総合的に支援するためのしくみが再構築され，障害児・者が基本的人権を享受する個人としての尊厳に相応しい日常生活または社会生活を営むことができるよう，必要な障害福祉サービス給付，地域生活支援事業，その他の支援を総合的に行い，障害の有無にかかわらず国民が相互に人格と個性を尊重し安心して暮らすことのできる地域社会の実現に向けて寄与するとうたっている．

　また，2016（平成28）年には障害者差別解消法が施行され，国連の「障害者の権利に関する条約」の締結へ向けた国内法制度整備を進めている．障害者差別解消法は障害者の不当な差別を禁止し，合理的配慮を求めている．合理的配慮とは，障害のある人に対する社会的なバリアを取り除くことであり，障害のある人から社会にあるバリアを取り除くために何らかの対応を必要としているとの意思が伝えられたときに，負担が重過ぎない範囲で対応することをいう．合理的配慮とは単純に同じ対応を公平に行うことではなく，活動や参加を目的として，その個々の状況にあわせて必要な対応を"公正に"行うことである．

　障害者基本法に基づいて障害者基本計画が策定され，現在は2018（平成30）年から5年間の第四次障害者基本計画に基づき運用され，障害者権利条約との整合性を取りつつ，アクセシビリティの向上や，性別・年齢による複合的困難への配慮，統計・PDCAサイクルの充実を課題として取り組んでいる．

2) リハビリテーション医療に関連する制度

　本邦では1960年代頃まで，疾病予防，治療およびリハを一貫とする対策が推進され，リハ医学が発展し，保健・医療・福祉の連携を推進すべく，1970年頃より全国に「総合リハビリテーション施設」が設立された．

　一方で，1960年代頃より高齢化の進展が予測され，理学療法士・作業療法士法制定のもとリハ専門職の養成が開始され，1982年には高齢者の医療の確保に関する法律，2000年には

介護保険法が施行され，高齢者に対するリハが充実してきた．

リハ医療は，医療保険の対象となるものと介護保険の対象となるものがある（**図I-2**）．医療機関で提供されるものは医療保険の対象である．診療報酬においては回復期リハビリテーション病棟入院基本料が創設された．以降，総合リハの考え方から，疾患別評価体系へと診療報酬体系の転換が図られ，がん患者や早期からのリハが評価され，2016年診療報酬改定では回復期リハビリテーション入院基本料に成果評価が導入された．

団塊の世代が75歳を迎える2025年には，さらに後期高齢者が増加し，それに伴う社会保障費や医療費負担の増大が予測されている．これを受け，社会保障と税の一体改革が施行され，地域包括ケアシステムが推進されている．地域包括ケアシステムは，本人の意思決定に基づき，住み慣れた地域で，少しでも自立して生活し続けられるようなケアシステムを目指しており，まさにリハの概念と重なるものである．リハとしては，介護予防事業の取り組みが期待されており，ここにリハ専門職の関与が促進されている（村井，2016）．生活期のリハの提供は主として介護保険による．リハマネジメントをしつつ，地域活動への参加へ向けることが目的となる．

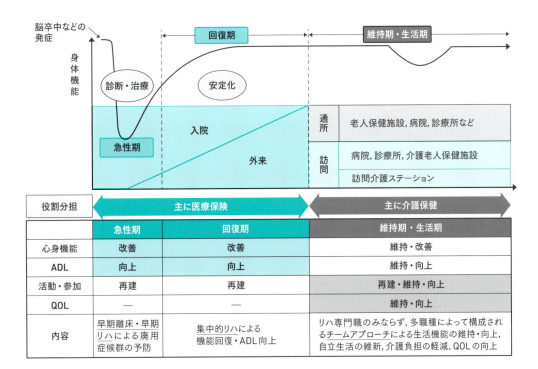

図I-2　リハビリテーションの役割分担（中医協資料，2011年12月7日）
（日本リハビリテーション病院・施設協会（2008）：高齢者リハビリテーション医療のグランドデザイン．青海社．より厚生労働省老人保健課において作成）

3. 回復期リハビリテーションをめぐる状況,課題

　回復期リハ病棟の質的な課題としては,リハ科医の不足,基本的ケアの提供体制や標準化の課題などがある.とくに,看護配置基準は13:1にとどまり,重症患者を早期に急性期から受け入れ,医療的ケアをもちながら在宅移行支援を行うには不足感が否めない.また,成果指標をクリアするための現場での対応もさまざまな課題をはらんでいる.

　今後の少子・超高齢社会へ向けて,より効果的な治療法としての再生医療,AIやロボットなどを活用し,機能回復・向上を効率的に行ことが重要である.同様に,健康に対する価値観の多様化をふまえ,一人ひとりの"ありたい姿"や"望む生活"を尊重したオーダーメイドのリハを追求することのバランスもますます重要となるであろう.

文献

- WHO：(Concept Paper)WHO Guidelines on Health-Related Rehabilitation(Rehabilitation Guidelines).（注：筆者訳）http://www.who.int/disabilities/care/rehabilitation_guidelines_concept.pdf（2019/3/1閲覧）
- 日本リハビリテーション医学会監修（2018）：リハビリテーション医学・医療コマテキスト.医学書院.
- 村井千賀（2016）：リハビリテーションをめぐる政策動向と課題.総合リハビリテーション,44(4)：275-280.

4
急性期リハビリテーションとの連携

(池永康規)

多くの急性期病院では，十分なリハを提供できる人的資源がなく，土日祝日にリハが実施されないことがほとんどであり，有効なリハを行うための場所，道具も不足している（平野ら，2015；渡辺ら，2014）．一方，疾病発症後も早期にリハを開始することで日常生活動作（以下ADL）能力が維持されることが報告され，脳卒中発症早期に週7日のリハ実施することは，機能回復に有効であることが示されている（Kinoshita S et al, 2016）．したがって，リハ提供体制が不十分な急性期病院から十分なリハを提供できる回復期リハ病院へ発症早期に転院できるシステムと，回復期リハ病院転院後，直ちにリハを開始できる態勢の構築が必要となる．

発症直後で全身状態が不安定な患者を早期に回復期リハ病院へ移行させ，リハを開始するためには，正確かつ迅速な情報伝達，回復期リハ病棟での全身管理能力向上，急性期病院職員と回復期リハ病棟職員同士の信頼関係形成，回復期リハ病棟でリハ効果を高めるための急性期リハアプローチ，必要な情報が確実に伝わる医療情報提供ツールの使用，急変時には急性期病院へ早急に転院できる態勢の構築が必要となる．これらを地道に築き上げていくことが急性期リハとの連携であると考えられる．病院間連携，回復期リハ病院の受入体勢構築，脳卒中地域連携パス（以下連携パス）の運用，インターネットを用いた病院間ネットワーク構築について実践例を解説する．

1. 病院間連携

1）回復期リハ病棟に設置されたホットライン

連携している主要な急性期病院が転院依頼を直接回復期リハ病棟に送信できるFAXなどのホットラインを設置する．FAXには個人情報保護を考慮してイニシャルを記載し，病名，

発症日，施行した治療，合併症，看護必要度，胃瘻，気管切開の有無などを記入してもらい，急性期病院から転院可能な日が示されている**（図I-3）**．ほとんどの場合，発症2週間以内でFAXが送信されてくる．

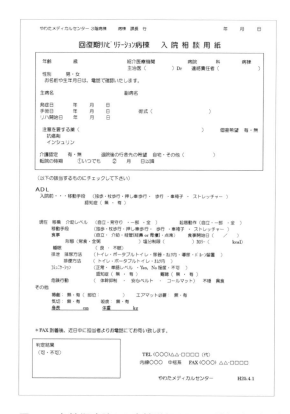

図I-3　急性期病院から直接送信される入院相談用紙（ホットラインのFAX）
急性期病院からFAXにて回復期リハ病棟に直接送信されてくる入院相談用紙．回復期リハ病棟入棟基準を満たしているか，胃瘻，気管切開の有無などが記載されている．病棟に直接送られてくるため直ちに受け入れ体制準備を開始することができる．

　病棟に直接送信されてくるため，直ちに現場で担当する回復期リハ病棟専任医，ベッドコントロール担当の病棟課長が確認して，受入れの準備を開始することができる．当日中に急性期病院へ折り返しの電話をし，脳出血保存療法中で出血の拡大がないと確認できている患者などの場合は直ちに回復期リハ病院への転院を許可し，発症10日前後で転院できることもある．
　また，重度な患者の場合，FAXが送信されてきた時点で回復期リハ病棟内の重症室を確保するベッドコントロールを開始する．合併症を考慮して臓器別専門医に相談し，回復期リハ病棟に直接入らず急性期病棟でいったん疾病コントロールを行ってから回復期リハ病棟に転棟させる場合もある．このように病棟にホットラインを設置し，必要な項目を記入して送信してもらうことで，現場で担当するスタッフに直接情報を伝達でき，回復期リハ病棟での受け入れ体制を迅速に開始することが可能となる．

2）急性期病院と回復期リハ病院の定期相互交流

　連携先の急性期病院との相互交流を定期的に実施する．急性期病院からは脳卒中を診療する脳神経外科医，看護師長，療法士，ソーシャルワーカーがおもに出席し，回復期リハ病院からは回復期リハ病棟専任医，病棟看護師長，専従療法士，ソーシャルワーカーが出席し，問題となった症例について議論を重ね，情報提供用紙の改定，紹介状に添付すべき検査所見，回復期リハ病院で受け入れ可能な条件，急性期病院でのリハアプローチなど率直な意見を交換する．開始当初は看護師間，療法士間など少人数，規模の小さな交流でも，地道に継続していると年々規模が拡大し，内科医師，脳外科病棟以外の看護師，栄養士なども参加し，情報交換，人事交流が可能となる（図I-4）．

　回復期リハ病棟で経口摂取が可能となる症例を予測し，急性期病院で不要な胃瘻造設を避ける取り組み（Ikenaga Y et al, 2017），急性期病院で尿道カテーテル抜去し回復期リハ病棟で排泄自立度を向上させる取り組み（正源寺ら，2015）など，密に情報交換をして切れ目のないリハを提供し，医療費削減，ADL改善効果を高める連携も構築できる．急性期病院スタッフが回復期リハ病棟で回診を行うことも大変有効である．急性期病院スタッフは患者の経過を知ることができ，患者側も急性期病院で担当してくれていたスタッフが転院後も診察してくれることで安心感が得られる．このように，急性期病院，回復期リハ病院スタッフ同士の定期相互交流はたいへん有効であると考えられる．

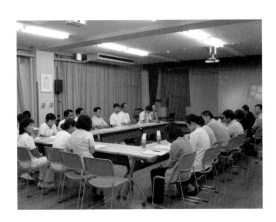

図I-4　急性期病院，回復期リハ病院による定期相互交流
急性期病院，回復期リハ病院双方のスタッフが出席する．医師，看護師，療法士，医療福祉士だけでなく，栄養士，薬剤師も出席し，急性期リハアプローチ，転院に関する問題点，回復期リハ終了後の帰結など情報交換を行っている．

2. 回復期リハビリテーション病棟での対応

日常生活動作（以下 ADL）重症度による患者分類

　回復期リハ病棟入院時の機能的自立度評価法（以下 FIM）（Granger CV et al, 1993）合計点数，入院中に獲得した FIM 点数の散布図から，回復期リハ病棟に入院する患者が3群に分類されることが報告されている（池永ら，2008）**（図I-5）**．入院時より ADL 自立しており，入院中に機能向上を目指す群，入院中に ADL 自立達成を目指す群，ADL 自立が困難で介助量軽減が目標となる群に分類される．

　FAX を受け取った後，回復期リハ病棟スタッフが協議し，どの群に属する患者なのかおおよその判定を行う．ADL 自立群においては，監視が必要ない病室に入れるように調整し，ADL 自立を目指す群においては，転倒の危険が高く骨折などの合併症が起こりやすいため，監視しやすい病室に入れるように調整する．このように個々の自立度に応じた対応をしていくことで，急性期病院から回復期リハ病院へ適切に受け入れられる体制を整備できる．

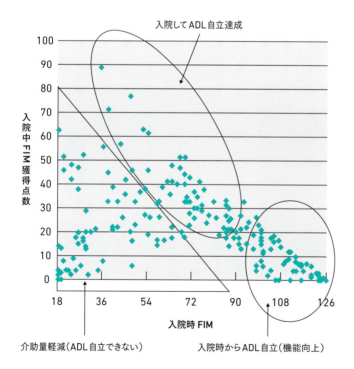

図I-5　回復期リハ病棟に入院する患者の3分類
回復期リハ病棟入院時のFIM合計点数，入院中のFIM獲得点数を示した散布図．入院時よりADL自立しており機能向上を目指す群，ADL自立達成を目指す群，介助量軽減が目標となる群の3群に分類される．重症度の高い患者，監視の必要な患者を分類し，病室，管理体制を整えることができる．

3. 連携パスの運用

　回復期リハ病棟では，疾病管理状況のみならず，機能障害，ADL能力，家族背景，経済背景，家屋環境など多くの情報を把握する必要がある．医師の紹介状のみでは足りないのは明らかで，多職種の情報が統合された連携パスの運用が有用である．連携パスの運用により，発症から回復期リハ病院転院までの期間が短縮されるとの報告があり（逢坂ら，2011），積極的な使用が望まれる．また，従来型紹介状と連携パスを比較した研究では，連携パスのほうが多職種の情報が統合されているため，情報の量，質ともに優れていることが示されている（池永ら，2016）(図I-6). Excelのワークシートを利用すると多職種の情報を統合しやすい．電子カルテを利用している場合，連携パスはExcelからコピーして転載することもでき，初診時の情報収集，診療が円滑になる．

4. インターネットを利用した情報伝達

　地域の参加医療施設間をインターネット回線で接続することで，それぞれの施設が保有している診療情報を相互参照でき，緊密な医療連携を実現するシステムが利用可能となる

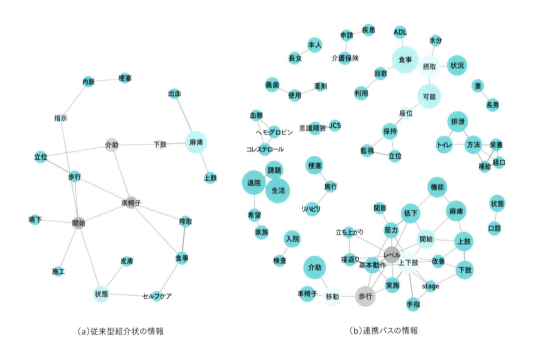

(a) 従来型紹介状の情報　　　　　(b) 連携パスの情報

図I-6　従来型紹介状と連携パスの情報の比較
従来型紹介状と連携パスの情報内容を，共起ネットワークを用いて分析した結果，連携パスを使用した場合のほうが情報の量，質ともに優れていることが一目瞭然である．

(http://www.mykarte.org/idlink/). 患者の転院前に，急性期病院で実施された検査初見，画像を，回復期リハ病棟の電子カルテから確認できるようになり，回復期リハ病棟に入棟できる基準を満たすか（廃用病名など），転棟可能な状態なのかを判断し，急性期病院へ連絡して調整を行っている．また，脳卒中の再発，水頭症の合併などがあっても，回復期リハ病棟で撮影した画像を急性期病院ですぐに閲覧できるため，急変時の急性期病院転院が迅速に可能となった．連携パスもインターネット上で運用でき，患者転棟前に急性期病院で作成された連携パスを閲覧できるため，転棟時の情報伝達が円滑となる．

5. まとめ

　急性期リハとの連携に関して，急性期病院・回復期リハ病棟間のホットラインを用いた正確かつ迅速な情報伝達，急性期病院職員と回復期リハ病院職員同士の相互交流による信頼関係形成，切れ目のないリハの提供，重症度に応じた患者分類による回復期リハ病棟の管理体制構築，情報の量，質ともに優れた連携パスの運用，インターネット用いた検査画像所見の迅速な共有について解説した．

　インフラ整備のための予算確保などの問題もあるが，ホットライン設置，人的な交流，回復期リハ病棟の受け入れ体制改善などは，すぐに整備できると考えられる．できることから地道に活動を継続し，連携について協議する場を設けて関連職種を巻き込んでいくことで，徐々に急性期リハとの連携が構築されると考えられる．

文献

- Granger CV, et al (1993)：Functional assessment scales：a study of persons after stroke. Arch Phys Med Rehabil, 74(2)：133-138, 1993.
- Ikenaga Y, et al (2017)：Factors predicting recovery of oral intake in stroke survivors with dysphagia in a convalescent rehabilitation ward. J Stroke Cerebrovasc Dis, 26(5)：1013-1019, Epub 2017 Jan 17.
- Kinoshita S, et al (2016)：Association between 7 days per week rehabilitation and functional recovery of patients with acute stroke：A retrospective cohort study based on Japan rehabilitation database. Arch Phys Med Rehabil, 98(4)：701-706, Epub 2016 Dec 10.
- 池永康規, 他 (2008)：回復期リハビリテーション病棟における訓練時間増加の効果. Jpn J Rehabil Med, 45(11)：744-749.
- 池永康規, 他 (2016)：加賀脳卒中地域連携パスの有用性　計量テキスト分析を用いた従来型紹介状との比較. Jpn J Rehabil Med, 53(suppl)：I87.
- 逢坂悟朗, 他 (2011)：脳卒中地域連携パスの運用による入院期間やFIM利得等の変化　兵庫県中播磨・西播磨圏域からの報告. Jpn J Rehabil Med, 48(11)：717-724, 2011.
- 正源寺美穂, 他 (2015)：急性期病院における高齢患者に対する早期排尿自立支援プログラムの効果　尿道カテーテル留置からの離脱と排尿行動の自立に向けた取り組み. 日本創傷・オストミー・失禁管理学会誌, 19(3)：336-345.
- 平野明日香, 他 (2015)：急性期病院におけるリハビリテーション専門職配置の効果　呼吸器内科病棟でのADL維持向上等体制加算算定の取り組み. 理学療法学, 43(3)：255-262.
- 渡辺信一, 他 (2014)：急性期病院での脳卒中リハビリテーション患者における土曜訓練の効果. 医療, 68(3)：109-115.

5 高齢者ケアのエビデンスからみた回復期リハ病棟でのケア改善の必要性

（酒井郁子）

1. 高齢者医療とケアにおけるエビデンス

1）高齢者慢性疾患における総合的管理の考え方とエビデンス

　75歳以上の後期高齢者の増加に伴い，高齢者医療の需要は増加している．一方，高齢者への適切な，すなわち過剰でも過小でもない医療およびケアの提供は標準化が難しく，その判断は困難なものになっている．これに対して，日本老年医学会を中心として「高齢者に対する適切な医療提供の指針」（厚労省科研研究班 他，2010）がまとめられ，日本で公開されている20以上のガイドラインをもとに実践家向けの「健康長寿診療ハンドブック」（老年医学会，2011）が公開されている．そのなかで高齢者慢性疾患における総合的管理の考え方が提示（荒井秀典，2013）されている（**図I-7**）．

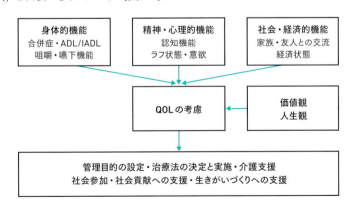

図I-7 高齢者慢性疾患における総合的管理の考え方（「健康長寿診療ハンドブック」より）
（荒井秀典（2013）：6．日本老年医学会はハンドブックをどう活用するか：学究的立場から．第54回日本老年医学会学術集会記録〈シンポジウム7 「健康長寿診療ハンドブック」は健康長寿に貢献できるか〉．日本老年医学会誌，50：309-11．）

また，日本老年看護学会は2008年に「高齢者の胃ろう閉鎖，膀胱留置カテーテル抜去を安全かつ効果的に実施するためのアセスメント・ケアプログラムの開発に関する調査研究事業報告書」（日本老年看護学会政策検討委員会，2008）を公開，その後，実践家向けの「高齢者の生活機能再獲得のためのケアプロトコール」（中島紀惠子，石垣和子，2010）を出版した．このテキストにおいても実践家のワークフローに落とし込むことを意識し，ガイドライン，すなわち"何を"実践するかだけでなく，"どのように"実践するかについての考え方と方策が詳述されている．

　これらの日本の高齢者医療・看護に関連する学会の活動から，多様な領域で活動する高齢者医療・看護の実践家に根拠に基づいた実践に資する情報を提供するためには，エビデンスに基づいたガイドランを開発するだけでなく，そのガイドラインを活用するための"考え方"とともにガイドラインの限界を加味した説明に多くの努力を割いていることがわかる．

2）高齢者ケアのエビデンスの実装の課題

(1) 高齢者を対象とした治療およびケアのエビデンス不足

　多くのガイドラインおよびプロトコールは成人を対象としているもので，高齢者のみを対象としたガイドラインは少ない．高齢者は治療ケアへの反応の個人差が大きいため，臨床研究から除外されることが多く，堅牢なエビデンスを構築することが難しい．そのため，研究知見にエキスパートパネル（多職種による検討会）などで補完されることが多い．また，重複疾患をかかえていることが多く，複数の医療機関を受診することによる情報の断片化が，研究デザインを組み立てるうえでの困難さとなっている．高齢者を対象とした臨床研究は現在発展途上であり，多様な職種が連携しての効果検証が期待される（Clark KC et al, 2015）．

(2) 療養場所の移行に伴うケア方針の一貫性を確保することの難しさ

　高齢者の疾患の多くが慢性疾患であり，医療提供およびケア提供の目標は高齢者本人の生活の質の維持・向上となる．そのためには，身体的機能，精神・心理機能，社会・経済状態によって構成されるQOLを第一義的に考慮し，かつ，高齢者本人の価値観を尊重した複合的包括的ケアが提供される必要がある．高齢者にかかわる健康関連専門職が，エビデンスを高齢者のケア提供に実装する際には，このような基本的な考え方を共有し，組織的にかかわる必要がある．

　一方，高齢者は健康状態の悪化，介護状態の進行に伴い，療養場所を変更することを余儀なくされる．在宅生活から急性期病院，そして回復期リハ病棟，あるいは介護保険施設などへの移行が頻繁に生じる．高齢者は療養場所の移行に伴うリロケーションダメージを受け，医療提供者・ケア提供者は，情報と治療ケアの方針の共有が困難となる．高齢者の医療・ケアはひとつの施設だけで完結しないため，地域全体で，情報と方針を共有する仕組みを構築する必要がある．

（3）高齢者ケアの現場に最新のエビデンスを実装することの難しさ

　前述したとおり，療養場所の移行に伴い，かかわる健康関連専門職は，看護職，介護職，医師，薬剤師，理学療法士，作業療法士，ソーシャルワーカーなど多様となる．多様な職種がかかわることにより，高齢者の多様な生活機能を支援することができるといえるが，かかわる専門職の価値，倫理，教育体系は各職種それぞれ異なる．

　たとえば看護職の多くは，基礎教育課程で老年（老人）看護学を履修しており，基本的な実践能力は保証されている．他の健康専門職も，高齢者という発達段階にいる人の特徴や強み弱みに関する知識について一定の教育は受けている．しかし，高齢者に関する医療ケアのエビデンスの発展の状況を捕捉しているかどうかは保証されていない．

　なぜなら，健康関連専門職の基礎教育全般にEBPに関する学習機会が乏しいからである．利用可能な最良のエビデンス，看護師の専門技能，患者家族の価値を統合して最良なケアの決定をすることがEBPの定義であるが（図I-8），このようなエビデンスに基づいた実践を提供する方法を学んでいないことが指摘されている（Hsieh PL, Chen CM, 2018）．そのため，研究知見が実践家の実践改善に直結しづらい状況がある．

　また，ケアの対象となる高齢者は，身体精神社会的な状態が多様で個別的であり，ガイドラインで実践家の提供するケアを規定したとしても，バリアンス（変動・逸脱）となる可能性が高い．したがって，質の高いとされるケアを目の前の高齢者にどのように提供するかとともに，その効果がどの程度あるのかについて慎重に検討される必要がある．

　これらの要因が高齢者ケアの現場への最新のエビデンスの実装を難しくしているといえる．

3）看護におけるEBPの定義

　看護におけるEBPは「利用可能な最良のエビデンスと，看護師の専門技能，患者家族の価値と選択が統合されて最良なケアの決定がなされること」とされている．最良なケアの決定は，ケアの質の向上，無駄なコストの削減，職場環境の改善，組織の成果のために行われる（Titler MG, Mentes JC, 1999）．

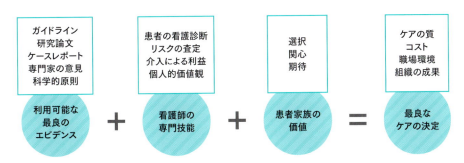

図I-8　看護におけるEBPの定義

（Titler MG, Mentes JC（1999）：Protocol introduction: research utilization in gerontological nursing practice．J Gerontol Nurs, 25（6）：6-9．）

高齢者ケアでは，これまで，看護師の専門技能と患者家族の価値の多様性に配慮したケアへの努力が展開されてきたが，利用可能な最良のエビデンスの不足からEBPは発展途上といえる．

2. 回復期リハビリテーション病棟の役割と機能

1）回復期リハ病棟の設置と発展の経緯

日本では，高齢化率の急激な上昇，医療費の高騰，要介護者の増加という社会問題に対応するために，1999年，第4次医療法改正の際に，日本の病床は急性期と慢性期病床を区分するという病床の機能分化の方向性が示され，2000年4月から介護保険制度が施行された．

これらの社会制度の改革に伴い，専門的なリハ医療をチームアプローチのもとに集中的に実施するための病棟として，回復期リハ病棟が誕生し，診療報酬の特定入院料として位置づけられた．

回復期リハ病棟が設立された2000年の病棟・病床数は，全国で87病棟4,019病床であったが，2017年3月には1,725病棟80,814病床（回復期リハビリテーション病棟協会による調査）と，15年間で約20倍に増加している．

2）地域包括ケアシステムからみた回復期リハ病棟の役割と機能

厚生労働省は2025年を目途に，高齢者の尊厳の保持と自立生活の支援の目的のもとで，可能なかぎり住み慣れた地域で，自分らしい暮らしを人生の最期まで続けることができるよう，地域の包括的な支援・サービス提供体制の構築を推進している．その一環として，病棟の機能分化をさらに進展させ，病床を高度急性期，急性期，回復期，慢性期の4つに区分している．

回復期リハ病棟の機能は，急性期を経過した患者への在宅復帰に向けた医療やリハを提供する機能，とくに急性期を経過した脳血管疾患や大腿骨頸部骨折などの患者に対し，ADLの向上や在宅復帰を目的としたリハを集中的に提供する機能（回復期リハ機能）」とされた（地域包括ケア研究会，2017）．

地域包括ケアシステムにおいて，在宅復帰に向けた集中的なリハビリテーション医療を担う回復期リハ病棟の位置づけが明確にされた．これにより早期からの集中的なリハと，退院支援の充実による生活期へのスムーズな移行が強調されることになった．すなわち，回復期リハは量の充足から質の向上への変換を求められているといえる．

3）回復期リハ病棟の特徴

回復期リハ病棟における入院患者の平均年齢は76.2歳であり，年齢構成をみると，75歳以上の患者が64％を占める（回復期リハビリテーション病棟協会，2019）．疾患としては脳卒

中と大腿骨頸部骨折という高齢者特有の障害で90%以上を占める．つまり，設置の目的が介護状態を予防し早期の自宅退院を目指すことであるから，必然的に高齢者の割合は多くなる．そのため，回復期リハ病棟のケアチームには高齢者ケアの基本的な実践能力が求められる．

また，脳卒中，大腿骨頸部骨折は，発症時に急性期病院で治療ケアを受けた後，回復期リハ病棟に転院するため，回復期リハ病棟の成果は，急性期病院での治療ケアの質の影響を受ける．そのため，両者の組織間連携は，高齢者のリハと生活の質の向上に必須である．回復期リハ病棟は，地域包括ケアシステムの要素として，急性期病院と自宅生活をつなぐ"かなめ"であるといえる．回復期リハ病棟の健康関連専門職には，その地域の資源を熟知し，地域で暮らす患者のその生活を明確にイメージし，次の療養場所の介護医療スタッフと協働して，地域全体のケアの質を向上させる組織間連携活動が求められる．

また，回復期リハ病棟の専門職連携実践の質が患者のアウトカムに影響する．回復期リハ病棟は，医師，理学療法士，作業療法士の専従が義務づけられ，また，ケアワーカー（看護助手）の配置は一般病棟より多い．つまり，一般病院のように基本的に看護師が患者のケアを行うだけでは，回復期リハ病棟での治療，訓練，ケアは効果的に統合されない．異なる専門職種同士がお互いからお互いについて学び合い，患者のリハ目標と方策を共有し，他の職種の役割機能を理解して協働する能力，すなわち専門職連携実践がより必要といえる．

このように，回復期リハ病棟は，高齢者を対象とした専門的なリハを他の専門職と協働して展開するという特徴がある．

それでは，実際に高齢者を対象としているという認識，専門的なリハを展開するという認識の双方をもって，多職種との効果的な協働のもとケア改善をするために，回復期リハ病棟の看護職は何ができるのだろうか？

3. 回復期リハビリテーション病棟におけるケア改善

1）高齢者の安全を確保しつつQOLの向上を目指す

高齢者が多く入院する回復期リハ病棟では，急性期病院における高齢者ケアの課題がそのまま当てはまる．すなわち，①せん妄の予防，②転倒の予防，③身体拘束の縮小である．この3つの課題を別々に解決することは現実的ではない．安易な身体拘束は，せん妄発生と転倒のリスク要因となり，転倒により骨折などの外傷を負えば，せん妄の発症率は高くなる．過刺激や感覚遮断などせん妄を引き起こしやすい療養環境があることで，転倒リスクが高まり，結果として身体拘束の選択がなされることにつながるからである．

回復期リハ病棟は急性期と生活期をつなぐ場であり，必ず療養場所の移行を伴う．入院後の数カ月を過ごす場として，安全を確保しつつ身体拘束を避け，動きやすい環境を整えるケア改善は，入院してくる患者のQOLの向上に資する．

2）高齢者のリハを加速し，療養場所の移行を安心できるものにする

　回復期リハ病棟で高齢者のリハを加速するためにまず必要なことは，看護職と介護職からなる日々のケア提供チームが患者のリハ目標を共有し，その目標達成に向かってケア提供方法を統合することである．どの部分を介助するのか，どの動作を見守るのかについて，日々回復していく高齢者の状態を共有し，それに合わせて介助方法を更新する必要がある．

　また，とくに栄養状態に注目し，十分なリハを展開するために体力を向上させることが必要であり，動作的な介助だけでなく，排泄機能と栄養機能がバランス良く健康的に維持されているかをアセスメントすることがリハの加速の基盤となる．

　また，生活期での高齢者の暮らしを視野に入れ，健康的な生活のための患者教育および家族への情報提供は今後，回復期リハ病棟での大きな使命となるだろう．とくに，服薬管理，脳卒中のリスクファクターの管理，運動機能の維持のための習慣，家族の介護スタイルの構築に向けた資源活用などは，今後強化すべきケアの改善ポイントである（Olaiya MT et al, 2016；Bakas T, et al, 2011）．

文献

- Bakas T, et al（2011）：Developing a cost template for a nurse-led stroke caregiver intervention program．Clin Nurse Spec，25(1)：41-46．
- Clark KC, et al（2015）：Implementing Gerontological Nursing Evidence-Based Practice Guidelines in a BSN Curriculum．J Gerontol Nurs，41(7)：21-28．
- Hsieh PL, Chen CM（2018）：Nursing Competence in Geriatric/Long Term Care Curriculum Development for Baccalaureate Nursing Programs：A Systematic Review．J Prof Nurs，34(5)：400-411．
- Olaiya MT, et al（2016）：Nurse-Led Intervention to Improve Knowledge of Medications in Survivors of Stroke or Transient Ischemic Attack：A Cluster Randomized Controlled Trial．Front Neurol，7：205．
- Titler MG, et al（1999）：From book to bedside：putting evidence to use in the care of the elderly．Jt Comm J Qual Improv，25(10)：545-56．
- Titler MG, Mentes JC（1999）：Protocol introduction: research utilization in gerontological nursing practice．J Gerontol Nurs，25(6)：6-9．
- 荒井秀典（2013）：6．日本老年医学会はハンドブックをどう活用するか：学究的立場から．第54回日本老年医学会学術集会記録〈シンポジウム7 「健康長寿診療ハンドブック」は健康長寿に貢献できるか〉．日本老年医学会誌，50：309-11．
- 回復期リハビリテーション病棟協会：年度毎病棟届け出数及び累計数（2017年3月現在）．http://www.rehabili.jp/sourcebook.html（2019.4.1閲覧）
- 回復期リハビリテーション病棟協会（2019）：回復期リハビリテーション病棟の現状と課題に関する調査報告書．
- 厚生労働科学研究費補助金（長寿科学総合研究事業）「高齢者に対する適切な医療提供に関する研究（H22－長寿-指定-009）研究班，日本老年医学会，全国老人保健施設協会，日本慢性期医療協会（2010）：高齢者に対する適切な医療提供の指針．
- 地域包括ケア研究会（2017）：地域包括ケアシステム構築に向けた制度およびサービスの在り方に関する研究事業報告書　2040年に向けた挑戦．地域包括ケア研究会　報告書．
- 中島紀惠子，石垣和子監修（2010）：高齢者の生活機能再獲得のためのケアプロトコール　連携と協働のために．日本看護協会出版会．
- 日本老年医学会（2011）：健康長寿診療ハンドブック　実地医家のための老年医学のエッセンス．
- 日本老年看護学会政策検討委員会（2008）：高齢者の胃ろう閉鎖，膀胱留置カテーテル抜去を安全かつ効果的に実施するためのアセスメント・ケアプログラムの開発に関する調査研究事業報告書．日本老年看護学会政策検討委員会．

II

回復期リハビリテーション看護の特徴

1 回復期リハビリテーション看護の特徴
2 回復期リハビリテーション看護に必要な実践能力
3 回復期リハビリテーションケアチームの構築と運営
  看護と介護の連携
4 回復期リハビリテーション看護の倫理的課題

1 回復期リハビリテーション看護の特徴

（酒井郁子）

1. 回復期リハビリテーション病棟の特徴

　回復期リハ病棟は，地域包括ケアシステムの一要素である．地域医療構想において医療機能は，高度急性期，急性期，回復期，慢性期に分化しているが，そのうちの"回復期"を担う．すなわち，本人の選択，および本人家族の心構えのもとに，すまいと住まい方が決められ，介護予防への取り組みが考慮された専門的なリハビリテーションを実施する場である．

　回復期リハ病棟は，急性期病院から，脳卒中や骨折など，2，3カ月で回復できる病態の患者を多く受け入れるため，高齢者の割合が高くなる．すなわち，障害のある高齢者に専門的なリハをチームで展開する．また，成果を重視し，リハ医療の質指標が標準化されている．回復期リハ病棟のチームは，日々のケアを提供するケアチームがリハチームに統合され，日々のケアと訓練が統合された形で展開される．このようなリハチーム活動は組織の資源により支えられる．

　回復期リハの目指すところは，高齢者の介護状態を予防し，社会参加を推進することであり，結果として，次の療養場所への円滑な移行が実現する．

　このような特徴をふまえると，回復期リハ病棟の看護は，患者の人生と生活の過去，現在，未来を統合し，現在の病棟生活でのケアとリハと生活支援を統合し，高齢者のQOLを低下させることなく，高齢者の希望と目標に即した効果が得られるようにすることを目指す活動であると考えられる．

　それでは，そのために看護職は何をすべきなのであろうか．以下に，回復期リハ病棟で求められる看護を解説する．

2. 回復期リハビリテーション病棟で求められる看護

1）一人ひとりのリハの希望と目標に即した看護の提供

　リハビリテートする高齢者本人のこれからの生活の希望と目標を明確にすることは，看護独自の活動ではなく，高齢者にかかわる専門職がそれぞれの専門的な視点でアセスメントすることからスタートする．しかし，かかわる専門職がそれぞれ別の目標設定をすることではない．それぞれの専門職の判断を患者のリハ目標に統合することがリハの目標設定である（酒井，2018）．

　高齢者のリハ目標の設定を「高齢者だから」と低く設定することは，エイジスムとなる可能性がある．具体的には，「高齢なので，車椅子生活でもよい」と専門職が判断するなどのことである．同じように，「高齢で介護が必要になるだろうから，まず家族に介護の意向を聞いてリハ目標を設定する」という状況は，パターナリズムにあたる可能性がある．リハは，当事者がどのような希望と目標をもつかをまず明確にした後に，当事者も含めた関係者でその目標に近づくために行う活動である．逆に，「もっと専門的なリハビリテーションをやれば，より機能が向上する」という判断のもとに，回復期リハ病棟での入院期間を延ばすような判断は，専門職の自己満足に陥る可能性がある．

　このようなリスクを低減し，真に当事者中心のリハ目標設定になっているのかを検討する場が多職種リハカンファレンスといえる．看護職は，患者のケアを通して得たその人のリハの希望と目標に関する情報をもってカンファレンスに参加し，他のメンバーと共有することにより，患者とリハチームの目標が共有される．この目標設定に貢献することが回復期リハ病棟において看護職に求められている．

　上記のように目標が設定されると，その目標を決められた期間内にどのように達成するか，看護職としてどのように貢献できるのかについて，ケアの方法を提示することになる．目標設定，ケア計画，実施，評価のいずれの段階においても，患者家族および多職種に対して，根拠を明確にして説明する責任が発生する．ここでいう根拠とは，患者のリハ目標の達成に向けて，ケアによって貢献できることを裏づけるものである．

2）地域包括ケアシステムからみた回復期リハの役割と機能

　回復期リハ病棟において生活機能障害の回復過程を促進するためには，障害のある高齢者のリハの意義を明確にする必要があるだろう．

　障害のある高齢者にとってのリハの意義は多義的である．まずリハは，社会参加，すなわち社会統合を目指す活動である．その結果，社会参加が可能となることにより，さらなる介助状態の予防が達成される．そのため，リハを行った結果，高齢者が自宅（もしくは自宅に

準じたすまい）で，地域の人びとと交流し，生活範囲を拡大維持できることがリハの意義である．ひとり暮らしでも高齢者住宅でも，その人の住まう場所はその人の選択が尊重され，望む場で暮らす意味を見出すことを支援する必要がある．回復期リハ病棟の看護職には，高齢者の社会参加を可能にする地域づくりや本人家族への教育といった，回復期リハ病棟の枠を超えた活動も期待される．回復期リハ病棟の使命であるADLの向上と在宅復帰とは，当事者の社会参加のための方法と理解する必要がある．

専門的リハ看護とは，

①身体機能，健康状態のアセスメントを基盤とし，日常生活援助を，障害のある高齢者の潜在能力を最大限引き出す方法で行うこと

②生活機能障害と健康状態の相互作用，活動制限と参加制約による健康状態への影響を最小限に抑えること

③生活機能障害により生じるライフスタイルの変更に対処する方法を学習支援することが原則である（酒井，2018）．①および②を積極的に実施した結果として，③が明確になる．

活動と参加という生活機能の回復を促進することがリハ看護であることから，介護状態への適応促進，生活調整が，生活機能の回復よりも重視される状況は厳密な意味では専門的リハ看護とはいえない．地域包括ケア病棟や老健施設での生活リハが適切であり，その意味で回復期リハ病棟入院の適応があるのかという判断もまた求められる．

3）ケアの質のマネジメント

回復期リハ病棟では，多様な専門職種がそれぞれの専門的知識と技術をもち寄り，リハを支援する．病棟でこのような専門的リハが展開されることにより，2000年以前の訓練室を中心とした伝統的なリハで生じがちであった，職種間の情報共有の困難さや，訓練室と病棟という生活の場での支援方法の乖離などは改善されている．一方，別の課題が明らかになっている．それは，病棟でのかかわりが増加することに伴う専門職間の役割重複および役割葛藤の増加である．また，チームとして活動する際には，職種間の権威勾配が阻害要因となるが，医療者特有の価値観により職業間の階層構造があることで，互いの役割への尊重が困難となっていることも多い．

そのようななかで，高齢者に提供されるリハ・ケアの質を看護職がマネジメントすることが求められる．転倒，せん妄，褥瘡，栄養不良，失禁，ADLの向上率，在宅復帰率などはケアの質を表す指標である．高齢者に適切なリハ医療が行われていれば，これらの指標は改善するが，指標が悪化している場合は，リハ・ケアの提供プロセスに何らかの課題があるということである．看護職は，一人ひとりのリハ実施計画書，ケア計画書の立案に貢献するとともに，病棟全体の患者へのリハ・ケアの質指標を管理し課題を抽出し，改善，評価することができる．個人へのリハ・ケアの提供は，他の専門職と役割重複があったり，権限移譲できたりするが，病棟の入院患者を集団としてとらえ，その集団の健康状態をモニタリングし，

病棟の使命を達成しているかどうかを判断し，改善するために，業務フローに落とし込み，実際に業務として効果的なリハ・ケアが行われているのかを評価する役割が看護職にはある．そのためには，根拠とデータを効果的に活用できることが必要である．

4）入院前からスタートする退院支援

　回復期リハ病棟では，入院前から退院支援が展開される．入院の適応を決める時に，退院先と退院日がおおよそ決定されたうえで，入院するためである．また，入院時，入院後1週間，1カ月，退院前と，リハカンファレンスが設定され，退院までの行程と目標が何度も確認され，退院となる．

　一方で，回復期は変化の激しい時期であり，意識状態，身体状態，生活機能の回復が目覚ましい時期でもある．そのため，日々の高齢者への個別ケア計画はその回復の変化を先取りし，最大限の生活機能の回復を目指して，患者への介助方法や説明方法は日々更新を求められる．そのケア計画の更新こそが退院支援の中核をなすものである．日々の介助方法や説明方法は患者の望む退院に向けたものである必要がある．すなわち，最大限の機能回復を予測した生活調整であるか，患者の希望とリハ目標に沿ったライフスタイルの学習支援となっているのか，社会参加を見込める生活調整であるのかを，看護職が評価修正することで，退院支援が実質化する．

　このような看護活動がなければ，機能の回復と心身の回復が連動せず，生活調整も適切にならず，患者の望む退院支援を達成できないだろう．

　患者が「退院して自分の望む場所で暮らすことができそうだ」という実感をもてるような退院支援は，いきなりできるものではない．日々の生活を病棟で営んでいる時の声かけ，高齢者との話し合い，家族との話し合いにより，自分の機能の回復を日々実感してこそ，退院という「これから自分の人生を生きていく」覚悟が決まるといえる．

　リハ病棟の看護職は，「Old wise man　賢者」であるという（岩隈，2015）．回復期リハ病棟とは，当事者が病人から障害のある人に役割が転換する始まりの場である．障害のある状態でこれからの人生を生きていくという認識をもった高齢者に対して，医療者の文化にも障害者の文化にも病人の文化にも通じており，さまざまな情報を整理して伝え，これからの人生に役立つ知識を提供する存在として看護職は期待されている．

3. 回復期リハビリテーション病棟に勤務する看護職の特徴と今後求められる役割

　現在のところ，回復期リハ病棟に就職する看護職は，セカンドキャリアとして回復期リハ病棟を選択するケースが多い．急性期病院で初期キャリアを終え，さまざまな理由で回復期リハ病棟に就職してくる．

今後の地域医療構想からいっても，急性期病床と療養型病床は削減の方向であり，回復期リハ病床は今後も増加する方向性が指摘されている．そのため，セカンドキャリアとして回復期リハ病棟を選択する，もしくは異動という形で選択させられる看護職は増えていくだろう．

　急性期病棟から回復期リハ病棟に配置転換する看護師の選択動機は多様であり，リハ看護に携わりたいという積極的な動機から，住居に近い，急性期よりも精神的に楽かもしれないなどのリハ看護自体に動機づけられたわけではない選択，あるいは病院の病床転換など，まったく本人の意思によらない選択まで，さまざまである．

　このように準備状態が多様である看護職が，回復期リハビリテーション病棟でそれまでのキャリアをいかしてリハ看護の魅力を感じながら働くには，アンラーニングが必要である（Yamaguchi, 2019）．急性期病院の流儀では通用しない看護上の困難に遭遇した場合，たとえば，患者の安全のためには身体抑制もやむなしという価値で勤務してきた急性期病棟から回復期リハ病棟に異動してきたとき，何を学び直せばよいのだろうか．

　それは，高齢者の回復過程に対する限界を学び直すことである．リハにより生活機能を最大限に回復できるという認識をもつことが重要である．つまり，高齢者の活動と参加の拡大と地域への統合を目的とした看護を展開することにつながる．そして，そのために多職種での協働があり，結果として，患者の多様な回復過程を認識することができる．根幹に，高齢者の希望するリハのゴールを尊重する態度が醸成されていけば，回復期リハ病棟の看護は，魅力あるものとしてその看護師に認識されるだろう．

文献

- 酒井郁子（2018）：リハビリテーション看護総論　リハビリテーション看護の理念と専門性．総合リハビリテーション，46(8)：751-757．
- 岩隈美穂（2015）：The Wise 2つのコミュニティのはざまで出会う「橋渡し」．「リハビリテーション看護　障害をもつ人の可能性とともに歩む」．改訂第2版，酒井郁子，金城利雄編，南江堂，p41．
- Yamaguchi T, Sakai I（2019）：The unlearning process of senior clinical nurses in rehabilitation wards. J Adv Nurs（Epub）．

2 回復期リハビリテーション看護に必要な実践能力

（酒井郁子）

1. 看護の実践能力とは何か

1）専門職の実践能力（コンピテンシー）

　コンピテンスもしくはコンピテンシーは実践能力と訳される．単なる知識や技能だけでなく，技能や態度を含む多様な資源を活用して特定の文脈のなかで複雑な要求（課題）に対応することができる能力を示す（黄，2011）．そして，「できること」だけにとどまらず，学習者の自発性をベースとする問題の発見力，解決力，自分の仕事を社会に位置づける力，学び続ける力などもコンピテンスとして要求されている（Cate, 2005）．すなわち，専門職の実践能力はその専門職特有の知識やスキルによって表現されるが，知識やスキルを活用する専門職の価値と統合し，社会に自職種を位置づける力が基盤にあることが必要とされている．
　健康関連専門職のそれぞれに求められる多様な実践能力は大きく3つに分類される．第1にその専門職にしかできない他の専門職を捕捉する能力（complementary），第2に2つ以上の専門職に共通した能力（common），どの専門職も必要とする協働する際に必要な能力（collaborative）である（Barr, 1998）．

2）看護師の実践能力

　2000年以降，日本における健康関連専門職教育においても，教育の結果得られる実践能力を「卒業時到達目標」「コンピテンシー」として明確にする動向が強まっている．医学教育，薬学教育についで，看護教育においても厚生労働省および文部科学省があいついで，看護師に求められる実践能力と卒業時の到達目標に関する報告書を提出している．これは日本に

限った動向ではなく，世界的な潮流であり，看護職が社会から何を求められているのかに応えるため教育改革の一端として位置づけられる．

　2011年，厚生労働省は，看護師に求められる実践能力の5つのカテゴリーを明確にした．すなわち，〈Ⅰヒューマンケアの基本的な能力〉〈Ⅱ根拠に基づき看護を計画的に実践する能力〉〈Ⅲ健康の保持増進，疾病の予防，健康の回復に関わる実践能力〉〈Ⅳケア環境とチーム体制を理解し活用する能力〉〈Ⅴ専門職者として研鑽し続ける基本能力〉である（厚生労働省，2011）．同年同時期，文部科学省も，看護実践能力を構成する5つの能力群と20の看護実践能力を明確にした．5つの能力群とは，〈Ⅰヒューマンケアの基本に関する実践能力〉〈Ⅱ根拠に基づき看護を計画的に実践する能力〉〈Ⅲ特定の健康課題に対応する実践能力〉〈Ⅳケア環境とチーム体制整備に関する実践能力〉〈Ⅴ専門職者として研鑽し続ける基本能力〉となっており（文部科学省，2011），到達目標のレベルに差はあるが，領域としては厚生労働省の出したものとほぼ類似している．

　また2017年，文部科学省は，2011年に明確にされた看護実践能力を包含する形で，看護学教育モデル・コア・カリキュラムを発表し，そのカリキュラムにより学習した成果として，「看護系人材として求められる基本的な資質・能力」を，〈1プロフェッショナリズム〉〈2看護学の知識と看護実践〉〈3根拠に基づいた課題対応能力〉〈4コミュニケーション能力〉〈5保険・医療・福祉における協働〉〈6ケアの質と安全の管理〉〈7社会から求められる看護の役割の拡大〉〈8科学的探究〉と設定している（文部科学省，2017）．

　以上のように，看護職者の基礎教育においては，制度レベル，カリキュラムレベルで整備されつつある．

　この流れを受けて，日本看護協会は2016年に，継続教育の目安となる看護師のクリニカルラダーを改訂した．そのなかで「看護の核となる実践能力」を〈ニーズをとらえる力〉〈ケアする力〉〈協働する力〉〈意思決定を支える力〉の4つに分類し，それぞれにおいて，レベルをⅠからⅤまで明確にしている（日本看護協会，2016）．これは，看護職が所属する保健医療福祉施設における看護職者の継続教育の到達目標の目安として機能しつつある．

2. リハビリテーション看護師の役割・機能とそれを達成するために必要な看護実践能力

　それでは，より専門性の高い「リハビリテーションに関わる看護師」に必要な看護実践能力はどのように規定されているのかをみてみよう．

1）アメリカにおけるリハ看護師の役割と実践能力

　2014年，アメリカリハビリテーション看護師協会は，リハ専門看護師の役割として，〈サクセスフル・リビングの促進〉〈看護師が主導する介入〉〈専門職連携によるケアの推進〉〈リー

表Ⅱ-1　リハビリテーション専門看護師の役割の4領域と14の看護実践能力

サクセスフル・リビングの促進	・障害のある人の健康を促進しさらなる障害を予防する ・障害のある人の自己管理能力を育成する ・安全で効果的なケアの移行を促進する
看護師が主導する介入	・患者家族中心のケアを提供する ・障害のある人とケア提供者（家族など）への教育を提供する ・最良のエビデンスにもと基づいた介入を行う ・QOL改善を目的としたテクノロジーの使用を促進する
専門職連携によるケアの推進	・リハユニットにおいて効果的な専門職連携を育成する ・専門職の協働による全人的ケア計画を立案する ・専門職間の関係を発展させる
リーダーシップ	・ケアの説明責任を果たす ・リハビリテーション看護の知識を普及させる ・障害及び慢性疾患とともにある人への健康政策に影響を与える ・障害のある人をエンパワーする

（Vaughn S, et al (2016)：The Competency Model for Professional Rehabilitation Nursing. Rehabil Nurs, 41(1)33-44.）

ダーシップ〉の4領域を提示し，その役割を達成するための14の看護実践能力を明確にした**（表Ⅱ-1）**（Vaughn et al, 2016）．これらの実践能力は，発達段階として3段階（初心者，中級者，上級者）に分けられている．

2) 日本におけるリハ看護師の実践能力

日本リハビリテーション看護学会は，リハ看護師のキャリア発達の目安となる「看護実践能力」第一報において，リハ看護実践能力の構成要素を，〈対象理解とアセスメント〉〈急性期から生活期までの各期における運動支援〉〈生活の再構築〉〈回復支援〉〈社会復帰支援〉〈家族支援〉〈健康管理〉〈退院支援〉などとしている．また，発達段階のステージは経験年数ごとに4段階に分けられている（日本リハビリテーション看護学会，2019）．

3) 今後求められる看護実践能力

以上のように，専門職者としての看護職に期待される看護実践能力は構造化されている．つまり，看護職は社会に何を期待され，何を貢献できるのかが明確になりつつあるということである．「社会」という言葉には，利用者，家族，地域住民の他に，さまざまな健康関連専門職も含まれている．また，キャリアの発達段階についてもある程度の目安がつくられていることから，これからは，看護師，およびリハ看護師としてのキャリア発達のための教育プログラムの構築が急がれる．

一方，人口減少社会の到来に備えた医療職の働き方改革とタスクシフトは，今後ますます推進される見込みである．実際に，回復期リハ病棟では介護職との協働が必須であり，これまで看護職が一般病棟で担ってきた直接援助すなわち日常生活の介助は介護職にシフトされる．そして，医行為のいくつかが，特定行為として指定された研修を受け実践能力を認定された看護師の仕事と認識されていくだろう．回復期リハ病棟の看護職の「診療の補助業務」に対する責任はますます重くなっていくことが予測される．

　看護職の実践能力の基盤として，他の専門職の業務との連結可能性（すなわち業務をオーバーラップさせ協働する可能性）を高め，リハビリテーションの達成のために看護師に何が求められるのかを認識する力の向上が不可欠である．また，看護職でしかできないことに焦点を当てた業務の再構築を継続していくことも必要である．

3. 回復期リハ看護に携わる看護師が獲得すべき看護実践能力

　看護実践能力についての動向を整理してきたが，ここで，回復期リハ病棟，すなわち回復期リハ看護に携わる看護師が獲得すべき看護実践能力について論述したい．

1）高齢者への看護実践とリハ看護実践の統合

　回復期リハ病棟の利用者の多くが高齢者であることをふまえた高齢者看護とリハ看護の実践の統合が必要である．そのためには，リハ医療の目的，目標，リハの基本的な方略を理解し実践できる力がまず必要である．この実践能力はリハ看護師の実践能力に準ずる．

　リハ医療は，利用者の生活機能に焦点を当て，とくに活動制限と参加制約の縮小による社会参加を目指す．そのためには，活動を制限する身体機能と健康状態のアセスメントに基づいた生活活動の拡大に関する知識とスキルが基盤となる．麻痺，筋力低下，関節可動域制限，体力，気力，認知機能，学習機能など，活動を左右する心身の状態を看護職としてアセスメントできることが基本である．このアセスメントを理学療法士や作業療法士，言語聴覚士などのセラピストだけに任せることは，リハチームとしての共通言語を理解しない実践となり，リハの目的・目標の共有は困難であるばかりか，健康状態のアセスメントと活動・参加のアセスメントの乖離をまねく可能性がある．リハにかかわる看護師は，リハビリテーションのプロセスに関する理解とそれを促進する技能を獲得する必要がある．

　そのうえで，リハ看護実践能力の発揮がある．リハ看護とは，リハを必要とする当事者の健康とライフスタイルの再構築に焦点を当てた看護である．活動制限と参加制約が患者の健康状態にどのような影響を与えるのか，与える可能性はどの程度なのかをアセスメントし，生活機能障害の拡大を防ぎ，自立を支援することがリハ看護の中核をなすものである．このリハ看護を，計画的に根拠をもって患者とともに展開し，評価し，改善することがリハ看護

実践である．

　生活機能障害のさらなる拡大を防ぐというリハ看護実践を，高齢者特有のニーズに合わせて実施できることが，回復期リハ病棟における看護実践能力の中核となる．

2）地域のリハニーズに適したリハ医療の提供に貢献する

　日本における地域包括ケアシステムは2017年の地域包括ケア研究会報告書により再定義され，「我が事，丸ごと」地域共生社会の実現を2040年に向けて本格的に取り組む深化と進化の時期に入ったとされた．そして，地域共生社会の実現のために地域を基盤とする包括的支援の強化と専門人材の機能強化・最大活用に向けた改革の骨格が提示されている（厚生労働省，2016）．このような背景から，地域包括ケアシステムのシステム要素である回復期リハ病棟は，量的な充足の時代から質的な機能強化の時代に入った．急性期病院のさらなる機能分化と効率化，介護施設や訪問看護などの長期ケアが，日常生活の自立と尊厳を支える機能を担うことが明確になりつつある．

　このような背景に置かれている回復期リハ病棟は，早期から集中的な専門的リハを提供することにより，さらなる障害の拡大を予防し，いまある障害に合わせた質の高い生活を目指して医療と介護をつなぐという特有の使命がある．

　以上のことから，地域包括ケアシステムの要を担う回復期リハ病棟で発揮すべき看護実践能力は，地域包括ケアシステムにおける回復期リハ病棟の理念，使命，価値を利用者や多機関に対して説明できることである．そして，自組織（すなわち所属する回復期リハ病棟）がある地域の資源と実情を理解し，地域のニーズに応じたリハ医療に貢献できることである．

　回復期リハ病棟は単体で存続することはできず，急性期病院と生活期リハ資源との連携のもとに運営される．そのため回復期リハ病棟看護師は，自施設が置かれている地域包括ケアシステムの現状と課題を理解し，改善および推進するための活動に貢献することが求められる．

3）ケアチームの構築運営のためのリーダーシップと専門職連携実践能力

　回復期リハ病棟では，多様な健康関連専門職がひとつの病棟でチームとして機能することを求められる．とくに介護職と看護職はケアチームとして機能することが求められる．ケアチームが機能してはじめて，リハチームが機能するといえる．そのため，看護職は介護職とのパートナーシップのもとに，介護職とともに学び，お互いから学び，お互いについて学びながら，実践する能力が必須である．介護職へのリスペクトのもとに役割理解を深める能力，対立を解決しより良い実践をつくり出す能力といった，専門職連携実践能力は必須である．

　また，理学療法士，作業療法士，言語聴覚士，医療ソーシャルワーカー，栄養士，薬剤師，医師など多様な専門職とリハ目標を共有し，互いに支援し合い，患者の希望を実現するため

のリハチームを構築する能力が必要である．そのためのリハ医療に関する共通言語の習得，看護職の役割機能を説明できる能力，患者のリハ医療について看護の立場から意見提示できる能力といった貢献力が求められる．

最後に，回復期リハ病棟における，根拠に基づいた実践を推進するためのリーダーシップが必要となる．病棟における根拠に基づいた実践は組織的取り組みである．そのため，新たな取り組みを組織に浸透させ，病棟スタッフを巻き込み，動機づけ，ひとつにまとめて課題を達成するというリーダーシップが求められる．

文献

- Barr H（1998）：Competent to collaborate: Towards a competency-based model for interprofessional education．J Interprof Care，12（2）：181-7．
- ten Cate O（2005）：Entrustability of professional activities and competency-based training．Med Educ，39（12）：1176-7．
- Vaughn S，et al（2016）：The Competency Model for Professional Rehabilitation Nursing．Rehabil Nurs，41（1）33-44．
- 黄　福涛（2011）：コンピテンス教育に関する歴史的・比較的な研究：コンセプト，制度とカリキュラムに焦点をあてて．広島大学高等教育研究開発センター大学論集．42：1-18．
- 厚生労働省（2011）：看護教育の内容と方法に関する検討会報告書．
- 厚生労働省（2016）：地域包括ケアシステム．https://www.mhlw.go.jp/stf/seisakunitsuite/bunya/hukushi_kaigo/kaigo_koureisha/chiiki-houkatsu/
- 日本リハビリテーション看護学会（2019）：リハビリテーション看護師のキャリア発達の目安「看護実践能力」第1報．
- 日本看護協会（2016）：看護師のクリニカルラダーの開発について．
- 文部科学省（2011）：大学における看護系人材養成の在り方に関する検討会最終報告書．
- 文部科学省　大学における看護系人材養成の在り方に関する検討会（2017）：看護学教育モデル・コア・カリキュラム　「学士課程においてコアとなる看護実践能力」の修得を目指した学修目標．

3
回復期リハビリテーションケアチームの構築と運営
看護と介護の連携

（黒河内仙奈）

1. ケアチームの構築

1）看護と介護の連携の必要性

　回復期リハ病棟において，患者がより短期間で心身機能の向上を達成するために，日々の体調管理や身体機能に応じた生活援助，退院後の生活に向けた学習支援が継続して行われるが，これらのすべてを看護師が担うことは困難である．そのため，看護師と介護士がそれぞれの専門性を発揮し，チームで連携しながら患者のケアを行っていく必要がある．各職種が明確な役割をもって目標を共有し，目標の達成に向けて専門性を発揮できるようケアチームを構築する．

2）お互いを知る

　看護職と介護職はお互いの職種のことをどれくらい知っているだろうか．それぞれの職種はお互いに何をする人だと思われ，他の職種から何を期待されているのか，話し合いの場をもつ機会は少ない．また，お互いがどのような教育を受け，どのような権限をもち，職種としてどのような価値に基づいて仕事をしているかを十分に理解し合って協働しているチームも少ない．他職種の役割を知っていたつもりでも，誤った理解であったり，その職種の役割のほんの一部を知っているにすぎなかったりする．「回復期リハ病棟における自分の仕事は〇△□である」と，他職種が理解できる説明を十分にできない人もいるだろう．
　自分の職種について，他職種がわかるように説明することは非常に難しい．そのため，看護師に限らず，まずは自分の職種は何ができて何ができないのかを自覚する．そして，相手

を知り，自分のことも知ってもらう，つまりお互いを学ぶ機会をもつことで，お互いの役割を理解できる．その結果，お互いの専門性を尊重しながら，それぞれの役割を発揮しつつ，補い合いながら，患者の目標の達成にチームで取り組むことができる．

2. ケアチーム運営のカギ

1）話しやすい場づくり

（1）グランドルールの作成

　看護職と介護職では，業務内容も異なり，それぞれの価値観をもっていることは前述のとおりである．異なる職種がお互いに気持ち良く協働するためには，共通のルール（グランドルール）が必要である．難しく考える必要はなく，「お互いが気持ち良く協働するためには，どのようなことをすればよいのか」という視点でグランドルールを作成する．看護職と介護職で話し合って，その病棟のグランドルールを決めてもよいだろう（表Ⅱ-2）．

（2）ヒエラルキーを感じない名称への変更

　1989（平成元）年に介護福祉士が国家資格として誕生してから，2018（平成30）年9月現在，その数は約162万人にのぼる（厚生労働省：介護福祉士の登録者数の推移より）．介護福祉士の有資格者は増加傾向にあるものの，介護職にはいまだ無資格者も含まれており，組織の体制上，介護職であっても"看護補助者""看護助手"という位置づけのこともある．"補助者""助手"という名称は，「看護師のために働く人である」「看護師のほうが上の立場である」という誤ったヒエラルキーを感じさせ，ネガティブな印象を与える．看護職と介護職が専門職として対等であるためには，その職種の呼称がヒエラルキーを感じない・感じさせないものであることが重要である．

　名称という観点からは，ナースコールやナースステーションも同様である．医療の場は多職種で使用するにもかかわらず，いまだに"看護師"を中心とした名称のものを目にする．近年，とくに回復期リハ病棟では，ナースステーションをスタッフステーションとよぶ病棟も増えている．病院・病棟内を点検し，多職種が気兼ねなく使用しやすい名称になっている

表Ⅱ-2　病棟でのカンファレンスにおけるグランドルールの例

- 発言者の話をよく聞く
- 必ず一度は発言する
- わからないことをそのままにしない
- カンファレンス中はナースコールに出ない（ナースコールに対応するスタッフを決めておく）
- 開始・終了時間を守る
- カンファレンス中はマスクを外す

かを点検することが必要であろう．

(3) カンファレンスの場の工夫

　医療の現場では，さまざまなカンファレンスが行われているが，看護職と介護職が自由に意見を出し合える場を整えることも重要である．回復期リハ病棟では多職種が病棟内で活動しており，多職種カンファレンスも行われる．看護職の人数の割合が多いことから，カンファレンスの中心が看護師であることも多い．その際に，同職種にしかわからない専門用語を用い，影響力の強い特定の人しか発言しないといった環境であると，他の職種は発言の機会を失い，その結果，チームカンファレンスであるにもかかわらず，当事者意識が低い状態でカンファレンスに参加することとなる．

　そのため，カンファレンスで話し合うこと（テーマ）や，司会が誰であるのかを明確にする必要がある．そのうえで司会者は，看護職も介護職も，経験年数の長い人もそうでない人も，すべての人が発言できるよう場を仕切る．座る位置ひとつであっても，話し合いへの参加しやすさに影響する．看護師がテーブルの周囲に着席し，一歩引いたところに介護士が着座する場面もある．このような位置関係では，介護者は発言をしづらく，さまざまな音のするステーション内では発言者の声を聞き取れないこともある．すべての人がカンファレンスに参加するためには，参加者全員がテーブルに着いて発言できる環境を整える**（図Ⅱ-1）**．また，カンファレンスにおけるグランドルール（前ページの表Ⅱ-2）を意識しながらカンファレンスを進めることも重要である．

　さらに，カンファレンス参加中にナースコールが鳴ると，参加者がカンファレンスを途中退席して患者のもとに向かうことが多々ある．カンファレンス時間に患者対応をする人をあらかじめ決めておき，参加者が落ち着いて討議に集中できるようにしておくとよい．

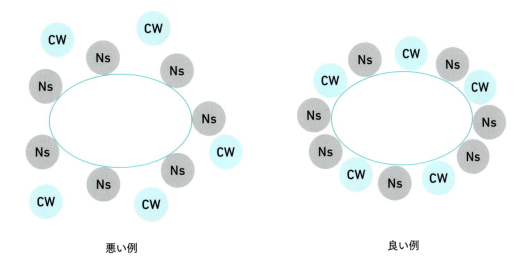

悪い例　　　　　　　　　　　　　　　良い例

図Ⅱ-1　カンファレンスで座る位置

カンファレンスの開催時間は，両方の職種が参加できる時間に設定することが大前提である．たとえば，介護職が患者のケアを行うことがわかっている時間にカンファレンスを開催することなどは避ける．

2) 看護と介護の両方の視点からのケアプラン作成

患者のケアプランの多くは，受け持ち看護師が作成したものである．さらに，日々の記録は看護師が行っており，介護士が記入する病棟は少ない．しかし，回復期リハ病棟においては，体調管理という医療の視点と生活支援という介護の視点の両方からのアセスメントを必要とする．そのため，ひとりの患者を看護師と介護士で受け持ち，両者でひとつのケアプランを立案し，実施，記録，評価することが望ましい．

これまでにケアプランを作成する機会や，実施記録を書く機会がなく，慣れない介護職もいるだろう．また，看護師と同じ記録用紙へ記入することに抵抗がある介護士もいるだろうし，看護師にも介護士とともにケアプランを立案することへの戸惑いがあるかもしれない．そのため，まずは「ケアプランとは何か」について看護職と介護士が共通理解することが重要であり，学習会を開催することが方策のひとつである．その際，とくに介護職に対しては，ケアプラン立案への不安を解消できるよう，事前アンケートなどを用いて学習ニーズを明らかにし，看護師，介護士それぞれの懸念を解消する．そして，両者による記入ができるような様式を用意する．記録にあたっては，患者・家族を含め，誰もが理解でき，情報を共有できるよう，専門用語や略語を使用しないように留意する．

ともにケアプランを立案・実施・評価することで，患者の目標をチームで共有し，それぞれの職種が目標の達成に向けてどのように貢献できるかを考えることができ，患者にとって充実したケアプランの立案につながる．

3) 病棟管理者によるマネジメントの重要性

これまで，看護と介護によるケアチームの運営について述べたが，これらの体制づくりには管理者が重要な役割を担う．とくに，名称の変更や両方の職種がケアプランを立案する体制などは，権限をもつ管理者による介入がなければ実現は難しい．ここで考えなければならないのは，「回復期リハ病棟の管理者の多くは看護師」ということである．看護職と介護職のマネジメントを行う場合，本来ならば病棟管理者が看護師の資格をもっていたとしても，両方の職種へのかかわり方は公平なはずである．しかし，現実には，看護職へ厳しくする，あるいは介護職へ過剰な配慮をするということが生じる．そのため，どの職種へも公平にかかわれるよう，病棟管理者は自身のもつ資格をつねに自覚する必要がある．

4 回復期リハビリテーション看護の倫理的課題

（菊地悦子）

1. 看護倫理とは

　倫理とは，何かをするにあたりそれが正しいか否か，あるいは何が人間として行ってよいことか悪いことかについて考える体系的な学問である（Fry S et al, 2008）．ゆえに看護倫理とは，看護師としてどのような行動をとるべきか，どのような態度をとるべきか，その行動をとるのはなぜかを考え，看護師として良い行為，態度を選択し，自らの態度や行動をコントロールして実践することといえる．そして，この行動を選択するにあたっては，自分だけではなく，皆がとるべきだと考えられるものにかかわることが必要となる（石垣ら，2012）．この，皆がとるべきだということを考えるうえで指針となるものに「看護者の倫理綱領」がある（表Ⅱ-3）．

表Ⅱ-3　看護者の倫理綱領（日本看護協会，1988年，2003年改訂）

前文 　人々は，人間としての尊厳を維持し，健康で幸福であることを願っている．看護は，このような人間の普遍的なニーズに応え，人々の健康な生活の実現に貢献することを使命としている． 　看護は，あらゆる年代の個人，家族，集団，地域社会を対象とし，健康の保持増進，疾病の予防，健康の回復，苦痛の緩和を行い，生涯を通してその最後まで，その人らしく生を全うできるように援助を行うことを目的としている．（以下，略）

2. 回復期リハビリテーション病棟で生じやすい倫理的課題

1）尊厳を損なうリハ看護師としての対応

　患者にとってのリハ病棟での生活は，患者自身がありたい自分に近づくための訓練を行う場であると同時に，月単位の生活の場でもある．さらに，患者の多くは，自律した生活をしていた人が，突然の外傷や発症により障害を有し活動が制限されている体験者である．リハ病棟では，移動，排泄，食事，入浴，更衣行動などの日常生活行動の一つひとつが訓練であることが多く，患者は，本来なら見られたくない行為の動作を他者から観察され評価される．このようなリハ病棟の特質は，患者のプライバシーを脅かし，尊厳を保持できないリスクを高めるといえる．

　日常生活上でこれらの動作を支援する看護師は，「看護者の倫理綱領」にある，健康の保持増進，疾病の予防，健康の回復，苦痛の緩和を目的に行っている実践であったとしても，患者の人間としての尊厳維持という視点でみると，倫理的問題が生じる可能性があるという認識をもつことが重要である．

　また，身体機能が低下し要介護状態となっている患者は，これまで意識することなくできていた生活行動が障害によりできなくなり，いままでの生活で築いてきた価値観や人となりが障害によって見えづらくなるという側面がある．患者の意思を確認せずに看護師の判断で援助することや幼稚な扱いをすることは，過去のその人となりに配慮しない対応であり，このような対応により患者の尊厳は損なわれる（黒河内，2011）．また，看護師が援助時に嫌な顔をすることは患者にとって不快なことであり，自尊心が損なわれる．

　このように，患者が尊厳を保持できるかどうかは，援助者がどのような態度で，どのような援助をするかによるといえる．

2）患者の意思決定が反映されない

　リハ病棟での患者は，障害を有しているがために，安全や生活リズムという視点から，日常生活に関して自己決定することが制限されやすい状況といえる．一方で，リハの過程は，患者自身がなりたい自分に近づくために，患者や家族のさまざまな意思決定の連続から成り立っていく．

　意識障害が残る脳卒中患者のリハは，患者の主体性を重視するばかりでは遂行できず，生活機能の回復の遅延を招く．しかし，患者が自分の意思を関与させないままに，医療者に言われるままに動いたり，うまく進まず意欲がないと評価されたり，自尊心が脅かされたりする状況では，患者の自尊心を脅かすばかりでなく，苦痛を与え，意欲を阻害する（島田，2009）．患者の尊厳を保つこと，そしてリハ看護師として回復期にある脳卒中患者に必要な

援助を提供することが両立してこそ，患者が満足する看護サービスの提供になるといえる（黒河内，2011）．リハ看護師には，具体的にどのような行動や態度をとるべきかを検討し，ケア方法を見直し，実践することで倫理的課題の解決へとつなげ，より良い看護を展開していくことが求められている．

3. 倫理的課題の明確化と改善への取り組み

1）尊厳を損ねる具体的状況の有無を検討する

　看護師からよく聞かれる，難しかった事例，つらかった体験，あるいは「あれでよかったのだろうか」と気にかかっている場面などのほとんどが，倫理的問題を含んでいるといわれている（和泉，2005）．まずは，看護師自身やリハチームの行為に倫理的な問題がないか，日頃，気になっているケア場面や方法に関して「看護者の倫理綱領」や先行研究を活用して振り返ってみることが重要である．たとえば，ChinnとKramerが，看護師とその以外の背景の人の意見を分類し導いた「自分と他者における尊厳の存在と不在を示す指標」（Chinn PL et al, 1991）などは振り返りに活用できる（**表Ⅱ-4**）．

2）尊厳を損ねる具体的行為を検討する

　倫理的課題を見出したら，次に，患者の尊厳が損なわれる具体的行為について考える．これは，看護師が個々の倫理的感受性を高めるためにも，チームで倫理的ケア実践を確立するためにも活用することができる．
　倫理的課題を検討する時に参考にできる，倫理的問題が生じやすい行為をあげておく．

表Ⅱ-4　自分と他者における尊厳の存在と不在を示す指標（尊厳のない自己）

- 混乱している
- コントロールできない
- 恥ずかしい
- 体が不要に露出している
- 自分の個人的情報が不当に開示されている
- 希望が妨げられている
- 番号や事例として扱われる
- プライバシーの欠如
- 身なりが整えられていない
- 人格の要素を放棄している
- 他者が自分を価値がないように扱うのを経験する
- 誤解されている

（1）患者を主語にした行為の例

- 私は尊厳を保持できない言動や態度で接せられている
- 私に同意を得ないでケアや処置が行われる
- 訓練や日常生活に，私の意見や希望を取り入れてくれない
- 私は自分の能力を低く評価されている
- 私は見張られている，監視されている
- 私に必要な日常生活援助を提供してくれない
- 私は拘束されている
- 私に約束したケアや処置が実施されない

（2）倫理的問題が生じやすい看護師の行動・態度の例（菊地，2013）

- **看護師がしたいケアをする**　患者の尿意を確認せずに，病棟のスケジュールで一斉にトイレ誘導を行うことや，利用者に着たい服や食べたい物を聞かずに，看護師が着てほしいものや看護師のペースで食事介助を行うことなどである
- **患者の希望やニーズに気づかないでケアする**　患者の意思を確認せずに行うケアや，季節感や生活感など，患者が意思表示はしないが潜在している，または，看護師がそのような意思を聞かないために表出されず，ニーズに気づかないで行うケアである
- **患者の希望やニーズに気づいてもケアが提供されない**　患者のニーズを察知しても，スタッフの技術が未熟でケアが提供できない，生活リズムなどの情報をどのようにケアにいかせばよいかわからない，マンパワー不足でケアを提供できないなどである
- **患者の尊厳を損ねるケア**　身体抑制，飲食や歩行の自由を過剰に制限する，子ども扱いをした食事介助，オムツから尿が漏れて衣服までびしょびしょになる（技術不足）などである
- **患者の尊厳を損ねるスタッフの行動や態度**　患者の身体的特徴を指摘して気持ちを傷つける．意思表示ができないと思って声をかけない，「こうしちゃだめ」「いけませんよね」など子ども扱いした口調で注意する．認知機能に障害のある患者に「さっきも言いましたよね」と発言する，ノックもせず同意をとらないで個室のドアを開けるなどである

3）倫理的問題が生じていると思われる事例検討の例

　Aさんは失語症があるが，車椅子を自走して自分の意思で移動可能で，病棟にある自動販売機でよく買い物をしていた．しかし，自動販売機から出てきた商品を見て，いつも「ウー，ウー」と言っていた．看護師はAさんが何を訴えたいのかわからなかったが，購入した商品を食べる様子がみられなかったので，自分が欲しかった商品ではないという訴えではないかと思い，本人に聞いてみたら，そうであることがわかった．その後も看護師は，Aさんは記憶や判断する能力が低下しているからしかたがないと思い，「また間違っちゃったのね」と言

い，間違えた商品を買い取り，代わりにAさんが欲しい商品を渡していた．

（1）検討内容
- Aさんは毎回間違えるのに，なぜ自動販売機で自分で買い物をするのであろうか
- Aさんは，なぜ間違えるのであろうか

（2）検討結果
- Aさんは，自分で自分が欲しい物を購入したいと思っている（A氏の望み）
- Aさんが欲しい商品のボタンを押せないのはなぜなのか，Aさんが購入している場面を観察することにした．その結果，車椅子に座っているAさんからは，自動販売機の上の段にある欲しい商品は見えるが，購入ボタンは見えていないことがわかった．ボタンが見えないため，下の段のボタンを押せば欲しい商品が出てくると思って購入していた

（3）解決方法
　Aさんが欲しい商品が自分で購入できるよう，Aさんが購入したい商品を下の段に入れ替えた．その結果，Aさんは車椅子を自走して，欲しい商品を自分で購入できるようになった．

　この事例における課題をとらえる鍵は，まず，Aさんが自動販売機の前でうなっているのはなぜなのかに，看護師が関心を向けられるかどうかである．Aさんが訴えたいことは何か（Aさんの希望）を，Aさんがうなっている状況から判断する必要があった．欲しい商品のボタンを押せない理由がわかったら，記憶や判断する能力が低下しているからしかたないと判断する（能力を低く評価する），商品を交換すればよいと考える（尊厳を保持できない行為），「また間違っちゃったのね」と発言する（尊厳を保持できない言動）などの看護師の対応は，Aさんの尊厳を損ねている可能性があることに気づくことができる．看護師やケアスタッフが注意深くAさんの言動を観察し，環境を整えれば，Aさんは自分の能力を使って欲しい商品を購入することができ，それを望んでいることがわかった，〈患者の希望やニーズに気づかないでケアしていた〉事例である．

　このように，日々の看護実践のなかで感じる「これでいいのかな」「どうしたらいいのかな」という出来事を倫理的視点で検討することで，看護師としてどのような行動や態度が良いのかを導き出すことができる．倫理的なケアをチームで実践していくためには，患者を価値ある人として尊敬し，患者個々の重要度によって秩序体系として組み入れられている価値をケアチームの一人ひとりが知ろうと相手に関心を寄せ，それらをふまえて日常ケア実践を決定していくことが必要である．また，ケアスタッフの労働条件，職場の文化あるいはケアにあてられる時間のような外部要因なども倫理的問題を識別する阻害要因になると指摘されている（Solum EM，2008）．組織内の人や物，経費などの人的・物的環境などの限られた資源を有効に活用し，現状で最も良いと思われるケアを提供していく組織的な取り組みも必要

といえる．

文献

- Chinn PL, Kramer MK ed (1991)：Theory and nursing：a systematic approach．3ed, Mosby．
- Fry S, Johnstone MJ (2008)/片田範子, 山本あい子訳 (2010)：看護実践の倫理 倫理的意思決定のためのガイド．第3版, 日本看護協会出版会．
- Marley J (2005)/山田智恵里訳 (2008)：「尊厳」のコンセプト分析．「看護の重要コンセプト20 看護分野における概念分析の試み」．エルゼビア・ジャパン．
- Solum EM (2008)：Prevention of unethical action in nursing home．Nurs Ethics, 15(4)：536-548．
- 石垣靖子, 清水哲郎編 (2012)：臨床倫理ベーシックレッスン．日本看護協会出版会．
- 和泉成子 (2005)：看護における倫理．看護展望, 30(8)：25-37．
- 菊地悦子 (2013)：高齢者長期ケア施設において日常倫理に基づくケアを確立する看護管理実践モデルの開発．千葉大学大学院看護学研究科博士論文．
- 黒河内仙奈 (2011)：回復期リハビリテーション病棟に入院する脳卒中患者の看護サービスに対する満足を測定する尺度の開発．千葉大学大学院看護学研究科博士論文．
- 島田広美 (2009)：回復期リハビリテーションを受ける高齢脳卒中患者への看護援助 その人がもつ目標に着目したかかわりを通して．千葉大学大学院看護学研究科博士論文．
- 日本看護協会監修：看護者の基本的責務．日本看護協会出版会．

III

回復期リハビリテーション病棟のマネジメント

1. 診療報酬からみたマネジメント
   経営に貢献する

2. 患者のQOLマネジメント
   生活を支援し，社会復帰を達成するための診療ケアの統合に貢献する

3. リハビリテーションを担う人材の管理と育成
   採用から研修まで人材育成に貢献する

4. 専門職チームの構築と運営

5. 組織間連携の円滑化，連携パスの作成と改善

1 診療報酬からみたマネジメント
経営に貢献する

（塩田美佐代）

1. 病院経営に貢献する回復期リハ病棟の運営

1）回復期リハ病棟からみた診療報酬

　平成30年度，介護報酬・診療報酬が同時改定され，今後の医療・介護施策において大きな節目を迎えた．後期高齢者の増加に伴って，疾病を抱える人や認知症の人，要介護度の高い人が現在以上に増加するため，急性期の医療から在宅医療まで，それぞれの段階に応じたサービスを切れ目なく提供することや，対象が慢性疾患や機能の低下を抱えていることを前提に，生活の質を保つ支援に重点を置く医療体制が求められていくのである．

　また，地域包括ケアシステムにおいてリハは，障害の予防や改善，生活の再構築，そして地域社会における自立した生活を安定化することや，QOLの維持・向上をめざす．そして，障害があっても住み慣れたところでその人らしく暮らし，自律した社会的存在であることを大切にする役割を担う．

　急性期病院における入院治療も生命を救い生活に戻す目的で行われるが，高齢患者の増加や入院期間の短縮化により集中的な治療が優先され，限られた入院期間で在宅生活をするための指導や支援を十分に行う時間はない．そのため，生命の危機を脱した患者を，回復期リハ機能をもつ病院が速やかに受け取り，早期からリハを提供し，個別性を重視した支援をすることによって，高齢者など対象者の生活の質を維持できるのである．そして，急性期病院にとっては円滑な退院が可能になるなど，回復期リハ病棟が果たす役割は大きい．

　この，リハを推進してゆく観点から，回復期リハ病棟の施設基準は，要件や人員配置，成果などが明確にされている（**表Ⅲ-1**）．平成30年度の診療報酬の改定においては，リハのアウトカム評価を推進する観点から，①基本的な医療の評価部分と②診療実績に応じた段階的

な評価部分を組み合わせた評価体系に，再編・統合が図られ，質とアウトカムが求められた．

「回復期リハビリテーション病棟入院料」では，ADL維持・改善の度合いを評価する「リハビリテーション実績指数」などを新たに"診療実績を評価する指標"として導入し，入院料は3区分から6区分に再編され，リハ実績指数は「27」から「37」「30」の2段階となった．これにより，ADL維持・改善効果の高いリハを提供している病棟では報酬が2,085点に引き上げられるなど，回復期リハ病棟にかかわる点数が大きく変わった．

この評価からも，早期に重症患者にリハを提供し，地域で生活できるように身体機能を改善することを期待されている．このような期待に応えるためには，質の保証を表す実績や要件に応じた体制が必要となるが，人員配置や実績値の収集が不足する場合があり，施設基準や算定要件を満たせないなど，上位の入院基本料を算定できるか否かが経営に大きな影響となって現れる．診療報酬改定の情報は，早くから厚生労働省や中央社会保険医療協議会などから発出されている．そのため，管理者は医療情勢を把握したうえで，診療報酬に関する情報を多方面から収集し，自施設の課題を明確にしなければならない．そして，予測されるデータ収集や体制整備などを行い，改定に臨む必要がある．

表Ⅲ-1　回復期リハビリテーション病棟入院料1〜6の内容

回復期リハ病棟において実施されているアウトカム評価の推進を図る視点から，当該入院料の評価体系についてリハの実績指数を組み込むなどの見直しを行う．

	入院料6	入院料5	入院料4	入院料3	入院料2	入院料1
医師	専任常勤1名以上					
看護職員	15対1以上（4割以上が看護師）				13対1以上 （7割以上が看護師）	
看護補助者	30対1以上					
リハ専門職	専従常勤のPT2名以上，OT1名以上				専従常勤のPT3名以上， OT2名以上，ST1名以上	
社会福祉士	—				専任常勤1名以上	
管理栄養士	—				専任常勤1名 （努力義務）	
リハ計画書の栄養項目記載						必須
リハ実績指数などの院内掲示板などによる公開	○					
データ提出加算の届出	○ （200床以上の病院のみ）		○			
休日リハ	— ※休日リハビリテーション提供体制加算あり			○		
「重症者」の割合 （日常生活機能評価10以上）	—		2割以上		3割以上	
重症者における 退院時の日常生活機能評価	—		3割以上が 3点以上改善		3割以上が 4点以上改善	
自宅などに退院する割合	—		7割以上			
リハ実績指数	—	30以上	—	30以上	—	37以上
点数 （生活療養を受ける場合）	1,647点 (1,632点)	1,702点 (1,687点)	1,806点 (1,791点)	1,861点 (1,846点)	2,025点 (2,011点)	2,085点 (2,071点)

実績部分：「重症者」の割合／重症者における退院時の日常生活機能評価／自宅などに退院する割合／リハ実績指数

2）診療報酬と成果

　診療報酬で求められている成果を出し経営に貢献するためには，適正な人員配置と基準に基づいた適応患者を受け入れること，定められた入院期間のなかで早期からリハを実施し，適正な目標管理によって，在宅での生活を可能な状態に改善するといったチームアプローチ機能を高めること，質の高いリハ看護の提供やアセスメント能力の向上，また，退院支援と地域連携の強化，アウトカムの見える化が必要となる．

　今回，診療報酬からみたマネジメントについて看護師の視点で述べる．主たる回復期リハ病棟入院料1施設基準は以下のとおりである．

- 専従のリハ科医師1名以上
- 看護師13：1以上　看護補助職30：1以上
- 専従PT3名以上　OT2名以上　ST1名以上
- 専従社会保健福祉士1名以上
- 専任管理栄養士1名（努力義務）
- 入院時の重症患者A項目1点以上5%以上，および日常生活機能評価10点以上30%以上
- 入院時の重症患者の回復率　4点以上改善30%以上
- 在宅復帰率70%以上
- リハ実施数6単位以上
- FIMの利得37以上

3）施設基準に必要なデータ収集

　施設基準を満たすために必要なデータと指標を表Ⅱ-2に示す．〈基本データ〉は病院の経営指標である．平均在院日数は一人ひとりの患者の入院日数から計算されるが，回復期リハ病棟に入院適応となる患者は疾患別に入院期間が定められているため（表Ⅱ-3），適正な日数管理のもと，機能回復に向けて退院調整や支援を行う．

　入院時データでは〈A項目の割合〉と〈B項目の割合〉を算出する．定期的にシュミレーションし，基準を満たしているかモニターし，必要に応じて入院患者数を調整する．

　退院時データでは，〈退院先〉とともに〈在宅復帰率〉と〈重症患者の改善割合〉を算出する．「早期に重症患者にリハを提供し，その人らしい生活を支える」という回復期リハの使命と質を測定する重要なデータである．また，退院時のFIMから機能回復を評価し，リハの効果が一定基準を満たしていることを確認する．アウトカムとしてFIMの改善率を高く維持することにより，1日に算定できる疾患別リハビリテーション料が制限されることなく，利益として経営に貢献する．

表Ⅲ-2 入院基本料に関する指標

基本データ	・平均患者数 ・病床稼働率 ・平均在院日数 ・入院時平均看護必要度	退院	退院患者数 在宅復帰数 在宅復帰割合（70％） 入院時B項目10点以上 4点以上改善人数 10点以上4点改善割合（30％）
入院	・入院数 ・A項目人数 ・A項目割合（10％） ・重症者数（B項目10点以上） ・重症割合（30％）	退院先	自宅（福祉施設含む） 介護老人保健施設 他の回復期リハ病棟 療養型病院・有床診療所など 急性期病院
FIM	・入院時 ・退院時 ・改善		

表Ⅲ-3 回復期リハ病棟入院料を算定可能な疾患

	疾患	発症から入院までの期間	病棟に入院できる期間
1	脳血管疾患，脊髄損傷，頭部外傷，くも膜下出血のシャント手術後，脳腫瘍，脳炎，急性脳症，脊髄炎，多発性神経炎，多発性硬化症，腕神経叢損傷等の発症又は手術後，義肢装着訓練を要する状態	2カ月以内	150日
	高次脳機能障害を伴った重症脳血管障害，重度の頚髄損傷及び頭部外傷を含む多部位外傷		180日
2	大腿骨，骨盤，脊椎，股関節もしくは膝関節の骨折又は二肢以上の多発骨折の発症後又は手術後の状態	2カ月以内	90日
3	外科手術又は肺炎等の治療時の安静により廃用症候群を有しており，手術後または発症後の状態	2カ月以内	90日
4	大腿骨，骨盤，脊椎，股関節又は膝関節の神経，筋又は靱帯損傷後の状態	1カ月以内	60日
5	股関節又は膝関節の置換術後の状態	1カ月以内	90日

2. 回復期リハビリテーション病棟のマネジメントの実際

1）回復期リハ病棟におけるチーム医療と人員配置

（1）回復期リハ病棟におけるチーム医療の考え

　厚生労働省は，チーム医療の定義を「多種多様な医療スタッフが，各々の専門性を前提に，目的と情報を共有し，業務を分担しつつ，お互いに連携・補完し合い，患者の状況に対応し

た医療を提供すること」と示している．回復期リハ病棟においても多職種によってチームを構成し，「患者がその人らしく住み慣れた地域で安心して暮らす」ことを目指す．しかし，医療としての病状の回復という明確な成果と異なり，生活することに視点をもつことから，そのゴールは個別的で多種多様である．そのため，リハを通じて患者のその人らしさを取り戻してもらうことや，生活を再構築できるよう支援するために，多職種チームで取り組むのである．

（2）適正な各職種の配置

　適正な回復期リハを提供するためには，基準となっている職種を適正に配置することは言うまでもない．しかし，効果的なリハを提供するためには，基準配置である医師，看護師，PT，OT，ST，社会保健福祉士以外の医療職である「薬剤師」「管理栄養士」「歯科衛生士」などを含めたチームをつくり，患者の機能回復と目標達成に向けた介入が不可欠となる．

　一定数の重症患者を受け入れることを考えると，対象の病状や障害が不安定であり病状悪化のリスクが高く，処方が変更されるケースも多い．また，再発予防や社会復帰のためには，薬剤の自己管理は重要なセルフケアである．薬剤師には，看護師の行う療養上の世話としての服薬援助ではなく，副反応のモニタリングとともに，一人ひとりの生活に応じた服薬に関するアセスメントや指導が期待される．

　管理栄養士は，今回の診療報酬改定で努力義務であるものの，新たに配置要件に加わった職種である．低栄養はリハの予後や嚥下障害の改善に影響するため，栄養状態をアセスメントし，それぞれの疾病や障害，体格，体力，活動量の変化に合わせて回復を促し，リハができる身体をつくるための栄養を摂れるよう計画する役割が求められる．咀嚼機能や嚥下機能に問題があれば，チームで食形態や嗜好面を検討するなど，効果的な機能回復を目指すためには，管理栄養士による専門的な栄養管理が必須となる．

　また，歯科衛生士には，効果的に栄養を摂るために，歯や義歯のかみ合わせの調整や機能評価，訓練を行い，口から食べることを支援する役割がある．また，口腔内を良い環境に整え，肺炎を予防することは重症患者の回復を促進するために大きな影響をもたらす．

　施設の規模により，これらの職種を専従で配置することは困難な場合もある．しかし，診療報酬上の基準に含まれていない職種であっても，回復期リハの役割を果たし，期待されている重症患者の回復や在宅復帰率を高めるという成果を出すためには配置を考慮したい．

2）脳卒中リハビリテーション看護認定看護師を活用した教育プログラム

　回復期リハでは，"できるADL"より"行っているADL"を重視する．そのため，生活の場である病棟や病室は，訓練で獲得した"できるADL"を実践し，"行っているADL"にする場となる．看護師は，生活の場での訓練提供者，または評価者としての役割も担う．重症患者を一定の期間で4点以上改善するためには，患者を取り巻くさまざまな問題を効率的・

効果的に解決していかなくてはならない．たとえば，脳卒中患者であると，その専門職である脳卒中リハビリテーション看護認定看護師には，患者の急性期・回復期・生活期において一貫した生活再構築のプロセス管理とセルフケア能力を高めるための計画的な回復支援を行う役割がある．そして，発症から間もない患者に対して，脳組織への影響に対する臨床判断を的確に行い，病態の重篤化を回避するためのモニタリングとケアを実践する能力をもつ．

重症患者の改善と在宅復帰率を高めるためには，脳卒中リハビリテーション看護認定看護師が自身の役割と能力を発揮し，モデルとなって看護実践するだけでなく，自組織の看護実践の質を高める教育プログラムに指導者として活用することが効果的である．

脳卒中リハビリテーション看護認定看護師の活動例を紹介する．

(1) 実践：看護実践の場での活用

- 病棟看護師，介護職とともに廃用予防や重症化の回避を行いながら，患者の状態に応じたアセスメントを行う
- ADL援助や離床を直接指導する
- 困難事例があった場合はカンファレンスに参加し，ともに看護計画の立案や評価および退院支援を行う
- 多職種の機能や評価を統合し，チームアプローチを促進する

(2) 指導：脳卒中看護の知識と技術の提供

- 脳のモデルや実際の画像を用いて，解剖生理や脳卒中の病態，治療，障害のメカニズムに関する講義を行う
- ADL援助，看護技術などの実技演習を行う
- 困難事例や成功事例を用いた事例検討会の開催と意味づけを行う
- 患者のセルフケア獲得に向けた指導

(3) コンサルタント

患者の病状の変化に対する評価や対応方法など，看護上の困りごとへの対応を組織横断的に行う．

3）重症患者の適正数を確保する仕組みづくり

(1) 重症患者の評価体制

回復期リハ病棟の入院基本料には医療費の多くが包括されていることから，医療処置や高価な薬剤の使用は少ない状態であることが経営上考慮すべき項目となる．しかし，施設基準を満たすためには，入院時のA項目1点以上の患者を5％，日常生活自立度10点以上の患者を30％確保することが必要である．

回復期リハ病棟に入院する患者の多くは，急性期病院からの紹介患者であるため，紹介状ではA項目1点以上であっても，転院時には状態が改善できているケースが多くある．また，日常生活機能評価についても，急性期病院では病状によって，できている動作も介助する場合があり，回復期リハ病棟との評価に差が生じる．A項目の割合が多くなると，積極的なリハを実施できないだけでなく，医療処置やリスク管理などに対応する人員配置と医療費の増大につながる．また，日常生活機能評価の点数が高い患者の割合が多くなると，介助や見守りなどが多くなり，看護師や介護職に大きな負担がかかる．

　一方で，転院時に病状が回復しており，重症患者でなくなっている場合，新たに重症患者を入院できるようにする必要が生じる．そのため，要件を満たす数値になっているかを常時モニタリングし，入院予定の患者の状態を適正に評価することで入院までの期間での回復を予測し，施設基準の必要数を確保できるよう，多職種による審査会などの評価体制が必要となる．

(2) 入院前訪問の実施

　同じ病院の急性期病棟から転棟してくる患者以外の場合には，紹介状や地域連携パスなどの書面によって患者情報が送られ，患者を直接診ないまま回復期リハ病棟の適正疾患であるか，発症からの期間が適応するかを評価し，転院の可否を決定することが多い．急性期病院は，入院期間の短縮により，状態が安定したら速やかに転院できることを望んでおり，発症間もない状態で連携パスまたは紹介状を発行する．そのため，入院までの期間に情報や評価に変化が生じることから，回復期リハ病院の看護師が急性期病院を訪問し，患者の病状を直接観察し評価することが，重症患者の適正数確保や患者に適した療養環境づくりに有効と考える．

　急性期病院に訪問する看護師は，脳卒中リハビリテーション看護認定看護師や回復期リハビリテーション病棟協議会認定看護師など，画像やデータから疾患や機能の予後を予測できる看護師であることが望ましい．訪問する看護師には入院日を調整する権限をもたせ，訪問時に評価すると同時に入院日を決定すると，急性期病院の入院期間の短縮に協力ができ，回復期リハ病棟にとっても適応する患者の確保につながる．

　ただし，他施設の看護師が患者の情報を取得する行為であるため，お互いに不利益が生じないよう，コミュニケーションと信頼関係を確立していることが前提となる（第Ⅰ章第4節も参照のこと）．

4) 重症患者の機能を改善する体制の整備

(1) 重症患者の機能改善に必要な能力とチームアプローチ

　一定数の重症患者を受け入れることで，状態が安定していない患者や，日常生活動作の多くに介助を要する患者がつねに入院している状況になる．そして，その重症患者の4点以上

の改善という成果を得るため，回復期リハ病棟の看護師には，異常を早期に発見し，病状の重篤化を回避しながら，リハが行えるか否かを判断するとともに，リハが行える身体を作ることが求められている．そのため，生活全般を把握し，日頃の患者の様子や状態と比較することで，データなどの身体所見に現れないわずかな変化や異常を兆候の段階で発見する力が必要となる．

　患者の生活は一人ひとり異なり，抱えている問題も多様である．そして，疾患や障害，時期によってゴール設定やプロセスも多様となる．そのため，回復期リハにかかわる専門職が，それぞれのもつ専門的な視点から，ゴールに向けてそれぞれの職種が特徴をいかしながら自分がどの時期にその役割を担い，全体としてどのよう支援するかを計画し，実践するチームアプローチが必要となる．改善率や在宅復帰率を高めるためには，リハにかかわる職種がこのチームアプローチを理解し，実践できるようにすることや，看護師が医療チームのキーパーソンとして役割を発揮し，24時間の日常生活の看護ケアとともに患者のADLを把握しながら，生活再構築に向けて計画的にかかわることが期待される．

(2) チームアプローチを強めるカンファレンスの実施

　チームアプローチでは，患者を担当するすべてのメンバーが，それぞれの専門的な視点をいかして患者の状況を評価し，患者や家族の望む治療や生活と，その実現の妨げとなっている課題を明確にし，解決に向けたカンファレンスを計画的に開催する．可能ならば患者と家族の参加のもと，ゴールとなる方向性をともに定め，具体的な計画を立案し，それぞれの職種の役割を分担し，確認する．

　次に，計画されたプログラムを実施して評価した後，メンバーと患者本人・家族で結果を確認し，修正を加え，その後の方向性を決定し，実施・再評価する「PDCA」サイクルをしっかりと回していく．そして，カンファレンスでは，前向きなゴールを見据えた発言をすることをルールに定め，患者のできることを共有したうえで明確な問題点をどのように解決するか，活発な意見交換と役割分担をできるよう運営する．

5) 在宅復帰率を高める

　回復期リハ病棟では，一定の入院期間中の重症患者の改善とともに70％の在宅復帰率が基準になっている．医療ニーズの高い患者であっても，安心して在宅療養を継続できる支援が求められているのである．これまでも，退院調整や支援，退院前家屋評価などの取り組みがなされてきた．平成28年度の診療報酬改定では，退院直後の不安定な時期に集中して，病院などの看護師が地域に出向くことで，安定した在宅療養への移行と継続を促進する「退院支援加算」「退院後訪問指導料」が新設された．医療ニーズの高い患者であっても，担当した病院看護師が継続して支援することにより，安心して在宅生活を送れるようになる．自施設の役割を果たすためには，病棟の看護師が地域に支援に出られる人員配置と時間調整，また，

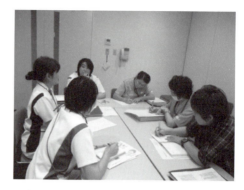

写真Ⅲ-1　退院後訪問指導　　　　　写真Ⅲ-2　退院後訪問指導後カンファレンス

効果的に成果を出し，質を高められる組織的な仕組みづくりが必要となる．

（1）退院後訪問指導実施のためのプロジェクトまたはチームづくり
①社会情勢や医療情勢，所属施設の役割を理解し，生活支援に役割を発揮している看護師を各部署から選出する
②退院後訪問指導実施の目的を共有する
③メンバーの役割を明確にし，役割を発揮するための動機づけを行う

（2）目的を実現するための目標と工程表の作成
①退院後訪問指導の成果指標を定める
②実践可能な工程を計画する

（3）目的を実現するための目標と工程表の作成
①退院後訪問指導対象患者を抽出する
②担当看護師を決定し，指導計画を策定する
③退院後訪問指導前カンファレンスにて観察項目，評価内容を検討する
④訪問時に継続看護問題と入院中の指導内容を評価し，困りごとの確認と対応を行う（写真Ⅲ-1）
⑤訪問後カンファレンスで患者と家族の様子を共有し，継続看護問題と入院中のケアや指導内容を評価する（写真Ⅲ-2）

6）地域連携の強化

（1）地域連携パスの活用と課題
　急性期治療を終えた患者が，早期に回復期リハに移行し，速やかに住み慣れた在宅での生活に移行できるよう，治療を提供する医療機関が情報を共有し役割分担した診療計画に基づ

いて治療を行っていく地域連携パスが活用されている．診療報酬においては，急性期病院および回復期病院それぞれの施設要件を満たすことで，「退院支援加算・地域連携診療計画加算」が算定できる．

　診療にあたる複数の医療機関が役割分担を含め，あらかじめ診療内容を患者に提示・説明することにより，患者が安心して医療を受けられるようにするものであり，施設ごとの治療経過にしたがって，診療ガイドラインなどに基づき，診療内容や達成目標などを診療計画として明示する．回復期病院では，患者がどのような状態で転院してくるかをあらかじめ把握できるため，重複する項目を検査せずに済むなど，転院早々から効果的なリハビリテーションを開始できるとされている．しかし，急性期病院における生命の危機に対する看護と回復期におけるリスク管理のもとで在宅復帰を目指す看護では，機能と役割が異なる．生命の危機を脱した患者を良い状態で回復期へつなぎ，患者や家族に寄り添った在宅生活の支援を行い，在宅復帰率を高めるためには，お互いの機能を相互理解し，急性期から生活期に至るケアの質を高めることが必要となる．

（2）地域の看護師と質の高いリハ看護を提供する取り組み

　連携している急性期病院と回復期病院，および地域医療を担う開業医などの看護師が，それぞれの機能と役割を理解することで，回復のプロセスにおいて専門性の高い看護の実践に活用できると考える．ここでは，脳卒中地域連携パスでつながっている多病院の看護師の実践力を高めるための取り組み例を示す．

- **実践知を高める事例検討会の開催**　ひとりの脳卒中患者の，発症から急性期看護と回復期病院での在宅生活に向けた看護における支援の実際を共有し，グループワークで意味づけを行い，脳卒中患者の回復過程と実施した看護の成果を知る
- **知識を高める研修会の開催**　脳卒中リハビリテーション看護認定看護師が，脳卒中の疾患知識と障害に対する看護について講義する場や，急性期病院の医師が，脳卒中治療のポイントについて講義する場など，基本的な知識を習得する機会をつくる
- **急性期病院と回復期病院の機能を理解する看護師相互研修の実施**　急性期病院と回復期病院の看護師が相互の病院で医療と看護の実際を見学し，自施設の機能と看護の違いを知ることで看護実践へ活用する

7）成果の見える化とベンチマーク

　回復期病棟入院基本料の施設基準や退院支援件数など，診療報酬にかかわるデータは，日常的に管理するだけでなく，看護の質を評価する体制が必要である．基準や求められている成果が出せなければ入院基本料が下がり，経営上の不利益を被ることになる．そのため，回復期リハ看護の成果を表す指標を〈経済性〉〈看護の効果〉〈安全性〉〈効率性〉などで定め，構造・経過・アウトカムから看護の質を評価し高めてゆく．可能ならば必要なデータを収集

表Ⅲ-4 質を表す指標

経済性	摂食機能療法，摂食機能療法強化加算の算定数
看護の効果	・経管栄養から経口摂取への件数 ・経口摂取開始までの平均日数 ・食事最終形態までの平均日数 ・嚥下食から全粥，常食への件数 ・嚥下食から全粥，常食移行までの平均日数 ・オムツからトイレへの移行率 ・退院前自宅評価数 ・薬自己管理指導件数 ・再発予防についての指導件数 ・家族への介護指導の実施件数 ・退院後訪問指導実施件数
安全性	・対策不徹底による事故件数 ・繰り返しの転倒件数

する部門を定め，成果として見える化し，関連する多職種で結果とプロセスを評価する．

また，それをベンチマークすることで多施設を比較でき，改善すべき点や学ぶべき点が明らかになる．そして，組織全体の改善活動によって新たな成果となり，看護の質が高まることで，患者が生活の再構築に向けたリハをできる身体をつくり，在宅での生活が可能となるなど，利益として経営に貢献することにつながる．その指標の一例を（表Ⅲ-4）に示す．

3. まとめ

　診療報酬は，医療情勢や社会情勢を反映しながら2年ごとに改訂され，実績値が必要になる項目もある．回復期病棟では，医療費の多くが包括されていることから，施設要件を満たす体制に整備をすることが必須である．回復期リハ病棟の診療報酬に関するマネジメントのポイントを以下に示す．

- 診療報酬改定に関する情報をできるだけ早く収集し，求められる成果や実績値の準備をする
- 回復期リハ医療と看護の質を高める教育プログラムをもつ
- 重症患者の確保と機能改善のための仕組みをつくる
- 退院後の生活を支える退院支援体制を整備する
- 地域で質の高い看護ができるよう連携を強化する
- 成果の見える化とベンチマーク

2
患者のQOLマネジメント
生活を支援し，社会復帰を達成するための診療ケアの統合に貢献する

（黒河内仙奈）

　ほとんどの回復期リハ病棟において，アウトカム評価としてFIMの測定が行われているであろう．では，QOLの測定はどうだろうか．入院中から患者のQOLの向上に関心を寄せ，評価を行っているだろうか．リハには，患者の心身機能の向上だけではなく，患者のQOLを高める目的がある．回復期リハ病棟を退院するまでに自宅で生活できるだけのADLに改善することがゴールではない．患者は，回復期リハ病棟を退院後も，障害をもちながら数年あるいは数十年を過ごすことになる．障害をもちながらも，やりたいこと，挑戦したいことに希望を抱きながら生活を送ることを支えるためには，患者が退院後もQOLを維持・向上できるよう，入院中からの支援が必要である．

　ここでは，障害をもつ患者の生活を支援し，患者が社会復帰を達成するために，回復期リハ病棟において看護師にできることは何かを考えたい．

1. QOLについて

1）QOLの定義

　QOLは，生活の質や人生の質，生命の質などと訳されることが多い．世界保健機関（WHO）は，QOLを「個人が生活する文化や価値観の中で目標や期待，基準または関心に関連した自分自身の人生の状況に対する認識」と定義し，①身体的領域，②心理的領域，③自立のレベル，④社会的関係，⑤環境，⑥精神性/宗教/信念の6領域（**表Ⅲ-5**）から構成される包括的なQOL尺度（WHOQOL）を開発した．

　日本においては，身体障害者介護等支援サービス指針（厚生省大臣官房障害保健福祉部，1998）のなかで，生活の質（QOL）は，「障害者にとっての生活の質とは，日常生活や社会生活のあり方を自らの意思で決定し，生活の目標や生活様式を選択できることであり，本人

が身体的，精神的，社会的，文化的に満足できる豊かな生活を営めることを意味する」と説明されている．

両方の定義からもわかるように，QOLには身体的・心理的側面という内的要因だけではなく，人間関係や生活環境といった外的要因も大いに影響する．

表Ⅲ-5　WHOQOLの領域と下位項目

	全体的な生活と一般的な健康の質
領域1 身体的側面	・痛みと不快 ・活力と疲労 ・性行為 ・睡眠と休養 ・感覚機能
領域2 心理的側面	・肯定的感情 ・思考，学習，記憶，集中力 ・自尊感情 ・容姿（ボディイメージ）と外見 ・否定的感情
領域3 自立のレベル	・移動能力 ・日常生活活動 ・医薬品や医療への依存 ・嗜好品の常用（飲酒，喫煙，服薬など） ・コミュニケーション能力 ・仕事の能力
領域4 社会的関係	・人間関係 ・実際的な支え ・支える側としての活動
領域5 生活環境	・安全と治安 ・居住環境 ・仕事の満足 ・金銭関係 ・医療社会福祉サービス：利便性と質 ・新しい情報・技術の獲得の機会 ・余暇活動への参加と機会 ・生活圏の環境：交通機関
領域6 精神性/宗教/信念	

（田崎ら，1995を参考に作成）

2）包括的QOLと特異的QOL

　QOLは，健康に関連するQOLと健康に関連しないQOLとに大別される．健康に関連するQOLは健康関連QOL（health-related quality of life）とよばれ，多面的な要素を測定する尺度と，疾患に特化した要素を測定する尺度とに分類できる．前者を包括的QOL尺度，後者を疾患特異的QOL尺度とよぶ．包括的QOL尺度の代表例として，前出のWHOQOLの他に，SF-36（注）があげられる．多面的な要素を特定する包括的QOL尺度は，基本的には疾患を問わず，健康な人のQOLも測定できるという長所がある．その一方で，包括的であるがゆえに，詳しい情報が反映されず，その疾患が回復しても尺度の測定値に反映されたかどうかの判別がしがたい．その場合には，脳卒中患者に特異的なQOLを測定するSS-QOL（stroke specific QOL）やがん患者のためのEORTC QOL（European organization for research and treatment of cancer QOL questionnaire）といった疾患特異的尺度を使用することで，よりその疾患の特徴が患者の主観的アウトカムに反映される．

　脳卒中においては，失語症や認知機能の低下により，QOL尺度の質問を十分に理解し，患者の主観的評価を行うことが困難な場合が多い．そのため，測定の際は，患者が質問を十分に理解したうえで回答ができるかを確認する．さらに，さまざまな症状に対する病識の低下，たとえば，失語症，半側空間失認，記憶障害などの認知機能，片麻痺などの運動機能や感覚機能に対する病識の低下の有無やその程度がQOL評価に与える影響を考慮する必要があるといわれている（田中ら，2016）．

（注）SF-36：(1) 身体機能，(2) 日常役割機能（身体），(3) 体の痛み，(4) 全体的健康感，(5) 活力，(6) 社会生活機能，(7) 日常役割機能（精神），(8) 心の健康の8つの概念を測定する健康関連QOL尺度

2. 回復期リハビリテーション病棟における患者のQOLを高める看護

1）入院時からの継続的なオリエンテーションと目標の共有

　病棟においては，患者が入院生活を満足して過ごせる看護サービスが提供されなければならない．患者の満足は，患者が入院生活にどのような期待をもっているかに左右される．同じサービスを受けたとしても，患者の期待が高ければ高いほど，患者の満足は低くなる．回復期リハ病棟に入院する患者は，「リハに取り組んだら麻痺が治るかもしれない」という身体機能の状態に見合わない過剰な期待を抱いているかもしれない．期待と現状が乖離したまま入院生活を送ることがないよう，入院時には，入院生活の過ごし方についてのオリエンテーションだけではなく，患者の心身状態や回復の目安を丁寧に説明し，患者と今後の目標を共有する．また，回復期リハ病棟での入院は2～3カ月と長期にわたることも多く，入院時と退院時では当然，心身機能も変化する．そのため，入院時に限らず，入院中も，心身機能の状態や回復の様

子をこまめに患者へフィードバックすることで，患者が自身の状態を知ると同時に，「看護師が自分のことを気にかけてくれている」ことを実感でき，患者の満足につながる．

2）患者がリハに取り組むことを支援する日々の体調管理

　病気の発症後，病状が不安定な時期に回復期リハ病棟へ転院する場合も多い．身体機能の向上は患者のQOLや満足の向上につながるが，とくに入院初期の病状が不安定ななかでのリハは身体への負荷も強く，患者は疲労を感じやすい．病状が安定した後も，患者は気持ちの落ち込みなどによりリハへのモチベーションが低下することがある．さらに，患者のADLが拡大するにつれて転倒のリスクも増加し，転倒によりリハを中断しなければならないこともある．

　患者の入院目的がリハである以上，1日数時間のリハの時間を効果的に使い，リハに集中して取り組めるよう，体調管理やリハに取り組むための動機づけを行う．

　また，トレーニングルームにおける患者のADLと病棟でのADLに差が生じることがまれに起こる．たとえば，トレーニングルームでは歩行訓練をしている患者が，病棟では車椅子で移動するというような状況である．病棟はトレーニングルームのように環境が整っていないことも理由のひとつではあるが，他の理由として，職種間での情報共有ができていない場合もある．トレーニングルームで発揮する患者のADLを看護師が知っているということや，患者にかかわる職種が情報を共有していることも患者にとっては励みとなり，リハへの動機づけにつながる．

　さらに，回復期リハ病棟に限らず，看護師や介護士は，身体機能あるいは認知機能の低下により転倒の危険性の高い患者やケアニーズの高い患者へ，多くの時間を割く傾向にある．一方，比較的，自分のことは自分で行える，援助が必要な場合はナースコールでスタッフを呼べる患者へは，呼ばれたときにのみ患者の要求に応えることが多い．しかし，患者のニーズには，身体的な援助だけではなく，退院後の生活に向けた能力の獲得や，障害をもつ身体との付き合い方を知るといった学習ニーズもある．患者のニーズを満たすための時間を設けることも患者の満足につながる．

3）患者が入院生活を心地良く送るための支援（余暇時間の活用）

　回復期リハ病棟に入院中の患者が，理学療法や作業療法，言語療法に取り組む時間は，1日に多くて3時間であろう．患者は，24時間のうち21時間をリハ以外の時間に費やすこととなる．この21時間には，食事，排泄，入浴，睡眠の時間が含まれるが，これらの活動を快適に行えることが重要である．食事や排泄では，発症前のように思いどおりに体が動かないことへの苛立ちもあるだろう．また，排泄や入浴では，他人に介助を受けることへの羞恥心も生じるであろう．患者のADLだけではなく，心理的側面にも目を向けて，患者の心地良い

入院生活を支援する．

　回復期リハ病棟には，「1日3時間では足りない．もっとリハビリをやりたい」と思う患者も多い．診療報酬上，また人的資源の理由から，規定の時間を超えることはできない．だからこそ，"リハ以外の時間＝余暇時間"の過ごし方は，患者のQOLや満足に影響する．患者がベッドサイドでセルフエクササイズに取り組める環境や，いつでも手にできる学習教材の設置は，患者の余暇時間の充実に寄与する．

　さらに，セラピストによるリハを狭義のリハと定義するならば，日々の生活でのADLにおいて，患者が"できることは自分でする""頑張ればできそうなことに挑戦する"ことも広義のリハであり，その患者の挑戦を看護師が支援することを忘れてはならない．

4）患者の希望を聞き，希望を叶えるための支援（就労支援を含む）

　病気の発症により，退院後の生活がイメージできない患者もいるだろう．その結果，将来の希望を見出せない場合や，きっとできないだろうと諦めてしまう患者もいる．しかし，リハの目的はADLの向上だけではない．本人のやりたいことに取り組み，社会参加を果たすことである．まずは，「どのようになりたいのか」「何をしたいのか」といった希望を患者が表出することを支援する．そして，発症前と同じ身体に戻らなかったとしても，その障がいをもった身体で希望を叶えるために，どうしたらよいのかを，患者，家族，多職種で検討することが重要である．患者や家族の希望を聞き，長期的なゴールと短期的なゴールを設定し，目標達成に向けたプランをケアプランに組み入れる．患者の回復の可能性を信じるとともに，適切なアセスメントを行う．ケアプラン立案の際は，エビデンスや過去の事例報告を参考に，効果的な介入方法を選択する．

　社会サービスの利用や環境整備により，患者の希望を叶えることも可能となる．高次脳機能障害により，それまで勤めていた職場への復帰が困難な場合もあるだろう．しかし，復職を希望する患者に対しては，患者の仕事に必要な能力の向上のためのトレーニングとともに，職場までの通勤経路は安全であるか，休息を取りながらの勤務は可能かなどの情報についても，早期から収集する必要がある．また家族のみでなく，職場の上司や同僚の疾患への理解も必要であるため，入院中から調整を行いたい．

　また，活用できる資源として，エビデンスのあるテクノロジーも検討するとよい．米国リハビリテーション看護協会（ARN）によるリハビリテーション看護のコンピテンシーには，QOLを改善するためのサポートテクノロジーの必要性，導入について多職種と検討することが看護師の役割であると明記されている．患者のQOL向上のために，進化する技術へ日頃から関心をもち，新しいものを導入することに寛容である姿勢が看護師に求められる．

5）患者への敬意

　病気の発症により失語症や身体機能が低下した患者は，患者の意思を確認しないままに看護師によって一方的に介助され，幼稚な言葉づかいを受けることがある．患者に対して敬意のある態度で接し，患者の気持ちや考えを十分に聞くことで，患者の尊厳を尊重することができる．

　また，前述のように，回復期リハビリテーション病棟に入院中の患者は，自分の身体機能の変化を客観的にとらえることが難しく，自分の回復に気づきにくい．そのため，看護師が患者の回復に関心を寄せ，入院時に比べてどこがどのように回復したのかを患者に伝えることで，患者は回復を実感でき，喜びにつながる．さらに，日々ひとりでリハビリテーションに取り組む患者をねぎらい，回復をともに喜ぶ看護師の姿勢も患者の満足につながる．

　患者は回復期リハビリテーション病棟を退院後も，活動状況や環境など，さまざまな要因からQOLに影響を受ける．小沼ら（2016）は，在宅脳卒中者の活動性（活動・参加状況）は，障がいへの心理的適応と相互に影響しながらQOL向上につながると報告している．入院中のQOL向上を目指すことはもちろんであるが，退院後のQOLを維持・向上するための力を獲得できるよう，入院中から支援することが必要である．

文献
・厚生省大臣官房障害保健福祉部（1998）：身体障害者介護等支援サービス指針．
・田崎美弥子，他（1995）：WHOのQOL．診断と治療，83（12）：2183-2198．
・田中尚文，鈴鴨よしみ（2016）：脳疾患に特異的なQOL尺度．総合リハビリテーション，44（10）：927-930．
・小沼佳代，他（2016）：在宅脳卒中者の活動性が生活の質に影響を与えるプロセス．理学療法科学，31（2）：247-251．

3 リハビリテーションを担う人材の管理と育成
採用から研修まで人材育成に貢献する
（荒木暁子）

リハを担う人材管理について，組織開発の視点を含めて事例を示す．

1. 人材管理フローと人材育成

　人材管理フローとは，インフローとしての募集，選考・採用，オリエンテーション，内部フローとしての配置，配置転換・異動，教育・訓練，昇進・承認，アウトフローとしての退職，定年退職，解雇までの流れをいう．医療，介護，福祉などの人的サービスを提供する組織や事業所においては，定数（必要な人員）を確保すること，人材ポートフォリオにより事業やミッションを遂行するのに必要な人材を揃え，育てることが人材フローマネジメントの基本である（図Ⅲ-1）．とくに，人的サービスにおいては，一人ひとりの職員やスタッフの提供する直接的なサービスが質を左右するため，教育・訓練を適切に行い，提供するサービスの質を維持・改善することが重要となる．また，組織のミッションや戦略を達成する第一の要素となるため，内部の人的資源と事業展開の整合性をとることが必要であり，そのための人材育成，選考・採用を行う．

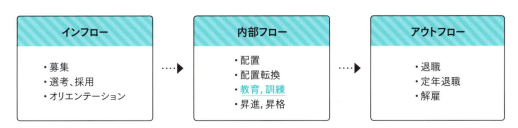

図Ⅲ-1　人材フローとマネジメント

以下，リハにかかわる事業を行う施設・事業所において留意すべき点を記す．

《募集・採用》

　入院基本料や事業所の基準に必要な人員の他，患者・利用者の特性に沿って必要な人員を確保する．公募に際しては，組織や事業をよく周知することが必要である．たとえば，リハにおいては，障害をもつ人たち，その家族とかかわるため，基本的に人の日常生活行動への支援や心理的支援を含めた包括的な視点が要求される．採用試験においても，そのような視点を大切にしているか，日々のかかわりのなかで対象の変化を客観的にとらえながら共感的な行動をとれるかなどを，実習や実践から振り返る機会を設け，把握することなどが必要となる．

　内部の人材を育成・活用すると同時に，新規事業を展開する場合には必要な能力を有する人材を雇用することも必要である．

　以下は，人材育成の一環として行われる．

《教育・訓練》

　入職時のオリエンテーションは，すべての職種に共通する組織人としての周知すべきことと，職種ごと・部署ごとに周知すべきことがあり，これらが効果的に学べるように企画し調整する．組織は，期待される人物像を明確に示し，それに沿った人材育成の方針を示す．

《配置・配置転換》

　入職時の配置は，病棟や事業所の必要人員をもとに配置を考えるが，本人の希望を尊重することはモチベーションを維持・向上することに効果的である．配置転換（異動）は，人員確保のために行うことが多い．しかし，育成としての配置転換を定期的に実施することで，ジェネラリストや管理者の育成に効果的である．いずれの場合でも，人事権を有する者から命令，説明するのみならず，送り出す部署の上司，異動者を受け入れる部署の上司とも，その異動により期待されていることを話し，また，異動者に伝えることで，本人が異動を前向きにとらえ，自身のキャリアやスキルアップを考えていくことに寄与する．

《昇任・昇格》

　管理的な役割を担っていく場合には，何らかの要件を課すことが多い．リハを担う職種においては，それぞれの職能団体や施設団体などが実施する研修や資格認定制度などを能力開発に活用し，クリニカルラダー，キャリアパスなどを明確にしておく．管理能力開発には，管理者研修やコミュニケーションに関する研修を活用する．

《人材育成とキャリア発達》

　人材育成は，"キャリア開発"という戦略達成へ向けた組織の活動と，個々の職員の発達に焦点を当てる"キャリア発達支援"という両方の視点がある．個人の学習が組織の学習と影響し合うことを考えると，組織はこの両側面で人材育成を考えていくことが必要である．キャリアとは「一生涯にわたる仕事関係の経験や活動とともに個人がとる態度や行動の連なり」（Hall DT, 1976）であり，単に昇進や資格，特権などを意味するのではない．

2. 組織構造をいかす人材育成

リハはチームにより提供されるため，そのチームをどのようにつくり，組織的に提供するかが，リハの質や量に関連し，その組織の目的や目標を達成するための方策となる．

それぞれの組織により，またその目的により組織図は異なるが，マトリックス組織は，構造上，縦横の命令系統を同時にもち，複数の上司との関係を同時にもつことが特徴である（**図Ⅲ-2**）．機能別の部門の専門性を尊重すると同時に，水平的なコミュニケーションによりニーズに柔軟に対応できるメリットがある．そのため，個別のニーズが多様で，複数の専門職がかかわるリハに適した組織構造である．しかし，同時に複数の上司がいることで，責任が曖昧な状態や混乱が生じるデメリットもある．つまり，マトリックス組織の特徴をよく理解したうえでマネジメントすることが必要であり，専門性の向上のためには職種ラインによる支援が効果的に行われることが人材育成の要点となる．

マトリックス組織の特徴から，縦横ラインの結節点にいる管理者のマネジメントやコミュニケーションは，組織の柔軟性の維持・活用，および，人材育成のキーとなる．また，多職種連携教育をすでに基礎教育を受けて入職してくる新採用者がいるなかで，基礎教育からの継続性ある多職種協働の発展につながる支援が求められている．

ここでは，Aリハセンターにおける人材育成への取り組みを紹介する．

		教育管理部				
		Ns・CW	PT	OT	ST	SW
チームマネージャー	8階病棟	16名	5名	6名	1名	1名
	7階病棟	16名	6名	5名	1名	1名
	5階病棟	34名	17名	15名	5名	2名
	4階病棟	34名	17名	15名	5名	2名
	3階病棟	34名	17名	15名	5名	2名

図Ⅲ-2　組織のマトリックス構造
（初台リハビリテーション病院ウェブサイト．http://www.hatsudai-reha.or.jp/service/service.html）

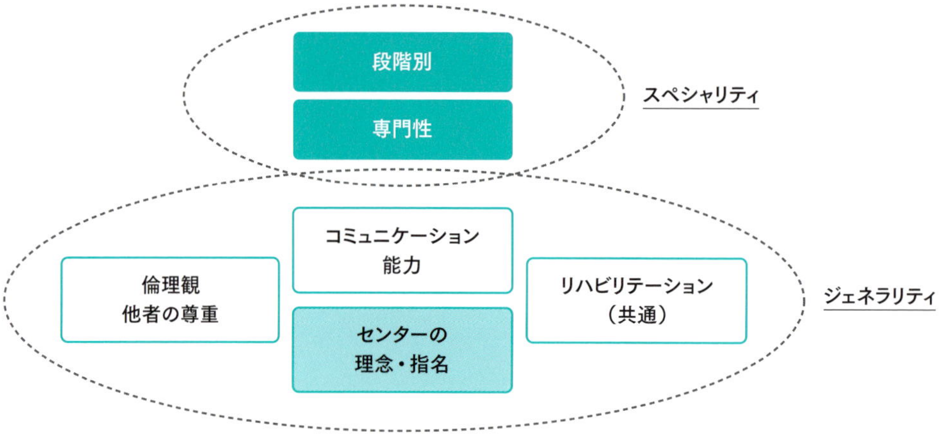

図Ⅲ-3 教育フレームワーク

1）人材育成計画

　人材育成計画は，その組織の理念や事業展開に沿って立案される．

　抽象度の高い理念をもとに，少し具体的に基本方針やミッションが設定され，それに沿って教育基本方針，育成のビジョンが決められる．多職種が協働する場であることから，教育のフレームワークとしては，共通して習得する能力（ジェネラリティ）と，それぞれの専門能力（スペシャリティ）の大きく2つに分けて考えられた（**図Ⅲ-3**）．

2）人材育成方策

　人事総務部や人材育成部などが中心となり，全体的な育成計画や研修企画などを担当するが，そのような部門がない場合には管理者が担当する．

　たとえば，Aリハセンターの場合には，それまで総務部が新採用者研修や全体研修などを企画実施していたが，人材育成部が設置されたことから，人材育成プログラムを作成し，教育推進会議における各部門の長との協議をふまえて人材育成を推進した．専門職教育は部門ごとに立案実施し，人事も各部門の長に任されていた．

3）研修の実際

（1）管理者・次世代リーダー研修

　柔軟な組織づくりに向けて連携・協働しやすくするために，管理者のコミュニケーション力を向上することを目的に，コーチングとファシリテーション研修を行い，組織コミュニケーションに関する独自の調査用紙を用いて評価を行った．

　「組織コミュニケーション」を，ここでは，その職場の仕事の仕方や問題解決の際の反応・

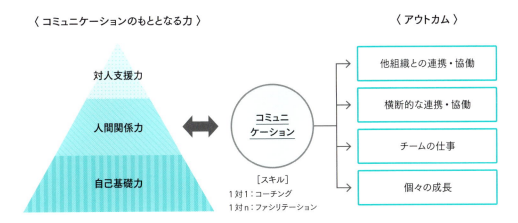

図Ⅲ-4 組織コミュニケーション

対応のパターン，それをコントロールする管理者の認識と行動よりなるものとする．管理者個々のコミュニケーションは，自己基盤力，人間関係力，そして対人支援力の積み上げにより，コミュニケーションをとる態度やスキルとなって表現される．コミュニケーションは，それを通して，アウトカムとしての個々の成長，チームの仕事，横断的な連携・協働，他組織との連携・協働の方法や成果に影響する（図Ⅲ-4）．

コーチングマネジメント研修
- 目的：部下への効果的なかかわり方を理解し，強みを引き出すことができる．コーチングの基本とコミュニケーションスタイルを理解し，自己洞察を深めながら，コーチングスキルを用いた部下への効果的なかかわり方を習得する
- 方法：1回は3時間，60〜65名を2回に分け，業務時間内で実施した

《1回目：コーチングの基礎，コミュニケーションの構成要素，ノンバーバルが相手へ与える影響》
　まず講師から，コーチングの起源，コーチング・サイクルや最近の保健医療分野での活用事例などの講義があった．実際に，腕組みをして聞く，上から見下ろす，顔を向けずに目線だけで横の相手を見る，見られるという体験をはじめとしたボディランゲージの影響を知り，自身の傾向に気づくなどの演習を行った．

《2回目：多様性の理解，コミュニケーションタイプ分けと違いを知る》
　コミュニケーションタイプ分けのテストを行い，自己認識と他者認識の違いを確認することから始まり，それぞれのコミュニケーションタイプ別に受け入れられやすい話し方などを解説し，演習していった．

《3回目：承認と質問のワーク》
　自分が無条件に承認されることを経験し，相手の気づきを引き出す質問の仕方などを演習した．

各回とも，国際コーチ連盟マスターコーチに講師を依頼し，複数のコーチアシスタントの支援を得て，演習を展開していった．各回終了後のフィードバックペーパーから，回を重ねるごとに他者を知る，自己のコミュニケーションを見つめ直すなど，自身の日常行動に落とし込んで理解しており，内容の深まりがみられていた．

　目的は，チーム医療の推進のために，効率的・効果的な会議（職種内の会議，職種間の会議のいずれも含む）を通じて，チームワークを高めるために，ファシリテーションの基本的な考え方を学ぶこととした．

　ファシリテーションの基本，および，ファシリテーションのプロセスと，それに沿ったグループワークおよびリフレクションを行った．医療従事者は問題解決思考，ティーチングやリーディングに偏りがちであり，さまざまな意見や視点を出し合い合意形成をしていくプロセスに，最初は戸惑いの表情がみられる場面や，医師がリーダーシップをとる場面も多かったが，次第に福祉職や事務職がリーダーシップを発揮するようになり，皆が平等に力を出し合っている様子があった．

　研修の事後アンケートでは，95％以上がファシリテーションの方法への理解を示し，76.7％が実践できそうと答えた．方法の理解や演習を通したプロセスの理解はある程度達成できたと思われるが，実践に対する課題は残り，管理者がこれを実践するには，管理者の意思，実践できる環境や効果の実感などが必要であろう．

研修の効果

　研修前後で実施した組織コミュニケーションに関する自記式調査用紙による結果では，職場のコミュニケーション，管理者のコミュニケーション態度，管理者のコミュニケーション行動，職場のアウトカムのすべてのカテゴリー，および総点において，研修前後で有意にスコアが増加していた．

(2) 次世代リーダー育成

　管理者育成と同時に，中堅職員への教育の必要性も議論された．組織マネジメント，リーダーシップ，コーチング・ファシリテーション，経営指標の理解，チームビルディング，プロジェクトマネジメントなどを，通信教育などにより提供した．また，改善活動などにおいて，それを活用する機会とした．

(3) 多職種連携による新採用者研修

　多職種協働を早期から育成するために，1年間のシリーズとして提供した（**図Ⅲ-5**）．

　新採用者への新任職員研修（初期研修）は，組織のミッションや機能，リハビリテーション医療や療育の提供に必要な基礎的知識，障害児者の倫理や尊厳などを含む，入職時に必要なオリエンテーション的要素の強い研修を行う．

　その後，職場への適応を促進するためのコミュニケーション研修や接遇研修，BLSやAEDの使い方も多職種で行い，秋には組織内"留学"として，自分の仕事に関連する他部署での

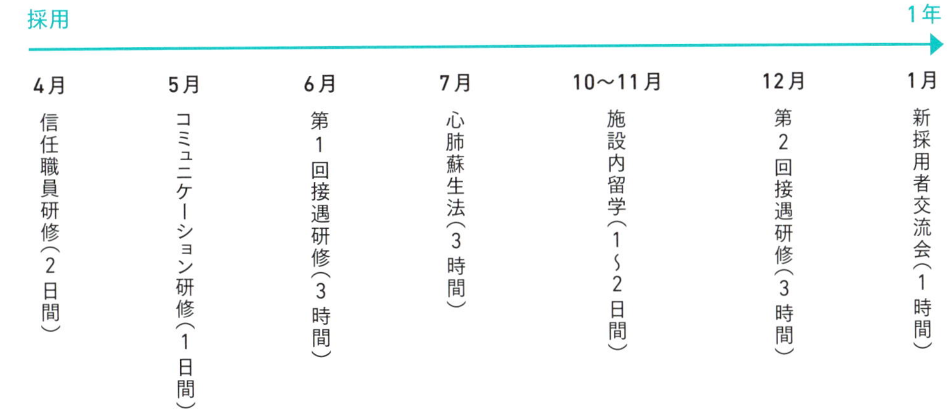

採用 → 1年

4月	5月	6月	7月	10〜11月	12月	1月
信任職員研修（2日間）	コミュニケーション研修（1日間）	第1回接遇研修（3時間）	心肺蘇生法（3時間）	施設内留学（1〜2日間）	第2回接遇研修（3時間）	新採用者交流会（1時間）

図Ⅲ-5　多職種合同の新人職員研修（例）

研修を1〜数日間設けた．年度末には交流会として，それぞれの1年間の頑張りや成長を承認し合う機会をもった．多職種による交流やコミュニケーションのみならず，BLSのように利用者を助けるという明確な目的に向けてシミュレーションを行うことは，それぞれの専門性を理解し，連帯感を育む結果となった．

3. 柔軟性を高め，地域やニーズの変化に対応する組織づくりに向けて

　組織は時を経て人が増え機能的になるにつれ，形式化していく．しかし，外部環境である人口構造，価値観や人びとの健康ニーズは変化していく．持続可能な組織は，この変化に柔軟に対応しつつ，明確な戦略をもち，経営的な持続可能性を維持しつつ，メンバー個々の学習力を高め，自らのコアとなる能力や強みを育て，信頼を得ている．その柔軟性の鍵になるのが，個々の能力開発を包含する組織の学習とコミュニケーションである．

　「リハはチーム」がお題目にならないよう，日々の業務のなかに学習やコミュニケーションが位置づくよう業務フローを設計するのも，人材育成の大事なストラテジーである．

文献
・Hall DT（1976）：Careers in Organizations．Goodyear Pub Co.

4 専門職チームの構築と運営

(酒井郁子)

1. 専門職連携実践とチーム

1) 専門職連携の目的と専門職連携実践の類型化

　専門職がコミュニケーションをとり，助け合いながら働くことは，長く自明の理とされてきたため，その本質にかかわる議論は回避されてきた．すなわち，「チーム医療はすべきもの」であり，「チームで働くことは美徳である」という見解により，専門職チームのあり方の論議がされないままに，それぞれの専門職が考える「理想」の「チーム医療」が推進されてきたため，チームと専門職連携実践の定義が多少混乱しているようだ．

　まず，「チーム医療」には，質の高い実践から質の低い実践があることを認識する必要がある．そして，チームのあり方はチームに課せられているタスクにより決定される．また，多様なチームを構築し運営する実践能力は専門職連携実践能力のひとつであり，この専門職連携実践能力は，すべての専門職が保有すべきコンピテンシーであることは，1998年にBarrにより指摘されている（Barr, 1998）．一方，「チーム医療」といわれる日本独特の働き方は，行政などから提示されている道徳的規範にすぎず，それが患者の成果にどのように影響を与えているのかは検証されていない．

　専門職連携の目的は，「すべての人が一緒により良い健康を目指す」ことであり，そのための「ケアの成果の改善」である．その成果指標として，患者の医療的成果指標の改善，職員の健康や満足，組織経営の改善などがある（Gilbert et al, WHO report, 2010）．すなわち，専門職連携は，ある職種が「楽になるため」にある別の職種がサポートに入るといったものではない．つねに患者・利用者中心のケア改善を目指すものである．

　専門職連携実践の分類要素は6つあるといわれている．すなわち，①チームで結果を引き

表Ⅲ-6 専門職間活動の分類ツール

	チームで結果を引き受ける	チームである自覚をもつ	明確なチームの目標	明確な役割と責任	チームメンバー間の相互補完	それぞれの実践の統合
チームワーク	＊＊＊＊	＊＊＊＊	＊＊＊＊	＊＊＊＊	＊＊＊＊	＊＊＊＊
コラボレーション	＊＊＊＊	＊＊＊	＊＊＊	＊＊＊	＊＊＊	＊＊＊
相談的コラボレーション	＊＊＊＊	＊＊＊	＊＊＊	＊＊＊	＊＊	＊＊
協同的コラボレーション	＊＊＊＊	＊＊＊	＊＊＊	＊＊＊	＊	＊＊＊
コーディネーション	＊＊＊	＊＊＊	＊＊＊	＊＊	＊＊	＊＊
調整的協働	＊＊＊	＊＊＊	＊＊＊	＊＊	＊	＊
委任や委譲による調整	＊＊	＊＊	＊＊＊	＊＊	＊	＊
諮問的調整	＊＊	＊＊	＊＊＊	＊＊	-	＊
ネットワーキング	＊＊	＊＊	＊＊	＊	＊	＊

受ける（shared commitment），②チームである自覚をもつ（shared identity），③明確なチームの目標（clear team goal），④明確な役割と責任（clear roles and responsibilities），⑤チームメンバー間の相互補完（interdependence between team members），⑥それぞれの実践の統合（integration between work practices）である（Xyrichis et al, 2017）．

これらの要素は，チームのタスクの緊急性，予測可能性，複雑性により求められる強さが違う（**表Ⅲ-6**）．

(1) チームワーク

チームのタスクが予測困難で，緊急性が高く複雑性が高ければ，上記6つの要素すべてにおいて高い強度が期待され，そのような専門職連携実践を「チームワーク」とよぶ．このような実践は多くの場合，ERやICUなどで行われている．

(2) コラボレーション

予測可能性が比較的高いが緊急性が高く，複雑性が高いタスクの場合は「コラボレーション」とよばれる．コラボレーションはチームワークに比較してチームメンバー間の相互補完，それぞれの実践の統合はチームワークと比較すると期待される強度は低いが，チームで結果を引き受けること，チームである自覚をもつこと，明確なチームの目標，明確な役割と責任の要素は高い強度を期待される．このような実践は一般的な医療施設での専門職連携実践に多くみられる．コラボレーションは2つのサブタイプをもつ．「相談的コラボレーション」は多くの専門職者がかかわる．一方，「協働的パートナーシップ」は2職種間のコラボレーションのことである．

(3) コーディネーション

予測可能性が高く，緊急性が低いが複雑性がある程度見込まれるタスクに対しての専門職

連携実践を「コーディネーション」とよぶ．コーディネーションはコラボレーションと比較すると低い強度ではあるが，チームで結果を引き受けること，チームである自覚をもつこと，明確なチームの目標という要素に関しては中等度の強度で期待される．一方，チームの凝集性を示す明確な役割と責任，相互補完，実践の統合は期待される強度が低い．コーディネーションは3つのサブタイプに分けられ，「調整的協働」は多くの専門職者がかかわる調整，「委任や委譲による調整」はある活動の意思決定を承認するかしないかといった調整，「諮問的調整」はあるタスクに対しての意見を求められたときに提案するといった調整となる．

（4）ネットワーキング

「ネットワーキング」は，そのタスクの予測可能性が高く，緊急性は低く，問題も複雑ではないときに行われる専門職間の連携実践である．情報共有の会や，顔合わせなどはこれにあたる．

これらの専門職連携実践の類型をみてわかるとおり，専門職連携は，つねにチームワーキングのようなチームの強い凝集性を要求するものではない．タスクによっては緩やかなネットワーキングでよい場合もある．また，チームワーキング，コラボレーション，コーディネーション，ネットワーキングといった類型は，同じメンバーであっても変化する可能性がある．たとえば，外来チームでコラボレーション活動をしているときに利用者の急変が生じればチームワーキングに移行する，地域の課題共有の会でネットワーキングを形成していたところ，その地域で感染のアウトブレークが生じたため，コラボレーションに移行するなどのことが生じる可能性はある．

つまり，チームのタスクの性質により必要な実践要素が違ってくるため，ひと口に「チーム」「チームアプローチ」「チーム医療」といっても，そのタスクにより類型は多様となる．そのため，つねにチームのタスクに焦点を当てた活動の分析が必要となる．どのようなタスクを達成するための「チーム」なのかをかかわる専門職がつねに意識することで，チームのパフォーマンスの管理が可能となるといえる．

チームメンバーがチームの類型を決定するのではなく，求められているタスクによってチームの類型が決定される．すなわち，専門職連携実践は，医療現場においては患者・利用者・家族の希望とゴールの達成状況によりタスクが変化し続けるため，それぞれの患者の状態やニーズに応じて専門職連携実践の分類要素が違い，それぞれの職種に期待される要素も変化し続けるダイナミックな活動といえる．だからこそ，いま現在のその患者に対しての専門職連携実践の目的・目標，それぞれの役割責任をつねに確認し，チームである自覚を全員がもちつつ，必要な相互補完や統合を行い，結果をチームで引き受ける（すなわち，他のメンバーのせいにしない）態度が求められる．

2. チームの構築と運営に必要な基本的知識

1) チームを理解し評価するための枠組み

　チームには達成すべき明確な目標の共有があり，チームメンバーとそれ以外との境界が明確であり，各メンバーに果たすべき役割があり，メンバー間の協力と相互依存関係があり，チームで結果を引き受けることが求められる．そのため，まず，このタスクは「チームワーキング」で達成しなくてはならない緊急性，複雑性が高く，予測可能性が低いタスクであるのかという査定が必要となる．チームで解決すべきタスクではない場合，チームワーキングは不必要である．

　チームを理解し評価するための枠組みはいくつか発表されているが，ここでは最もシンプルなインプット・プロセス・アウトプットモデルで説明する（図Ⅲ-6）（山口，2009）．

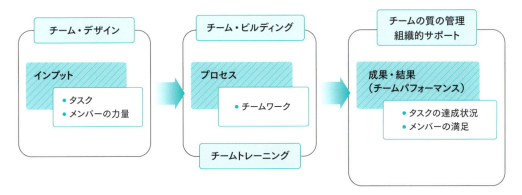

図Ⅲ-6　チームを理解するための枠組み　インプット・プロセス・アウトプットモデル

2) インプット（チームデザイン）

　チームのパフォーマンスに大きく影響を与えることとして，タスクの性質と量，そしてメンバーの力量がある．メンバーの力量は，専門職としての実践能力，専門職連携実践能力，パーソナリティである．このタスクとメンバーの力量が適合すると，チームパフォーマンスが向上する．そのため，メンバーの力量が低下したと判断された場合，タスクの複雑性，緊急可能性を低め，予測可能性を高めるなどのタスクの調整を行うことで，メンバーの負担や不満足を押さえることができる．一方，現場では，タスクの調整をチームメンバーが自ら行うことが困難である場合も多い．つねにメンバーの実践能力を高める活動（すなわち生涯学習）を継続する必要がある．また，メンバーの力量が明らかに低下する事態（たとえば欠員になる，新人が増えるなど）になった場合，組織からの応援体制は不可欠である．

3）プロセス（チームビルディングとチームワーク）

　チームメンバーとチームのタスクが決まれば，チームビルディングを行う．チームビルディングとは，高いチームパフォーマンスを発揮するチームを効果的・効率的に構築することであり，プロセスとして表現される．すなわち，チームパフォーマンスの高いチームは，チームメンバーを集めてすぐにつくられるものではない．

　チームビルディングのプロセスは，形成期，混乱期，統一期，機能期に分けられる（**表Ⅲ-7**）が，この形成期と混乱期を効果的・効率的に経過させ，統一期に至らしめることがチームビルディングである．そのためには，コミュニケーションのための環境調整，全メンバーの関係構築の努力，構成メンバーの役割機能の明確化，チームの枠組みの合意といった活動を行う必要がある（関ら，2009）．

　コミュニケーションのための環境調整には，カンファレンスの空間配置を工夫し発言しやすくする，メンバー全員が意思決定に参画できるような時間調整を行うなどのことが含まれる．

　全メンバーの関係構築の努力としては，互いの人となりを知り，安全な関係性を構築する，一緒に仕事をしていく意欲を向上させるための工夫，コミュニケーションの頻度と質の向上などがあげられる．

　構成メンバーの役割機能の明確化で留意すべきことは，専門職チームはそれぞれのメンバーに2つの役割があるということである．1つ目は，リーダーシップとメンバーシップというチームワーク上の役割，2つ目は専門職としての役割である．この2つはチームのタスクによりさまざまな組み合わせが生じうる．たとえば，医師という専門職につねにリーダーシップという役割が付随するわけではない．医療チームでは患者のニーズすなわちタスクにより，どの専門職種がリーダーシップを発揮すべきかが決定される．ケアニーズが高ければ看護職もしくは介護職が，地域移行支援のニーズが高ければソーシャルワーカーが，運動練習のニーズが高ければ理学療法士が，というように，タスクにより適切な専門職がリーダーシップを発揮する必要がある．

　最後に，枠組みとは，チームの目指す姿（ビジョン），チームの目的・目標，グランドルール（すべてのチームメンバーが等しく遵守すべきルール），タスク達成のための手順をいう．この枠組みを可視化し，すべてのメンバーが合意してはじめてチームが統一期から機能期に移行する．とくにグランドルールについては職種による不平等が生じないような工夫が必要である．たとえば，「カンファレンスの開始時刻と終了時刻を遵守する」というグランドルールをつくるとしよう．そのような場合，特定の専門職が参加できない時間帯にカンファレンスを開くことを回避しなければならない．また，一度グランドルールとして合意形成したら，どの職種も遵守する努力が求められる．そのためには，普段からコミュニケーションの質を向上させる必要がある．カンファレンスでたとえるなら，カンファレンスを短時間で効果的に終わらせるよう準備するなどの努力が求められる．

表Ⅲ-7　チーム形成のプロセス（タックマンモデルの4つのプロセス）

チーム形成のプロセス	チームの状態
形成期	メンバーが決定し，チームの目標や課題を共有する時期，お互いのことをよく知らない時期
混乱期	チームの課題を解決するアプローチを模索する時期，メンバー間で考えや価値観がぶつかり合う嵐の状態
統一期	チームとしての行動規範や役割分担が形成される時期，メンバーがお互いの考えを受容し，関係性が安定する状態
機能期	チームとして機能し，成果を創出する時期，チームに一体感が生まれ，チームの力が目標達成に向かう状態

　チームワーキングとは，チームビルディングのどのプロセスにおいても必要であり，チームパフォーマンスの管理とチームの円滑な人間関係の維持から構成される．

　チームパフォーマンスの管理には，バックアップ，コーチング，協働による問題解決，オーバーラップなどのチームとしての適応調整行動の他，タスクを遂行するためのミッションの分析と目標の明確化，計画の策定，タスク実行状況のアセスメントとしての成果とプロセスのモニタリング，タスクを達成するための情報共有や協調などがあげられる．また，チームの円滑な人間関係を維持するために必要なこととして，対立の解決と調整，メンバー間の精神的サポートがあげられる（Rousseau et al, 2006）．

　チームワーキング行動は，メンバーの努力の手抜き，創造性の低さ，意思決定の遅さや不正確さなどのチームのプロセス・ロス（process loss）を最小限にして，チームであることにより，相互信頼のもとメンタルモデルが共有され，タスクが達成されるというプロセス・ゲイン（process gain）を向上させるために行われるものである（Salas et al, 1992）．そのため，リーダーシップとメンバーシップ，メンバー間の相互モニタリング，変化に対応する柔軟性，チームの一貫性の保持などが求められる．

　前述したように，リーダーシップとはリーダーという役割を全うすることであり，それは，メンバーの心をひとつにまとめてタスク達成のための変化を起こすという役割である（リーダーシップについてはp130で詳述）．

4) チームパフォーマンス

　チームの質を評価し管理するためには，チームパフォーマンスを評価し，組織的にサポートする必要がある．チームパフォーマンスはそのチームの成果であり，タスクが達成されたのか，チームメンバーが気持ち良く働いているかの2つの側面から評価する．チームは組織から切り離されては存在できず，チームデザイン，チームビルディングを組織的にサポートされてはじめて機能する（West et al, 2013）．

　また，チームの目的を共有し続けるための仕組みをつくり，その目的に向かって課題焦点

型の建設的な議論が不可欠である．少数意見に対する尊重と多様性への寛容さをもち，多数決での決定を回避し，合意形成を行うことで，チームの質を向上させることができる．医療チームにおいてはどの専門職の役割機能が欠けても機能しない．必要な職種であるから専門職連携を行っている．患者にかかわる時間の多寡にかかわらず，また，生物医学的知識の量や経験値にかかわらず，それぞれの専門職の意見は独自のかけがえのない意見として尊重する態度がすべての専門職に不可欠である．

5）回復期リハ病棟における専門職連携実践の特徴

　回復期リハ病棟は，多くの専門職が目的と方策を共有して，患者のリハゴール達成のために相互補完的な活動をする場である．また，急性期病院から患者を引き受け，在宅復帰を目指す，いわゆる中間施設である．このようなタスクの特徴から，いくつかの専門職連携実践の類型が同時に存在する．どの専門職であっても，複数の専門職連携実践にかかわっている．

（1）生活期リハ資源との連携による地域連携パスの普及（コーディネーション）

　急性期病院から引き受けた患者の在宅復帰を目指す場合，緊急性は低く，予測可能性も高い．疾患が決まっているため，複雑性は中等度である．地域連携パスをつくる活動は，コーディネーションのなかでも複数の施設の複数の専門職者がかかわる「調整的協働」になるが，つくり上げた地域連携パスを自組織に導入することを決定し普及する場合は，「委任や委譲による調整」となる．また，その地域連携パスを展開し評価する際に，有識者からのアドバイスを受け入れ修正するなどの活動は「諮問的調整」となるだろう．

　地域連携パスをともにつくるメンバーは，その地域の早期リハの成果について全員で結果を引き受け，改善点を明確にする必要がある．そのためにタスクを共有するチームである自覚が必要となる．また，地域連携パスをつくり，普及するということが明確なチームの目標となるが，実際の患者のケアを行うわけではないため，役割や責任，相互補完，実践の統合などはそれほど強く期待されない．

（2）入院時から1週間程度のケアの構築（チームワーキング）

　この時期，回復期リハチームにとって，患者へのケア方法を決定する緊急性が高い．予測可能性は低く，複雑性は高い．入院したその日から排泄介助や食事介助，更衣の介助方法などを見極めて，安全かつ効果的な方法を模索する必要があるからである．このような場合，この患者のケアを提供するためにはチームワークが必要となる．チームとしての自覚をもち，明確なチーム目標を有し，チームで結果を引き受ける．そして，そのための明確な役割分担と責任があり，相互補完とそれぞれの職種の実践の統合が必要となる．

　この時のチームビルディングは，それぞれの専門職の患者の担当者がチームメンバーとなり（チームの自覚をもち），患者の生活機能障害の課題を洗い出し，これからの"この"患者の

病棟生活を構造化するという目標を共有する．担当する看護職，介護職，セラピスト，医師，栄養士，薬剤師などがそれぞれの専門性に応じた患者のアセスメントを実施し，どのようなアプローチが患者の安全で効果的なリハを促進するのかを，ひとつのプランに統合する必要がある．そして，明確な役割分担と責任，相互補完の方法を合意し，その結果である入院直後の安全で効果的な機能向上の状況をチームで引き受けるのである．

　患者のニーズが医療的である場合，生活機能障害への対応が主となる場合，認知機能の低下があり安全確保が重要課題となる場合など，複雑さの性質により，リーダーとなる職種が決定される．どの専門職がリーダーとなっても，患者の病棟生活の構築という目標に対して担当の専門職は，他の専門職の価値判断，保有する知識と技術を理解し，また，自職種の価値と判断知識，技術を明確にし，自職種がどのようにリハチームに貢献できるのかを明確にする必要がある．

　また，病棟生活を管理する看護職・介護職はケアチームを構築し，提供するケアの方針（意見）を明確にしたうえで，セラピスト，医師，栄養士，薬剤師，ソーシャルワーカーなどと「いま，この患者にどのようなケアが必要なのか」について合意形成をする必要がある．

(3) 退院までのリハ計画の立案・実施・評価（コラボレーション）

　入院後の病棟生活が落ち着けば，緊急性は低くなり，予測可能性が高くなる．しかし，解決すべきタスクの複雑性は高い．そのため，チームの類型はチームワークからコラボレーションに移行する．担当者間で，患者の希望とリハ目標の明確化，そのための各専門職のアプローチの相互理解と明確な役割と責任を共有する．この時期もチームである自覚をもち，担当者チームで結果を引き受ける態度が不可欠である．このコラボレーションの時期であっても，患者の状態が急変すればチームワークに移行することもある．

　回復期リハ病棟での専門職連携実践は，基本的に計画に基づいたコラボレーションで展開され，その目的は患者の在宅復帰の促進である．そのため，退院先と退院までのそれぞれの専門職のケア提供の工程は，入院後1カ月以内のリハカンファレンスで相互に相談され共有される．在宅復帰に向けた各職種の取り組みはリハ医療提供に不可欠なものであるため，患者のリハ目標に対して何をいつまでにどのように達成するのかについての説明責任と結果責任がそれぞれの専門職に生じる．退院という事象はリハ開始時に予測されていることである．予定どおりの進展がない場合，それは専門職チームとしてのアセスメントとアプローチに何らかの齟齬があるということであり，患者のせいではない．「チームで結果を引き受ける」「改善策をチームで検討する」という態度が不可欠となる．

(4) 地域における回復期リハに関する情報の共有と，地域包括ケアシステムの構築

　回復期リハ病棟は地域包括ケアシステムの一要素であるため，他のシステム要素からの影響を大きく受ける．たとえば，急性期病院で身体拘束が常態化していれば，回復期リハ病棟に入院してくる患者の下肢筋力は低下しており，マイナスからのスタートとなる．生活期を支

える地域資源が貧弱であれば，在宅復帰の実現は厳しくなる．回復期リハのチームパフォーマンスは地域の医療の質，社会資源に大きく左右されるといえる．

　回復期リハ病棟の管理者が，その所在する地域の状況を他の施設や資源と共有し，地域包括ケアシステムの構築に貢献するためには，定期的な地域連携の会などの開催によるネットワーキング形成が不可欠である．

3. 回復期リハ病棟の専門職連携実践の向上のためにできること

1）回復期リハ病棟の使命へのコミットメント

　回復期リハ病棟で活動するすべての専門職は，回復期リハ病棟の使命を理解し，「何のためのリハなのか」「何のためのチームなのか」を共有したうえで，その使命を実現するために，専門職として「何を貢献できるのか」をつねに言語化しておく必要がある．そのための機会としてリハカンファレンスがある．リハカンファレンスは，診療報酬のために行うのではなく，リハの使命を果たすためのリハプランの立案，それに伴うそれぞれの職種の意思決定のためにある．

2）患者のリハに対する遂行責任と説明責任の達成

　リハは未来志向型の活動であり，目標達成に対してリハチームとして責任をもつ．すなわち，リハチームとして患者に対して「あなたに何を提供するのか，それはなぜか」を説明する責任がある．また，専門職それぞれが，リハチームに何を貢献できるのかを説明する責任も同時に発生する．そして，説明したことを確実に実行する遂行責任もまた生じるのである．その結果として，専門職連携実践を展開する際に，患者中心のリハを展開できるという意欲と自信がついてくる．

3）専門職間の専門性の理解とリスペクトの醸成

　回復期リハ病棟で活動するどの専門職も，患者のリハ目標達成のためになくてはならない職種である．まず専門職の専門性の理解をする前提として，このことを認識しておく必要がある．また，他の職種の判断根拠となっている「価値（何を大切にして実践しているのか）」を理解することにより，「自分が理解したいようにその職種を理解する」という自職種中心の理解のありようから，「その職種が理解してほしいように理解する」という他の職種を尊重した理解に変化できる．そのためには，対立を回避せず，なぜ対立しているのか，その要因はどこにあるのか，を互いに模索する試みが不可欠である．意見を出し合うことで対立が生ま

れるが，意見を出し合うことでその対立を乗り越える機会が明確となる．自分の業務が一番「大変」「患者のニーズをとらえている」「病態をよく理解している」という競争意識を捨て，「そういう考え方もある」「こういう考え方もある」「共通点は何か」「違うところは何か」を話し合い，メンバー間の相互補完と実践の統合を行うことにより多職種に対するリスペクトが生まれる．メンバーへのリスペクトなくして専門職連携実践の質の向上はない．自職種も他職種も好きになること，自分たちのチームの患者中心のリハ提供に自信と意欲をもつための話し合いをあきらめないことが前提である．

他の職種に対してのリスペクトを阻害するものは，権威勾配とステレオタイプな職業観である．回復期リハは，複雑なタスクの解決が使命であるため，単一職種では達成できないことをチームで実践する．それぞれの職種が担当する患者のリハについて，その職種の見解や意見をもたなければ実践の統合やメンバー間の相互補完はできない．

お互いとともにお互いについてお互いに学び合う（Barr, 2016）という専門職連携学習の実践が求められる．

文献

- Barr H（1998）：Competent to collaborate: Towards a competency-based model for interprofessional education. J Interprof Care. 12(2)：181-7.
- Barr H（2016）：CAIPE Interprofessional Education Guidelines 2016.
- Gilbert JH, et al（2010）：A WHO report：framework for action on interprofessional education and collaborative practice. J Allied Health, Fall：39.
- Rousseau V, et al（2006）：Teamwork Behaviors：A Review and an Integration of Frameworks. Small Group Research, 37(5)：540-70.
- Salas E, et al（1992）：Toward an understanding of team performance and training. In Swezey RW, Salas E（Eds）：Teams：Their training and performance. Ablex Publishing, pp3-29.
- West MA, Lyubovnikova J（2013）：Illusions of team working in health care. J Health Organ Manag, 27(1)：134-142.
- Xyrichis A, et al（2018）：Examining the nature of interprofessional practice：An initial framework validation and creation of the InterProfessional Activity Classification Tool（InterPACT）. J Interprof Care, 32(4)：416-425.
- 関 尚宏，白川 克（2009）：プロジェクトファシリテーション クライアントとコンサルタントの幸福な物語．日本経済新聞出版社．
- 山口裕幸編（2009）：チームワークとリーダーシップ コンピテンシーとチーム・マネジメントの心理学．朝倉書店．

5 組織間連携の円滑化，連携パスの作成と改善

（池永康規）

　回復期リハ病棟は，「脳血管疾患または大腿骨頸部骨折などの病気で急性期を脱した後も，日常生活動作が低下し，まだ医学的・社会的・心理的なサポートが必要な患者に対して，多くの専門職種がチームを組んで集中的なリハを実施し，心身ともに回復した状態で自宅や社会（生活期）へ戻ることを目的とした病棟」と定義されている（川上，2016）．そして，急性期から生活期に橋渡しする中間施設の役割をもつため，施設間連携の円滑化を図るうえでは，回復期リハ病棟が適切な役割を果たすことが重要となる．また，疾患，重症度に応じて入院期間を最大90日から180日まで設定することが可能である．すなわち，回復期リハ病棟は多くの専門職がかかわり，急性期病院から引き継がれた疾患に関する治療方針を見直すだけでなく，生活能力，社会背景についても時間をかけて評価してまとめ，生活期につなげていくことが可能である．

　リハ総合実施計画書を集積して分析した研究では，回復期リハ病棟では，疾病の治療，機能，構造，活動，参加へのアプローチから，自動車運転評価，環境調整，介護者に合わせた指導まで行われていた（池永ら，2013）**（表Ⅲ-8）**．したがって，回復期リハ病棟で評価，指導された内容は，患者，家族が退院後に自宅生活を継続するうえで役に立つ情報を豊富に含んでいるといえる．ここで得られた情報を地域包括ケアシステム（長尾ら，2016）に取り込み，生活期においても共有し活用することが，地域におけるリハに貢献するうえで重要である．

　一方，生活期には多くの組織と専門職が存在するため，回復期リハ病棟で得られた情報を共有して組織間連携の円滑化を図るためには，情報を適切に共有する手段が必要となる．その手段として地域連携クリニカルパス（以下，連携パス）の運用が奨励され，2006年診療報酬改定で大腿骨頸部骨折連携パス運用に，2008年診療報酬改定では脳卒中連携パス運用に診療報酬が認められ，全国的に広がった（逢坂ら，2011）．しかし，連携パスを導入できていない地域や，立ち上げた連携パスをうまく運用できていない地域があり，連携パスの質に大

表Ⅲ-8　リハ総合実施計画書を集積しKJ法を用いて分析した結果

疾病の治療，機能，構造，活動，参加に対するアプローチから，自動車運転評価，環境調整，介護者に合わせた指導まで合計34項目行われていた．

機能	・全般性精神機能 ・個別性精神機能 ・痛み ・音声，発話機能 ・心血管系機能 ・免疫系機能 ・呼吸器系機能 ・呼吸器付加機能 ・消化器系機能 ・代謝内分泌機能 ・排泄機能 ・関節，骨機能 ・筋機能 ・運動機能 ・皮膚機能	活動	・基礎的学習 ・知識の応用 ・課題と要求 ・理解 ・表出 ・会話 ・姿勢変換，保持 ・歩行，移動 ・自動車運転 ・セルフケア ・家事 ・教育
		参加	・復職 ・社会生活
		環境因子	・環境調整 ・介護支援 ・サービス調整
構造	・義歯，カニューレ調整	介護指導	・介護者に合わせた指導

きなばらつきがあることも報告されている（逢坂ら，2011；西村，2015）．したがって，連携パスの作成と地域への導入には多大な労力を伴うが，導入後もつねに組織間で適切に情報共有し，とくに生活期からのフィードバックをいかして，連携パスの改善を続け，質を向上させていく必要がある．

　山口は，先進的な組織間連携，地域包括ケアシステムを構築している広島県尾道市の事例を分析し，多施設，多職種間での情報共有，コミュニケーションが成功するための要素として，
　①地域の施設がつながる幅広い連携ネットワークがベースとして存在していること
　②多職種チームメンバー間のコミュニケーションツールが提供されていること
　③ラーニングオーガニゼーションとして機能可能な情報の流れや学びの仕組みがあること
　④コアとなるチームメンバー以外の専門家の支援を仰げる仕組みが確立していること
の4つをあげている（山口，2013）．

　また，石川県南部地域において2008年に設立された「加賀脳卒中地域連携協議会」（http://kagastroke.com）は，急性期から生活期までインターネット上で連携パスを閲覧できる仕組みの作成，導入に積極的に取り組み，先進的な組織間連携を実践している（河崎，2014；宗本ら，2015；楠，2016；池永ら，2016）．さらに，急性期，回復期，そして生活期合同での研修会を県内各地区で開催し，生活期施設からの意見をもとに連携パスの改善を継続してい

る．また，脳卒中の評価法，治療法なども伝達し，地域におけるリハに貢献する取り組みを継続している．

本節では，約10年間にわたる「加賀脳卒中地域連携協議会」の実践を，多施設，多職種間での情報共有やコミュニケーションが成功するための条件に照らし合わせて，組織間連携の円滑化，連携パスの作成と改善，地域リハへの貢献について解説する．

1. ベースとなる連携ネットワーク組織への働きかけ

連携パスを作成するにあたって，ベースとして存在する幅広い連携ネットワーク組織の存在は重要である．何もないところに一から構築する作業にはたいへんな労力が必要であるが，地域をみると，大学医局，市町村の介護福祉課，医療行政担当課，医師会，看護師協会，療法士会，介護支援専門員協会，在宅連携ネットワーク組織，非公式な勉強会組織など，地域の施設をつなぐネットワーク組織が必ず見つかるはずである．そして，それぞれの組織のキーとなる人物に連携を進める方策を相談し，横のつながりを構築する計画を立てることで，さらに新たなつながりが生まれ，多くの組織を巻き込むことができる．

石川県で脳卒中医療の中心的役割を果たしている組織は，金沢大学脳神経外科教室医局であった．この医局に所属する脳神経外科医がほぼ全県の病院に勤務し，脳卒中医療における中心的活動を担っていた．さらに，各郡市医師会，歯科医師会，看護師協会，病院薬剤師会，理学療法士会，作業療法士会，言語聴覚士会，栄養士会，老人福祉施設協議会，社会福祉会，ソーシャルワーカー協会，介護支援専門員協会の職種縦断型の組織が存在していた．

2007年，熊本大学医学部脳神経外科学教室より新任教授が着任し，全国モデルとなった熊本脳卒中地域連携ネットワークK-STREAM（http://k-stream.umin.jp/）を参考にした連携ネットワークを石川県に構築する計画が開始された．石川県脳卒中地域連携推進協議会を設立し，人口構成の異なる石川県北部地域（能登脳卒中地域連携協議会），石川県南部地域（加賀脳卒中地域連携協議会）に分割し，連携パスの作成が着手された．石川県庁の協力が得られ，新任教授の指導のもと全県に勤務する脳神経外科医，関連する病院職員，各職能団体の代表者が招集され，月1回のペースで脳卒中連携パスの導入，運用についての話し合いが2008年より開始された．多くの病院職員および団体代表者を招集できたのは，大学病院教授および行政機関からの呼びかけがあったためと考えられる．

急性期分科会，回復期分科会，維持期（生活期）分科会を結成し，各分科会での意見を合同会議で検討し，およそ1年間の議論の末，回復期リハ病棟で必要とされる情報をすべて連携パスに盛り込むことに急性期分科会が同意した．2009年より，各職種が職種シート（Excelのワークシート）に情報を入力してCD-Rに保存して患者に手渡し，転院時，退院時に患者が次の施設に持参して運用されることになった．全職種の情報がワークシートで分類され，主治医の疾病に関する情報，看護師からの看護必要度などの情報のみならず，療法士からの機能，能力障害，ソーシャルワーカーからの社会背景，栄養士からの栄養投与量，体重増減

などの情報，歯科治療状況も，ただちに把握することができる．連携パスはインターネットでも閲覧でき，無料でダウンロード，使用することができる（http://kagastroke.com）．

　2012年頃までに，急性期，回復期間の連携はほぼ構築されたが，裾野の広い生活期施設と連携をとることが困難であった．そこで，3つの分科会を解散し，新たに生活期連携委員会を立ち上げ，生活期との連携，および生活期で使いやすい連携パスに改善する作業が開始された．石川県南部地域に存在する生活期連携ネットワーク組織を調べたところ，介護支援専門員，訪問看護師，訪問療法士が中心となり，自主的に研修会，勉強会，症例検討などを開催する職種横断的な組織が9つ存在していた（**図Ⅲ-7**）．これらの組織に働きかけ，加賀脳卒中地域連携協議会が間に入り，急性期，回復期，生活期をつなぐネットワークが形成された．

　回復期と生活期をつなぐ連携パスの作成にあたっては，金沢市南部を担当する，いしかわ921在宅ネットワークのメンバーと，加賀脳卒中地域連携協議会の代表者によるワーキンググループが結成された．ワーキンググループでは，見やすさ，使いやすさを何度も検討し，連携パスを用いた模擬退院時カンファレンスも行いながら作成が進められた．2016年3月31日現在，加賀脳卒中地域連携協議会に参加する生活期施設は476である．

　このように，ベースとなる連携ネットワーク組織に働きかけ，横のつながりをもつことが組織間の連携を進めるうえで不可欠であると考えられる．

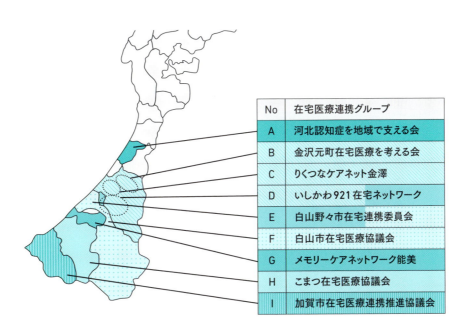

図Ⅲ-7　石川県南部地域に存在する生活期連携組織

2. 多職種間コミュニケーションツールの開発

1）共通言語，概念，ツールの共有

コミュニケーションツールを作成するうえで重要なことは，急性期病院職員，回復期リハ病院職員，生活期職員が相互に理解できる共通言語，概念をもつことである．急性期が疾病を論じ，回復期がADLを論じ，生活期が参加・環境を想定し，目標が定まらないようではコミュニケーションが成り立たない．

加賀脳卒中地域連携協議会と，いしかわ921在宅ネットワークのワーキンググループにおいては，対象を包括的に評価できる世界的な共通概念であるICF（WHO, 2001）を採用し，ADL評価には，世界共通の評価尺度である機能的自立度評価法（FIM）（Granger CV et al, 1993）を使用することに決定した．

運用当初の連携パスは，各職種それぞれが入力した職種シートを，かかりつけ医，ケアマネジャー，生活期施設職員に渡していたが，「情報量が多い」「見づらい」「運用しづらい」などの意見が出ていた．そこで，職種シートの記載情報を引用し，ICFに基づいて1枚の医療介護連携シートに整理し，ひと目で，対象患者の機能，活動，参加，個人因子，環境因子を把握できるようExcelのプログラムを改善した（**図Ⅲ-8**）．このシートをもとに回復期リハ病棟退院時に，生活期施設職員と退院時カンファレンス，情報の共有が行われる．また，シートには，HbA1cやPT-INR値，胃瘻交換日などの医学的情報や装具破損時の対処なども記載され，シートを用いてケアプランを作成する方法も提案されており（田中, 2016），退院後ただ

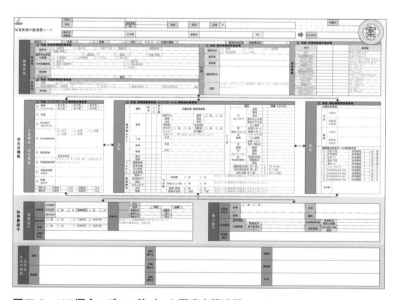

図Ⅲ-8　ICF概念モデルに基づいた医療介護連携シート

ちに患者支援を開始することができる．

　連携パスにおける個人情報に関する同意書は，急性期病院と回復期リハ病院が患者家族から取得する．また，連携パス内の情報は事務局が一括管理している．

2）ID-Linkを利用した地域施設間の情報伝達

　急性期病院，回復期リハ病院で行った各種検査の結果を生活期施設でも活用できれば，地域医療に大いに貢献する．石川県では県庁の主導により，いしかわ診療情報共有ネットワークを立ち上げ，ID-Linkを用いた施設間での情報連携を構築した．ID-Linkとは，地域の参加医療施設間をインターネット回線で接続し，各施設が保有する診療情報を相互参照できるようにすることで，緊密な医療連携を実現するシステムである（http://www.mykarte.org/idlink）．石川県内のほぼすべての基幹的病院が参加しており，2016年末時点の参加率は81%となっている．参加する生活期の診療所において，急性期病院，回復期リハ病院での検査結果のみならず，検査報告書と診療録も閲覧できる（図Ⅲ-9）．

　さらに2016年からは，連携パスもいしかわ診療情報共有ネットワーク上にて運用され，連携病院間では連携パスをインターネット上で閲覧できる．検査結果と報告書は電子カルテ上でコピーや転載ができ，カルテ作成も容易である．生活期に行った検査結果もネットワーク上に取り込め，生活期から急性期につながる循環型の情報運用も徐々に構築されてきている．

　すべての参加施設において患者・家族の同意を得てから運用が開始され，セキュリティはSSL3.0により保障されている．

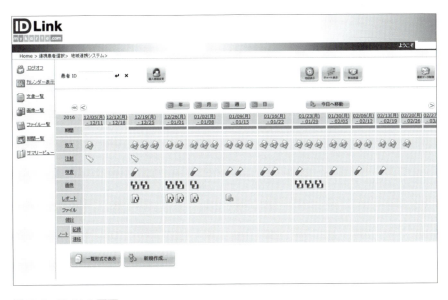

図Ⅲ-9　ID-Link画面
参加施設で行われた検査の結果，画像所見，検査報告書などがカレンダーに表示される．電子カルテ上でのコピーや転載も可能である．

3. 情報の流れや学びの仕組み

1) 加賀脳卒中地域連携協議会総会

　加賀脳卒中地域連携協議会では年2回総会が開催される．

　春に開催される総会では，会員施設の紹介や，連携パス使用状況の報告が行われる．急性期18施設，回復期43施設，生活期476施設の合計537に及ぶ多数の施設が協議会に参加しており（2016年3月31日現在），それぞれの施設の特徴を知り，患者の流れを把握することが困難となっている．総会では生活期施設を紹介するプレゼンテーションが多く，生活期において対処できる状態や，情報の流れ方を学ぶことができる．

　秋に開催される総会では，ひとりの対象患者が発症後，急性期病院入院中に治療内容，回復期リハ病院転院後のADL改善状況，退院後に，生活期でどのように過ごしているのかを中心に，各病期での担当者がシンポジストとして発表する（**図Ⅲ-10**）．参加者は毎回約200名である．発表後の質疑応答では，連携における反省点，改善点などが議論されるため，課題がより明確になり，脳卒中連携パスの有効性と流れも理解できる．

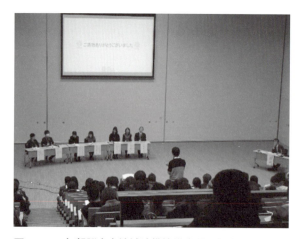

図Ⅲ-10　加賀脳卒中地域連携協議会秋の総会
急性期病院，回復期リハ病院，生活期の担当者がシンポジストとなり，同一対象者の治療の流れ，**ADL**変化，社会復帰について発表する．

2) 日本海脳卒中セミナー

　4月に開催される日本海脳卒中セミナーは能登脳卒中地域連携協議会と合同で開催され，それぞれの地域における取り組み，情報の流れを学ぶことができる．金沢市を中心とした都市型モデルである石川県南部地域と，高齢過疎が進む能登地域との比較もなされ，それぞれの地域に最適な連携パスのあり方，改善点などが議論される．特別講演には先進的な活動を

している全国の地域から講師を招聘し，香川シームレスケアの活動（藤本，2008），東近江の三方よし研究会（高橋，2016），熊本脳卒中地域連携ネットワーク研究会（徳永ら，2013）の取り組みや，血管内治療，ニューロリハなど，最前線の脳卒中治療に関する講演が行われ，最新の知識を習得できる場となっている．

3）コラボ研修

　地域のリハで情報を運用，活用するためには，ICFや連携パスに含まれる多種多様な脳卒中機能評価方法，日常生活動作評価方法などを読み取る能力が必要である．加賀脳卒中地域連携協議会は，地域の在宅ネットワークと共同して，研修会（コラボ研修と命名）を開催している．参加者は全職種に及び，多職種間での情報共有を可能としている（**図Ⅲ-11**）．

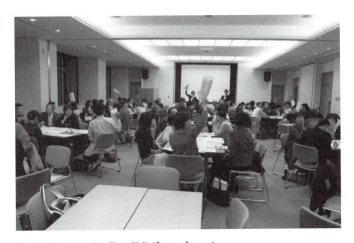

図Ⅲ-11　コラボ研修で行うグループワーク
職種，所属施設がばらけるよう7，8人のグループに分かれて事例検討を行い，率直な意見交換をしている．

　コラボ研修は前半と後半の2部で構成される．前半は，ICFやFIM，栄養管理，口腔ケアなど，脳卒中診療にかかわる知識について講演が行われる．後半は，職種や所属施設がばらけるよう7人から8人に分かれて行うグループワークで，事例検討を通して多職種協働を実践できる場となっている（**図Ⅲ-12**）．2016年までに約1,800人が参加した．グループワークで出た意見を協議会にて検討し，連携パスの利便性が高まるよう適宜改善している．
　研修後のアンケートには，ケアマネジャーや訪問担当看護師，療法士から「病院職員に多くの意見を言うことができた」という好意的な感想が多く記載され，開業医からは「多職種とカンファレンスをしたのははじめての経験である」との感想もあるなど，毎回好評である（**図Ⅲ-13**）．グループワークを通して在宅スタッフとも顔の見える関係となり，率直な意見交換が行われ，組織間連携の円滑化が図られている．

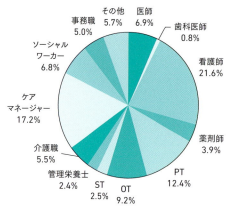

図Ⅲ-12 コラボ研修に参加した職種の分布（回答数1,430人）
ほぼ全職種が参加し，多職種協働を実践できる研修会となっている．

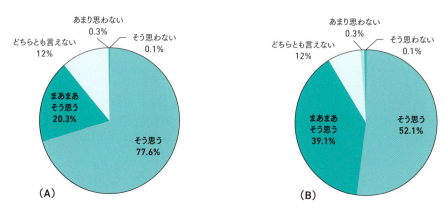

図Ⅲ-13 コラボ研修参加者のアンケート
（A）グループワーク満足度（回答数1,432人），（B）医療と介護の相互理解ができたかどうか（回答数729人）．満足度が高く，医療と介護の相互理解も促進されている．

4) コアとなるチームメンバー以外の専門家から支援を得る仕組み

　加賀脳卒中地域連携協議会には，普段は活動へ積極的にかかわらないが，顧問として助言をするメンバーが存在している．顧問には，金沢大学脳神経外科学教室教授，多数の手術経験を有する脳神経外科医師，行政にかかわる県庁職員に依頼し，必要時に支援を得られる仕組みを確立した．さらに，各地域の在宅連携ネットワークの立場からは，加賀脳卒中地域連携協議会自体が外部専門家集団となっている．大学病院，県立中央病院に所属する医師，病院職員，リハ医をはじめ，リハ専門職を多く有する回復期リハ病棟職員も多数所属しており，それぞれが各地域の在宅ネットワーク組織に赴き，知識の伝達，支援を行っている．すなわち，加賀脳卒中地域連携協議会が，地域の大学病院，急性期病院，回復期リハ病院，生活期施設をつなぐ中間組織としての役割を果たしており，各組織が相互支援を得られる仕組みになっている（図Ⅲ-14）．

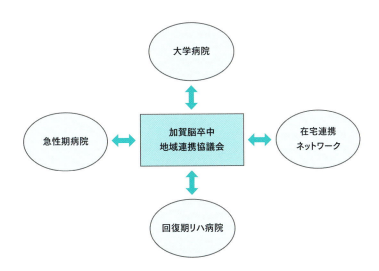

図Ⅲ-14　相互支援の中間組織として機能する加賀脳卒中地域連携協議会
加賀脳卒中地域連携協議会が地域の施設をつなぎ支援する中間組織としての役割を果たしており，各々の組織が相互に支援を仰ぐことができるようになっている．

5）まとめ

　組織間連携の円滑化を図るための連携パスの作成と改善を行い，インターネットを介した情報技術を用いて運用し，地域のリハビリテーションに貢献している加賀脳卒中地域連携協議会の取り組みを，次の4段階を追って紹介した．
　①既存の幅広い連携ネットワークに対するアプローチについて
　②多職種チームメンバー間のコミュニケーションツールのとしての連携パスの作成，共通概念としてのICFの周知，脳卒中連携パスの無償提供
　③セミナー，総会，コラボ研修を開催し，ラーニングオーガニゼーションとして機能する情報の流れや学びの仕組みの構築
　④加賀脳卒中地域連携協議会が県内各組織の中間に位置することにより，コアとなるチームメンバー以外の専門家から支援を得られる仕組みを確立

　急性期から生活期まで含めた地域包括ケアシステムを構築するためには労力と時間を要するが，ここで解説した多くの事例を参考に，できることから地道に取り組むことで徐々に組織間連携の円滑化を図れると考える．また，回復期リハ病棟は，対象の健康状態を包括的に評価し豊富な情報を有しており，地域のリハにとってはたいへん貴重な財産となる．回復期リハ病棟に所属するスタッフが主導して①から④の活動を継続し，情報を提供することで，急性期，生活期を巻き込んで連携パスを作成，改善でき，持続的に地域のリハに貢献できると考えられる．

文献

- Granger CV, et al (1993)：Functional assessment scales: a study of persons after stroke. Arch Phys Med Rehabil, 74(2)：133-138.
- WHO (2001). International classification of functioning, disability and health.
- http://kagastroke.com/
- http://k-stream.umin.jp/
- http://www.mykarte.org/idlink
- 池永康規, 他 (2013)：回復期リハビリテーション病棟における包括的アプローチ　KJ法を用いたリハビリテーション実施計画書の分析．臨床リハ, 22(4)：411-415.
- 池永康規, 他 (2016)：加賀脳卒中地域連携パスの有用性　計量テキスト分析を用いた従来型紹介状との比較．Jpn J Rehabil Med, 53(suppl)：I87.
- 逢坂悟郎, 他 (2011)：脳卒中地域連携パスの運用による入院期間やFIM利得等の変化　兵庫県中播磨・西播磨圏域からの報告．Jpn J Rehabil Med, 48(11)：717-724.
- 川上雪彦 (2016)：医科診療報酬点数表．社会保険事務所．
- 河崎寛孝 (2014)：脳卒中の地域連携におけるリハビリテーション科医師の役割（第1報）．日本医療マネジメント学会雑誌, 15(suppl)：216.
- 楠　唯之 (2016)：加賀脳卒中地域連携パスデータ集計報告と今後の課題．日本医療マネジメント学会雑誌, 17(suppl)：294.
- 高橋紘士 (2016)：三方よし研究会が築いた地域プラットホーム．医療と介護next, 2(3)：66-69.
- 田中大悟 (2016)：よくわかる！　介護施設での生活相談員の仕事．ナツメ社．
- 徳永　誠, 他 (2013)：熊本脳卒中地域連携パス運用3年間における臨床指標の変化．臨床リハ, 22(9)：935-941.
- 長尾和宏, 他 (2016)：地域包括ケアシステム．中山書店．
- 西村裕之, 他 (2015)：脳卒中地域連携クリニカルパスの質の評価．日本クリニカルパス学会誌, 17(3)：288-293.
- 藤本俊一郎 (2008)：脳卒中地域連携クリティカルパス　香川方式；治療, 90(増刊)：840-849.
- 宗本　滋, 他 (2015)：石川県加賀地域の脳卒中地域連携の現状．Jpn J Rehabil Med, 52(suppl)：S200.
- 山口典枝 (2013)：多職種連携を支える情報共有基盤に関する考察　2025年の在宅医療ニーズを満たすために必要なICTの利活用．医療と社会, 23(1)：29-41.

IV

回復期リハビリテーション病棟の ケアを改善するための 知識とスキル

1 **EBPを臨床で実装していくためのステップ**
2 **EBP導入の際に有用なツール**
3 **EBP実装プロジェクトの推進**

1 EBPを臨床で実装していくためのステップ

（松岡千代）

1. EBPのモデル

　EBPを推進していくためには，参考となる概念モデル（概念枠組み）が必要であり，これまでさまざまなモデルが開発されてきた．EBPの段階的なプロセスを示したモデルに共通して含まれているのは，〈課題の明確化〉〈エビデンスの批判的吟味〉〈研究結果から推奨される介入の選択と実行〉〈変化の評価〉〈結果の普及〉というステップである（Cullen L et al, 2012）．ここでは，EBPモデルとして米国アイオワ大学病院看護部で開発されたIOWAモデル（the Iowa model of evidence-based practice to promote quality of care）を紹介する．このモデルは，ロジャースの「イノベーションの普及理論」（Rogers EM, 2003）を基盤として開発されたものである．ロジャースによると，イノベーションとは，個人あるいは何らかのチームによって新しいと知覚されたアイディア，習慣や対処物などを示しており，エビデンスに基づく"新しい"実践はイノベーションととらえられることができる．

1）IOWAモデル

　IOWAモデルの特徴は，EBPのエンドユーザー（最終的なエビデンスの利用者）として実践者の立場を重視しており，そのため，実践者主導のEBPモデルと位置づけられる（松岡，2010）．このモデルは，既存のリサーチエビデンス（研究結果）を活用するだけでなく，それが不十分な場合には自らエビデンスをつくり出す研究的な取り組みも含まれていることが特徴である．

　IOWAモデルは，1994年に初期モデルが開発され，2001年に誌上発表された（**図Ⅳ-1**）（Titler M et al, 2001）．IOWAモデルは，問題解決ステップに基づいて作成されており，実

践者に対して患者アウトカム（転帰，効果，結果）に影響する日々の実践における意思決定のガイドや方向性を提供するものである（Melnyk B et al, 2010；Gray J et al, 2017）．IOWAモデルは，EBPモデルとして世界的に数多くの研究者・教育者・実践者に広く認識され，臨床においても活用されているモデルである（Cullen L et al, 2012；Gray J et al, 2017）．2017年には改訂版IOWAモデルが公表されている（Buckwalter KC et al, 2017）が，本章では2001年の初版のIOWAモデルを解説する．

　IOWAモデルは誌上発表されただけでなく，実践者が活用しやすいように，EBPの段階的なプロセスをマニュアル形式にまとめたガイドブックが作成されている（アイオワ大学病院看護研究・EBP・質改善部門，2012/松岡ら監訳，2018）．このEBPガイドブックには，EBPのステップやプロセスの詳細が記されており，EBPの初心者であっても学習しながら推進できる構成となっている．

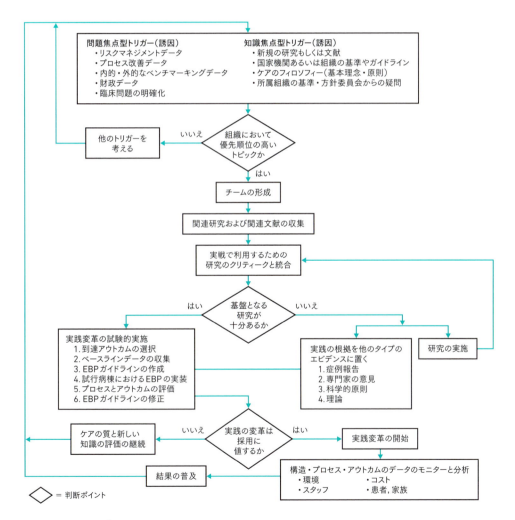

図Ⅳ-1　IOWAモデル
（Titler M, et al：The Iowa Model of Evidence-Based Practice to Promote Quality Care. Crit Care Nurs Clin North Am, 13(4)：497-509, 2001. を許諾を得て翻訳）

2. IOWAモデルのEBPステップ

　IOWAモデルは，臨床の実践者がEBPプロジェクトとして臨床で取り組んでいくためのステップとプロセスを示しており，EBPトピックを選択することからスタートし，フィードバックをしながら進めていくものである．

　ここでは，各ステップとプロセスについて，EBPガイドブック（アイオワ大学病院看護研究・EBP・質改善部門，2012/松岡ら監訳，2018）に基づき，その概要を説明する．なお，詳細はEBPガイドブックを参照してほしい．

1）EBPのトリガーとトピック

　EBPのトリガーとは，EBPに取り組む"きっかけ（誘因）"であり，臨床上の課題や新しい知識から発見される．

　問題焦点型トリガーは，リスクマネジメントに関するデータ（例：病棟の褥瘡や転倒発生率）や臨床上の課題（例：高齢入院患者のせん妄発症によるインシデントの増加）などを発端に導き出されるものである．知識焦点型トリガーは，新しく発表された診療・ケアガイドラインや最新の研究論文からの知見，学術集会への参加によって新たな知識を得ることなどから生じるトリガーである．また，院内の委員会も重要なEBPトピックの情報源であり，そこでの検討課題がそのまま取り上げられることもある．

　EBPのトピックが決まると，次に，EBPに取り組むにあたっての対象や介入内容，アウトカムなどを含むEBPプロジェクトの目的を定める．その際には，PICOツールを用いるとわかりやすい（**表Ⅳ-1**）．PICOツールは，もともと研究におけるリサーチクエスチョン（RQ：研究疑問）を考案するために開発された方法であるが，EBPの活用においても広く取り入れられている．

《**PICOの構成要素**》
- **P**：EBPの対象となるグループ（**P**atient：患者），臨床の現状や問題（**P**roblem），EBPを試行する（**P**iloting）場所（病棟や施設）
- **I**：介入（**I**ntervention）：アセスメント，予防策，ケア・治療など
- **C**：比較対照（**C**ontrol）：EBPの場合，コントロールグループ（対照群）のない介入前後の比較で評価を行うことが多い
- **O**：期待されるアウトカム（**O**utcome）
- **T**（オプション）：時間枠（**T**imeframe）

《**判断ポイント**》…組織において優先順位の高いトピックか
　選択したEBPトピックを以下の点から検討してみよう．
- 看護部（部門）や病棟での取り組みの優先順位が高いか

表Ⅳ-1　PICOツールの活用例

EBPプロジェクトの目的の説明：本EBPプロジェクトの目的は，75歳以上の高齢入院患者に対して転倒予防プロトコルを実施することによって，総合診療科病棟における転倒・転落による受傷を減らすことにある．

P	・75歳以上の高齢入院患者 ・転倒・転落による受傷 ・総合診療科病棟
I	・転倒予防プロトコルに基づいた転倒予防策の実施
C	・EBPを実装したグループの介入前後の比較
O	・転倒率の低下，転倒時の受傷数・重症数の減少

- 対象者にとって取り組む重要性が高く，アウトカムを向上する見込みがあるか
- EBPプロジェクトとして適切なトピックか（研究として取り組むほうがよい場合もある）
- 適切なリサーチエビデンス（研究結果）やEBPプロジェクトのサポートが十分にあるか

2）チームの形成

　EBPプロジェクトを遂行していくためにEBPチームを形成することは重要で，すでにある院内委員会や病棟内のチームであってもいいし，新しく形成してもかまわない．EBPトピックによっては，関連する領域・部門の関係者を入れておくほうがよい．たとえば，転倒予防プロジェクトの場合には，看護師，セラピスト，医師に加えて，介護職，看護助手，清掃部門の代表者（必要時）などがメンバーとなるだろう．

　EBPチームの他に，組織内での重要な関係者（ステークホルダー，stakeholder）の協力を得ておくことも大切である．ステークホルダーとは，直接的・間接的にEBPプロジェクトにかかわり，組織や病棟内でEBPに対するアドバイスをくれたり，肯定的な影響を与えたりできる人で，たとえば，看護部の管理者，病棟管理者，看護教育担当者，院内委員会の委員長などである．これらの重要な関係者の協力があることで，EBPプロジェクトは組織のなかで認知・擁護され，そのことによって非協力的な人からの抵抗を減らすことができる．

　次に，EBPチームでタイムライン（スケジュール）を作成し，メンバーの役割分担を行う．その際に，EBPプロジェクトの目的や実践の範囲をメンバー間で再度確認しておくことも大切である．

3）関連する研究論文および文献の収集

　このステップでは，EBPトピックに関連したエビデンスを確認するために，研究論文などの文献を検索し収集する．文献検索には電子データベースを活用するが，その際にはPICO

の要素が重要な検索ワードとなる．

　文献検索を効率的かつ効果的に行うにはある程度のスキルが必要であるため，文献検索に精通した人の協力を得ることは重要である．所属施設内の文献検索に詳しい人や，臨地実習を受け入れている大学の教員に相談することもひとつの手である．

《EBPトピックに関する文献検索》

① PICOを参考に文献検索のキーワードをピックアップする
② 最初に，既存の臨床実践（診療）ガイドライン，システマティックレビュー（包括的に研究論文を検索し，一定の基準で評価してエビデンスを統合して示したもの）を探してみる
　（日本語ウェブサイト例）
- Mindsガイドラインライブラリー
- 「統合医療」情報発信サイト：コクラン・レビュー・アブストラクト
- 各種専門職団体・学会のホームページ
　（英語ウェブサイト例）
- 英国国立医療技術評価機構（National Institute for Health and Care Excellence；NICE）
- 米国臨床システム改善研究所（Institute for Clinical Systems Improvement）
- コクランライブラリー（Cochrane Library）

③ 研究論文やその他の文献を検索する
　（日本語文献検索データベース例）
- 医中誌Web（有料）
- JDreamⅢ（有料，日本看護協会会員は無料で利用可）
- メディカルオンライン（検索は無料，ダウンロードなどは有料）
　（英語文献検索データベース例）
- PubMed（無料）
- CHNAHL（有料）

④ 関連する研究・文献を入手して，文献リストを作成する

4）実践で利用するための研究のクリティークと統合

　このステップでは，EBPを進めていくためのエビデンスを検討するために，収集した研究・文献を分類しクリティーク（批判的吟味）を行う．EBPプロセスにおける研究・文献のクリティークは，エビデンスを統合するのに不適切な研究・文献を除外することが目的なので，厳密で詳細なクリティークをする必要はない．

　ただ，研究や文献のクリティークやエビデンスの統合（システマティックレビュー，メタ分析，メタ統合など）は，それに慣れていない人にとってはとても難しい作業である．そのため，EBPトピックに関連する臨床実践ガイドラインやシステマティックレビューがすでにあり，その完成度が高いと判断される場合には，それを活用することからスタートしたほう

がよい．また，このステップにおいても，文献検索の際と同じく，精通した人の協力を得ることが大切である．

《エビデンスの評価と統合》

①エビデンスの評価
- 収集した研究・文献を研究デザイン（臨床実践ガイドライン，システマティックレビュー，研究，その他）やタイプ（量的・質的研究）に分類する
- 各研究・文献から得られたエビデンスについて質の評価を行う

②エビデンスの統合
- エビデンスの評価に基づいて，推奨される実践の順位づけ（エビデンスの重みづけ）を行い，実践での有用性を整理する
- 推奨される実践を提示する

《判断ポイント》…基盤となる研究が十分あるか（エビデンスは十分か）

ステップ3とステップ4からEBP実装に進むための研究やエビデンスが十分にあるかについて，以下の点から検討してみよう．
- 研究結果の一貫性：同じテーマの文献がたくさんあり，同じ結論が繰り返し提示されている
- 質の高い研究の数が多い
- 研究結果の臨床的重要性，実行可能性がある
- 適切な臨床実践ガイドラインが少なくとも1つある

《十分なエビデンスがない場合》

基盤となる研究が十分にないと判断されれば，エビデンスを創出するために新たに研究を実施することもあるが，多くの場合，他のタイプのエビデンスを活用する．看護研究においては，無作為化比較試験（RCT）など，エビデンスのレベルが高いとされる研究デザインの研究を実施することは難しい．そのため，症例報告，専門家の意見，科学的原則，理論などからもエビデンスを引き出して，試験的実施をしていくことが重要となる．

5）実践変革の試験的実施

臨床現場は，EBPに影響を与える外生変数（さまざまな要因）が存在する環境であり，結果的に先行研究とは異なるアウトカムが生じる可能性がある．そのため，組織全体で恒常的にEBP実装をする前に試験的な実践プロトコル（手順）を作成し，実施して評価することが大切である．

①到達アウトカムの選定をする：プロセス評価，アウトカム評価
②ベースライン（実装前）データの収集
③EBPガイドラインの作成：EBPの指針，実践プロトコル（手順），評価基準の作成

④試行病棟におけるEBP実装

⑤プロセスとアウトカムの評価

⑥EBPの修正

　実践プロトコルは，臨床現場で活用しやすいように，実践ステップや評価方法がシンプルであることが求められる．試験的実施後は，期待した結果が得られたか（アウトカム評価），臨床へのEBP実装がうまく進んだか（プロセス評価）を評価して，EBPガイドライン・実践プロトコルを修正する．

　ベースラインデータの収集は，試験的実施における実践内容の変更や実装戦略がうまく進められたかどうかを評価するために重要である．まずは，試験的実施の対象者（サンプル）の数と実施期間を決めることになる．対象数は25名以上が望ましいとされるが，EBP実装の評価は研究ではないので，試験的実施期間における傾向をみるために十分なデータ数があればよく，統計的に有意な結果を望む必要はない．試験的実施の期間は実施方法によっても異なるが，たとえば，週に1回データ収集をするとして4～6週間あればよいとされる．

　EBP実装の評価項目は，プロセス評価としてスタッフの知識・態度・行動，アウトカム評価として対象（患）者，家族，スタッフ，組織に関するものがあげられる．

　この試験的実装の段階で，時間，労力，戦略が求められるのが，④EBP実装のプロセスである．このEBP実装の戦略については次項で詳しく説明する．

《判断ポイント》…実践の変革は採用に値するか

　試験的実施の段階で，肯定的なアウトカムや実行可能性が証明されれば，次のステップとして組織・病棟単位でのEBP実装を開始することになる．その際には，病棟の状況に合わせた実践プロトコルの見直し，効果的な実装戦略の特定や，追加が必要なツールの選定が求められる．

　一方で，期待された結果が得られないようであれば，新たなEBP実装は見送られることになり，p107の図Ⅳ-1のフィードバックループのとおり，"ケアの質と新しい知識の評価の継続"を行い，最初のトリガーの探索から再スタートする．

6）実践変革の開始

　試験的実施を経て本格的な実践の変革に取り組むことになるが，そこでも〈実装の戦略〉（次節を参照）が重要となる．

　EBP実装の長期的な評価として，先の評価データを継続的に収集して分析をすることが求められる．その際には，重要な指標や質向上が見込まれるプロセス指標とアウトカム指標に限定して収集していくことが現実的である．

7）結果の普及

試験的実施と実践変革の開始を経て，新しいEBPを組織の内外に普及していく．組織内への普及には，ニュースレターやポスターの掲示，院内委員会での報告，院内報告会での発表などが活用できるであろう．組織外への普及としては，学術集会での発表や誌上での発表がある．

このようなEBP実装の成果報告を通して，EBPプロジェクトに参加した個人の成功体験が共有され，周囲から承認されることは，組織内でのEBP文化の形成に重要である．

最終的には，実行したEBPプロジェクトの要約を書いて組織として保存しておく．

文献

- Buckwalter KC, et al（2017）：Iowa Model of Evidence-Based Practice：Revisions and Validation. Worldviews Evid Based Nurs, 14(3)：175-182.
- Cullen L, Adams SL（2012）：Planning for implementation of evidence-based practice. J Nurs Adm, 42(4)：222-230.
- Gray J, et al（2017）：Burns and Grove's The Practice of Nursing Research：Appraisal, Synthesis, and Generation of Evidence. 8th ed, p483, Saunders.
- Melnyk B, Fineout-Overholt E（2010）：Evidence-Based Practice in Nursing & Healthcare：A Guide to Best Practice, 2nd ed, p251, Lippincott Williams & Wilkins.
- Rogers EM（2003）/ 三藤利雄訳（2007）：イノベーションの普及．原著第5版，翔泳社．
- Titler M, et al（2001）：The Iowa Model of Evidence-Based Practice to Promote Quality Care. Crit Care Nurs Clin North Am, 13(4)：497-509.
- アイオワ大学病院看護研究・EBP・質改善部門編（2012）/ 松岡千代，深堀浩樹，酒井郁子監訳（2018）：看護実践の質を改善するためのEBPガイドブック アウトカムを向上させ現場を変えていくために．ミネルヴァ書房．
- 松岡千代（2010）：EBPを根づかせていくための概念モデルと方略〈概念・研究編〉EBPの概念とその実行に向けた方略：EBP（evidence-based practice）の概念とその実行（implementation）に向けた方略．看護研究, 43(3)：178-191.

2 EBP導入の際に有用なツール

（松岡千代）

1. EBP実装戦略の概要

　IOWAモデルを用いて「EBPを臨床で実装していくためのステップ」を説明してきたが，〈ステップ5：実践変革の試験的実施〉の④試行病棟におけるEBP実装，〈ステップ6：実践変革の開始〉〈ステップ7：結果の普及〉を進めるためには実装の戦略が求められる．

　EBPプロセスのなかでも，EBP実装は最もチャレンジングな（挑戦的，努力を必要とする）ステップとされ，そのためさまざまな実装戦略が示されている．EBPプロジェクトのリーダーは，EBPを臨床に効果的に実装していくために，EBPトピックや，実装する組織・スタッフなどの特性に合わせて実装戦略を選択し，活用していくことが求められる．

　ここでは，IOWAモデルと同様に，EBPガイドブック（アイオワ大学病院看護研究・EBP・質改善部門，2012/松岡ら監訳，2018）に基づいて，その概要を説明する．なお，詳細はEBPガイドブックを参照してほしい．

1) EBP実装戦略のフェーズ（段階）

　EBPの実装は，EBPの促進を強化するための4つのフェーズ，すなわち〈気づきと関心の創出〉〈知識とコミットメントの構築〉〈行動と採用の促進〉〈統合と継続使用の促進〉から構成される（**図Ⅳ-2**）．

　これらのフェーズごとに有用な実装戦略をまとめたものが**表Ⅳ-2**（EBP実装戦略ガイド）であり，ヨコ列は各フェーズ，タテ行としてEBPプロジェクトの関係者に対する戦略と，組織的サポートを構築するための戦略がまとめられている．

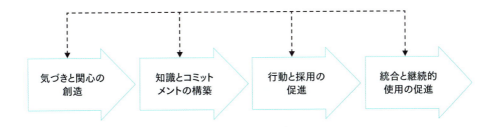

図IV-2　EBPの実装戦略のフェーズ
(Cullen L, Adams SL (2012)：Planning for implementation of evidence-based practice. J Nurs Adm, 42(4)：222-230. から筆者らが翻訳)

2) EBP実装戦略の選択と秘訣（コツ）

　EBP実装戦略ガイド（**表IV-2**）には，多様な戦略が含まれている．そのなかで特に効果的で役立つ戦略は，チェンジエージェント（変革推進者）の活用，教育的アウトリーチ，アカデミック・ディテーリング（体系化した情報支援），監査と実行可能なフィードバック，シニアリーダー（上司）への報告である（詳細は後述）．

　実装を進めるための秘訣（コツ）は，EBPプロジェクトのメンバーだけでなく，スタッフ間の横のつながりも意識しながら，現場のニーズに応じて柔軟に，受け入れてもらいやすい実装戦略を選択して進めていくことである．その際には，簡潔でわかりやすく，楽しんで活用できるという点も大切である．

3) チェンジエージェント（変革推進者）について

　EBP実装に強い影響力をもち，成功の鍵を握る人たちをチェンジエージェント（変革推進者）とよんでいる．チェンジエージェントにはいくつかのタイプと，それぞれの役割・活動がある（**表IV-3**）．EBP実装の各フェーズにおいて，チェンジエージェントの協力を得ながら進めていくことが重要である．

表IV-2　EBP実装戦略ガイド

	気づきと関心の創造	知識とコミットメントの構築	活動と採用の促進	統合と継続的使用の促進
臨床家・組織リーダー・ステークホルダー（重要な関係者）との接触	・利点や期待される結果の強調 ・適合性の強調 ・継続的教育プログラム ・サウンドバイト ・抄読会 ・スローガンやロゴ ・スタッフミーティング ・病棟ニュースレター ・病棟での現任者教育 ・重要なエビデンスの配布 ・ポスターやチラシ ・モバイルでの「道筋の提示」 ・公示と広報	・教育（ライブ，バーチャル，コンピューター等） ・ポケットガイド ・実践の変革と，有力者/ステークホルダーの優先事項との結びつけ ・**チェンジエージェント（チェンジチャンピオン，コアグループ，オピニオンリーダー，ソートリーダー等）の活用** ・**教育的アウトリーチまたはアカデミック・ディテーリング（体系的情報支援）** ・他のEBPプロトコルと実践の変革の統合 ・実践に対する明確な結果を伴う信頼できるエビデンスの普及 ・観察可能な効果 ・ギャップアセスメントとギャップ分析 ・臨床家によるインプット ・現場での適用と簡易化 ・変革を計画するためのフォーカスグループ ・資源・設備と実践変革のマッチ ・資源マニュアルや資料（電子媒体もしくはハードコピー） ・ケーススタディ	・**教育的アウトリーチまたはアカデミック・ディテーリング（体系的情報支援）** ・リマインダーもしくは実践プロンプト（指示メッセージ） ・作業フローまたは意思決定アルゴリズムの提示 ・マニュアルとクイックリファレンスガイド ・スキル能力 ・同僚への評価結果の提示 ・インセンティブ ・実践変革の試験的実施 ・多職種によるディスカッションと問題解決 ・エレベータースピーチ ・臨床研究者によるデータ収集 ・進捗と更新の報告 ・**チェンジエージェント（チェンジチャンピオン，コアグループ，オピニオンリーダー，ソートリーダー等）の活用** ・ロールモデル ・ケア現場・ベッドサイドでの問題解決 ・ケア現場での承認の提供	・現場単位での進捗への賞賛 ・個別化されたデータのフィードバック ・公的な認識 ・実際の改善データに基づいたスタッフへのメッセージの個別提供（例：業務の減少，感染暴露の減少等） ・臨床家・患者・家族からのフィードバックに基づく，臨床家とのプロトコル見直しの共有化 ・仲間同士の影響 ・実践リマインダーの更新
組織的サポートの構築	・知識の仲介（ナレッジブローカー） ・執行部の声明 ・新たな設備の公表	・チームワーク ・活用と適用に関するトラブルシューティング ・ベンチマーク（基準）データ ・組織リーダーへの通知 ・組織インフラ内での報告 ・行動計画 ・**シニアリーダーへの報告**	・**主要指標の監査** ・**実行可能でタイムリーなデータフィードバック** ・結果についての懲罰的でないディスカッション ・チェックリスト ・記録 ・診療規程 ・患者リマインダー ・患者の意思決定補助 ・病棟と組織のリーダーによる巡視 ・QI（質向上・改善）プログラムへの報告 ・**シニアリーダーへの報告** ・行動計画 ・患者・家族ニーズと組織優先度との結び付け ・病棟オリエンテーション ・個人のパフォーマンス評価	・**監査とフィードバック** ・**シニアリーダーへの報告** ・QI（質改善・向上）プログラムへの報告 ・方針，手順，プロトコルの改訂 ・トレーニング修了のためのコンピテンシー（能力）指標 ・病棟でのプロジェクト責任もしくは組織の委員会 ・戦略プラン ・これまでの傾向の分析結果 ・教育プログラムへの反映 ・定期刊行物 ・財政的な導因 ・個々のパフォーマンス評価

（Cullen L, Adams SL（2012）：Planning for implementation of evidence-based practice. J Nurs Adm, 42（4）：222-230. から筆者らが翻訳）

表IV-3　チェンジエージェント（実践推進者）

名称	特性と役割	具体的な活動例
チェンジチャンピオン（変革を支持する人）	・臨床現場で，EBPプロジェクトリーダーの補助的役割を担い，中心的にEBP実装を進行する人 ・現実の臨床実践とエビデンスを結びつける	・エビデンスの検索・収集，レビュー ・臨床現場での実践変革の計画，必要な資源（人的・物的）の創出 ・臨床現場でのスタッフの育成，トラブル解決，実践変革の強化 ・EBP採用に協力的なスタッフの特定 ・実装戦略をサポートする役割モデルとして活動
コアグループ（核となるグループ）	・EBPを採用している病棟の現場メンバーで構成されるグループで，EBP実装の中心的役割を果たすグループ ・現場でのEBPに関する学習の重要性をスタッフに伝える	・メンバーでのエビデンスの検索・収集，レビュー ・現場スタッフへの説明やトレーニング ・役割モデルの提示 ・スタッフへの強化 ・EBP実装で問題が起こったときの対処
オピニオンリーダー	・考えや行動が他の人のモデルになるような人で，集団の意思決定に関して，大きな影響を及ぼす人 ・インフォーマル（非公式的）なリーダー ・組織内部にいてEBPプロセス全般にかかわり，他者の実践に良い影響を与える	・エビデンスサマリー（要約）の開発や，推奨される臨床実践の採用を支持 ・エビデンスの臨床現場での適合度の判断 ・臨床現場での情報共有の方法の決定 ・臨床現場での仲間の育成：教育資源の開発や，役割の理解促進 ・臨床現場での行動可能な戦略やスキルの提供，励ましや助言の提供 ・EBP実装におけるバリア（阻害要因）を特定
ソート（思想的）リーダー	・組織内部で一定の権威があり，実践変革を仲介したり，革新的なアイディアやビジョンを提供して他者をリードする人 ・EBP採用の促進におけるリーダーシップを発揮する	・エビデンスの簡略化，要約 ・新たなコンセプトビジョンの創造 ・教育的研修会などの実施
EBPファシリテーター／メンター（指導者）	・組織内部のプロジェクトディレクター（管理責任者）として，EBPプロセス全般に関する，知識と技術を有するリーダー ・EBPプロセスにおいて他者を導く	・プロジェクトディレクター（管理責任者）・メンター（指導者）として，EBPプロセスのモニタリングと機能促進 ・新しいエビデンスの検索，EBPトピックの特定，エビデンスの探索・クリティーク・統合スキルの提供，エビデンスに基づいて推奨される実践の作成，スタッフ教育など ・分野・部門間の調整，組織内でのコンサルテーション，組織内外へのEBP普及など
ナレッジ・ブローカー（知識仲介者）	・EBP実装に関する専門家 ・外部のファシリテーターであり，組織の外部から，プロジェクトディレクター（管理責任者）とつながり，EBPプロセスを主導する ・実施病棟のEBPプログラムだけでなく，組織内外の広範囲なEBPプログラムにも関与する	・EBP促進・阻害要因のアセスメント ・最良のエビデンスの発見・提供 ・スタッフトレーニング（ワークショップなど） ・人的ネットワークの形成 ・助言，結果の報告 ・組織内の課題に対処

2. EBP実装戦略の実際

多様な実装戦略（p116の表Ⅳ-2）のなかから，日本での臨床現場に取り入れやすく，活用しやすい実装戦略をピックアップして紹介する．

1）フェーズ1：気づきと関心の創造

このフェーズでは，EBP関係者に対して，EBPの利点や期待される結果などをアピールして関心を引きつけ，今後の協力を得られるようにする．

[A．関係者に対する戦略]

戦略名と定義（内容）	具体的な戦略例
①利点や期待される結果の強調 従来の実践と比較して新しいEBPによる利点の提示	・臨床実践ガイドライン・研究結果から得られたエビデンスをまとめて明示する（冊子，パンフレットなど） ・その際にEBPプロジェクトの目的に合わせて，予想される影響（改善）や強調すべき利点について強調する
②サウンドバイト 3つの重要点を短く覚えやすくフレーズ化すること	・3つの重要点を選ぶ：実践変革の必要性，エビデンスに関する要点，実践変革により予想される成果，必要とされる行動や実践の変更など ・短くて覚えやすいフレーズを考える ・プロジェクトのロゴやポスターに活用する ・メッセージとして，実際の行動も含める（例：誤嚥性肺炎予防，毎食後の口腔ケア）
③ポスターや掲示 関係者の関心を引く場所に掲示する情報や教材の提示	・ポスターなどの掲示場所，掲示内容を決める ・内容を読みやすくデザインする ・ポスターなどの内容は定期的に更新する ・掲示場所は定期的に変える ・実際の行動を含める

2）フェーズ2：知識とコミットメントの構築

[A．関係者に対する戦略]

戦略名と定義（内容）	具体的な戦略例
①ポケットガイド 臨床で覚えるのが困難な情報を簡潔でシンプルに示す	・ポケットガイドに含める情報を収集し，キーポイントや臨床上の意思決定ステップをフレーズ化・簡略化して示す ・視覚的に手がかりなるものを入れる（例：チェックボックス） ・内容を論理的に体系化する（情報のグループ化） ・ポケットサイズに折りたためるように印刷する（例：A4判8つ折）
②アカデミック・ディテーリング（体系化した情報支援）／教育的アウトリーチ エビデンスに基づく推奨された実践を採用するための方法を提示（説明）する	・EBPの目標（ケアの質改善）と指標を提示する ・研究の現状・実践の推奨を支持するエビデンスと，現在の臨床での知識のギャップを説明する ・EBPの目標達成に向けた，現状の良い戦略（実践）と課題を特定し，好ましくない選択肢についての説明をする
③観察可能の効果 実体のある効果を見える化する	・実装するエビデンスと期待するアウトカムを決め，効果を実証するための視覚的な方法を決める（例：データグラフ，写真） ・結果のデータをまとめて図表を読みやすく作成し，開示する
④ギャップアセスメント／分析 現状の実践（アウトカム）と推奨される実践（アウトカム）の差を提示する	・EBPの目標に関連する「プロセス」と「アウトカム」の指標を2〜3選択する ・望ましい実践による指標と，現状の指標データを比較する 　例：誤嚥リスクのある高齢入院患者の誤嚥性肺炎予防 　　　EBPプロトコルによる介入による予防効果：90％ 　　　現状のケアによる予防効果：60％

[B．組織的サポートの構築戦略]

戦略名と定義（内容）	具体的な戦略例
①シニアリーダー（上司）への報告 EBP活動の簡単な要約と報告をする	・報告のフォーマットを決めて，適宜報告する 　例：EBPの目標，背景，報告書の目的，チームメンバーの責任や活動，EBPを支援した委員会，結果の評価など

3）フェーズ3：行動と採用の促進

[A．関係者に対する戦略]

戦略名と定義（内容）	具体的な戦略例
①リマインダー・実践プロンプト（指示メッセージ） ケアの判断ポイントで実践者に提供される合図を作成する	・合図の通知は，紙媒体や電子媒体を使って行う 　紙媒体：ポケットカード，ノート，意思決定アルゴリズム 　電子媒体：ベストプラクティスアラート（電子カルテに表示される通知）
②ワークフローと意思決定アルゴリズム EBPを対象者の状況に合わせて実装するためのフローチャートを作成する	・チームでエビデンスを検討し，治療やケアの選択肢，重要な臨床指標を特定する ・フローチャート・アルゴリズムを作成する ・目につきやすいところに配置して掲示する
③エレベータースピーチ エレベータに乗っている間で説明できる程度の短い説明をEBP実装に影響力のある人（幹部）に行う	・EBPの内容，組織への利益や期待される結果を簡潔に説明し，今後のサポートなどについて要望する

[B. 組織的サポートの構築戦略]

戦略名と定義（内容）	具体的な戦略例
①監査 主要な指標とアウトカムのモニタリングを報告する	・評価指標，データ，報告様式を整理して評価計画を立てる ・重要なプロセス指標（例：スタッフの知識，態度，行動），構造指標，アウトカム指標を特定する ・電子カルテデータの利用可能性を検討し，電子カルテ管理部門にデータの報告やダウンロードの要望を提出する ・電子化されていないデータを収集するための様式を作成する ・データ収集方法をトレーニングして，データ収集をする ・データ入力と分析をする
②フィードバック 組織や病棟ごとのデータを実践者に返す	・監査によって収集されたデータの分析結果について臨床現場にフィードバックする（例：病棟や掲示板などへの掲示） ・高い評価が得られた実践ついて賞賛する ・改善のための具体的で行動可能な示唆を提供する ・データに関するディスカッションや，改善のためのミーティングなどの機会をつくる ・定期的なフィードバックを行う

4）フェーズ4：統合と継続的使用の促進

[A. 関係者に対する戦略]

戦略名と定義（内容）	具体的な戦略例
①方針・手続き・プロトコルの改訂 最新の信頼できるエビデンスに基づいてアップデートする	・エビデンスのレビューを行い，改訂の必要性（現在の実践との差異）について検討する ・必要に応じて改訂する

[B. 組織的サポートの構築戦略]

戦略名と定義（内容）	具体的な戦略例
①トレーニング修了のためのコンピテンシー（能力）指標	・主要なプロセス指標（例：知識・態度・行動）を特定する ・各指標について個人のパフォーマンスを評価する

文献

- Cullen L, Adams SL（2012）：Planning for implementation of evidence-based practice. J Nurs Adm, 42(4)：222-230.
- アイオワ大学病院看護研究・EBP・質改善部門編（2012）/ 松岡千代，深堀浩樹，酒井郁子監訳（2018）：看護実践の質を改善するためのEBPガイドブック　アウトカムを向上させ現場を変えていくために．ミネルヴァ書房．

3
EBP実装プロジェクトの推進

（酒井郁子）

1. EBPの実装を推進するプロジェクト

1）プロジェクトとしてEBPを実装する

　この章では，EBPを実装するための戦略としてIOWAモデルを用いて説明してきた．IOWAモデルは4段階からなる実装戦略であるが，その本質は，エビデンスに基づいた新たなケア方法という新たなサービスを組織に定着させるプロセスモデルである．このプロセスは，気づきと関心の創造，知識とコミットメントの構築，行動と採用の促進，統合と継続的使用の促進の4段階から構成されている．

　実際にこのIOWAモデルによるEBP実装をスタートさせるには，プロジェクトの進め方を適用するとわかりやすい．

2）プロジェクトとは何か

　プロジェクトとは，特定の成果を生み出すために時間と資源をかけて行う一連の作業であり，プロジェクトには，特定の目標や期限，予算がある（中島訳，2015）．つまり，EBPの実装とは，根拠に基づいたケア方法の改善により，患者，職員，組織に良い結果をもたらす期限を決めた活動である．そのため，EBPの実装を推進するリーダーが，プロジェクトを理解し，実施することで，ケア改善という組織改革がより効果的になる．

　プロジェクトは「いつまでに何を達成するのか」をスタート時に明確にし，その達成目標に向かってチームをつくり，プロジェクトにかかわるステークホルダー（利害関係者）との交渉と協議と合意形成を行いつつ，限りある資源を活用して，目標達成に向かう計画を立案

実施評価するプロセスである．このプロセスは未来志向であるため，「これをやったら必ずこうなる」という保証はない．予定どおりに進行しないリスクがつねについて回る．このリスクを想定し，対応策を考えつつ，目標を達成することが，プロジェクトの管理である．

3）プロジェクトの成功を目指すには

プロジェクトの成功基準は，プロジェクトが計画された期限内に完成すること，予算内に完成すること，プロジェクトの目標を達成することである．EBPの実装プロジェクトを成功させるポイントについて，プロジェクト成功の12の黄金律（中島訳，2015）を参考に解説する．

（1）成果と方法について関係者の合意を得る

最も重要なことは，「EBPの実装によりどのような成果を得るのか」「そのために何をするのか」を明確に可視化すること，すなわちプロジェクト計画の立案である．この達成目標と方法を，現場のスタッフ，上司（師長，主任など），執行部（病院長，看護部長，施設長など）に説明し合意を得ることで，組織から保証されたプロジェクトとなる．患者，利用者，家族，あるいは他の組織のスタッフや管理者も重要なステークホルダーとなる．

ステークホルダーとは，プロジェクトに影響を与える，プロジェクトから影響を受けるすべての人を指すため，プロジェクトの合意を得なければならない人をすべて洗い出し，丁寧に説明し合意を得ながら進めることがプロジェクト成功の第一の要因である．

かかわる人たちがEBPの実装に合意し，味方になってくれることにより，プロジェクトが組織から保証される．すなわち，組織から正式に支援を受けるということであり，過不足のない，根拠のある資源を組織から提供されるということである．資源とは，人材，予算，物品，情報などであり，プロジェクトに必要なこれらの資源の調達はプロジェクトの成功を左右する．

プロジェクトの成果と方法，必要な資源を説明し，合意を得るためには，プロジェクトリーダーがステークホルダーに，プロジェクトの意義と必要性を自分の言葉でプレゼンテーションし，さまざまな疑問に答え，プロジェクトの成果を明確に表現できる必要がある．そのような人がリーダーとなる必要がある．

（2）プロジェクトはチームで進め，リーダーはリーダーシップを発揮する

プロジェクトを進めていくときには，プロジェクトメンバーやステークホルダー，エンドユーザーのwellbeingに価値を置く．EBP実装プロジェクトのためにスタッフが疲弊してはプロジェクトを行う意味が失われてしまう．また，プロジェクトの目標が達成されるかどうかは，やってみなければわからない．このあいまいさとリスクを引き受け，メンバーが安全に心地良く活動できるように，チームとステークホルダーのやる気を維持すること，最終責任

を引き受けること，といったリーダーシップの発揮が必要となる．

(3) プロジェクト計画を立案し必要な修正を行いながら実行し評価する

　プロジェクトは，まず計画を立案する．計画には，達成目標，方策，評価の方法，プロジェクトのスケジュール，期間（最終評価の時期），チームメンバーの役割分担について説明されていることが必要である．計画を説明した文書が「プロジェクト計画書（企画書）」である．プロジェクトリーダーはこの文書を用いて，チームメンバーとステークホルダーの合意を得る．そして，プロジェクトがスタートしたら，計画に沿った進捗管理を行う．

　進捗管理とは，計画どおりに進行するように準備し，環境を整え，方策を実施し，そのプロセスを評価し，必要に応じて修正するという作業を絶え間なく続けることである．進捗管理を行ううえで重要なことを以下に説明する．

　まず，プロジェクトのスケジュールは"期待"や"希望"ではなく，現実可能性に基づいて作成する．そして，可能なかぎり通常業務の整理を行い，業務負担を軽減し，必要な資源を調達したうえで実施する．そして，プロジェクトの計画にないことはしない．たとえば，予想以上にうまくいっているから，計画段階では考えていなかったことを余分に行おうとすることにより，想定外のことが生じる可能性がある．また，メンバーやステークホルダーにとっては計画していなかった事柄の実施は業務負担や資源不足に直結する．

　一方で，プロジェクトの途中で，想定外のことが生じた場合，変更を躊躇しないこともリーダーに必要な態度である．目標の達成にマイナスの影響が生じる兆候があれば，多様な手段を講じて軌道修正することが必要となる．また，なぜ計画を変更するのか，いま何が起こっているのかについて，メンバーと情報を共有し，ステークホルダーに周知することはプロジェクトの説明責任を果たすことになる．

　最後に，プロジェクトを評価する．評価の視点は，「予定どおりに実施できたか」「予定外のことがプロジェクトにどう影響したか」「プロジェクトの期間内に目標が達成されたか」「残された課題は何か」「予想しなかった効果や影響は何か」である．これらを検証し，チームメンバーとステークホルダーに説明する．プロジェクト計画立案時に評価指標と評価方法を決めておくことで，客観的なプロジェクトの評価が可能となる．

2. EBPの実装プロジェクトの進め方

1) 現状を評価し優先度の高いテーマを決める

　次のように現状を評価する．
　(1) スタッフや管理者の改善の必要性の認識
　(2) 他組織との比較（ベンチマーク）
　(3) 新しい法令・診療報酬改定の情報収集，新たな知見の収集

（4）取り組む優先順位を決める

（1）スタッフや管理者の改善の必要性の認識

　改善の必要性に気づくためには，"当然と思い込んでいることを見直す"視点をもつことが必要となる．この気づきには2種類ある．1つ目は，慣習に基づくケア（Hanrahan et al, 2015）に気づくこと，2つ目は，何か良くないことが病棟で起きている（問題焦点型トリガー（アイオワ大学病院看護研究・EBP・質改善部門，2012/松岡ら監訳，2018））ということに気づくことである．

《慣習に基づくケアに気づくこと》

　医療の現場には多くの慣習やルーテインがある．複雑な業務をシンプルな業務に細分化し，ルールを決めて確実に実行していくことを求められるのが医療現場の特徴でもある．そのため，慣習やルーテインは現場の業務の流れと一体化されており，病棟スタッフの仕事の仕方を決定づけていることが多い．しかし，現場のスタッフが当然と思い込んでいるその慣習やルーテインがエビデンスに基づいておらず，成果につながっていない場合がある．これを慣習に基づくケアとよぶ．

　慣習に基づくケアには，次のような特徴がある．
- 病棟の多くのスタッフが疑わずに行っているが根拠に乏しいケア
- これまでどおりの考え方と方法で行われ，ルーテインに落とし込まれ，組織的に実行されているケア
- 継続的な行動パターンとして表現され，疑問を差しはさむ余地のないケア
- 変更しようとすると，しばしばスタッフ間に感情的な対立が生まれるケア
- 効果を評価していない，もしくは効果を観察することのできないケア

　この良い例として，「開腹術後の腸蠕動音の確認」がある．安全な経口摂取再開の指標として術後の腸蠕動音の確認がルーテインとして行われていたが，2006年にアイオワ大学病院看護部で，「腸蠕動音の聴取にエビデンスがあるのか？」という疑問をもとに文献検討が行われた．その結果，術後初期の腸蠕動音は小腸の不規則な収縮音であること，術後早期の食事摂取は安全であること，消化管の蠕動の再開指標は排ガス，排便，食欲，対象の回復であること，術後翌日から経口摂取を開始することで排ガスと排便はより早く出現することが明らかとなった．加えて，自組織の外科医とナースプラクティショナーにヒアリングしたところ，手術後の腸蠕動音の観察は術後管理に必要な指標ではないことがわかり，看護マニュアルから，このアセスメント項目が削除されたのである（Madsen et al, 2005）．

《何か良くないことが病棟で起こっていることに気づくこと》

　これまでと比較して何か良くないことが病棟で起こっていることに気づくには，データの経年的な蓄積が必要となる．前年同月，前前年同月と比較して，「平均在院日数が延長している」「転倒などのインシデントが増加している」「せん妄が増えている」「職員の離職率が上昇している」などと気づくためには，これまでとの比較が不可欠だからである．長期的にデー

タの推移を把握することで,「何か良くないことが起こっている」という経験から得られる直感を, 裏づける数値データで表現できる.

　たとえば, ここ1カ月の間に, ひとつの病棟で転倒が30件を超え, 骨折に至ったケースが2例あったという事象はインシデントレポートから得られる. 一方, ひとつの病棟で睡眠導入薬の処方数が前年同月と比較して3倍になっており, 夜間せん妄になる患者が2名出現しているというデータを, 電子カルテから入手しやすくしておくこともできる. そうすれば, データを前年同月, 前前年同月と比較して「増えている」ことが可視化できれば, 改善の必要な何かが病棟で生じていることをとらえられる. このようなきっかけを「問題焦点型トリガー」という.

(2) 他組織との比較 (ベンチマーク)

　全国回復期リハビリテーション病棟協議会では, 成果指標の全国平均を毎年出版している. この数字と比較して, 自組織のADL改善率が低い, 在宅復帰率が高い, というようなことを評価することが, 成果指標の比較 (ベンチマーキング) である. 回復期リハ病棟では, 患者の特徴, 人的資源の配置に大きなばらつきはないため, ベンチマークが有用である. 成果指標が他組織と比較して低い場合, 何かが原因となっているのである. その原因を分析し, プロジェクト計画に組み入れることができる.

　たとえば, 退院支援が入院時から機能していないのかもしれない. それは, カンファレンスで患者の目標を共有できていないことによるかもしれない. なぜなら, 患者の目標を共有していないと, 看護師は「予定どおりの退院を目指し, 患者にセルフケア学習支援を行いたい」, 理学療法士は「もう少し歩行が確実になってから退院してもらいたい」, ソーシャルワーカーは「家屋環境が整っていないため, 退院は難しい」などと判断し, 結果的にひとつの目標に向かったリハ計画を立案できず, 在院日数が延伸することにつながるだろう.

(3) 新しい法令・診療報酬改定の情報収集や, 新たな知見の収集

　現状では改善の必要性がなくても, 法令や診療報酬の改正により, 病棟のケアシステムを変更したり, あらたなケアやケアチームを導入したりすることもある.

　その他にも, 関連するガイドラインの更新, 組織のケア理念や経営方針, 基準の更新などにより, ケア提供の仕組みや方法を変更することもある. とくに関連ガイドラインの更新はエビデンスの更新であるため, ケア方法も更新する必要があり, プロジェクトとして行う必要がある.

(4) 取り組む優先順位を決める

　これまで述べてきたケア改善のきっかけに気づき, 何に取り組むのかを決めるときには, 組織的方向性の理解, 部署のスタッフ, 他の専門職, 患者家族など, 日頃の業務に関係するステークホルダーの意見を聞くこと, 学会で新しい情報を入手すること, 文献データベース

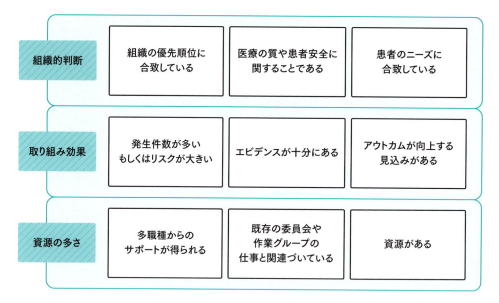

図Ⅳ-3 病棟で取り組むための判断ポイント
(Cullen L, Adams SL(2012)：Planning for implementation of evidence-based practice．J Nurs Adm, 42(4)：222-230．を参考に作成)

のブラウジングなどが有効である．そのためには，学会に参加できる環境，文献にアクセスしやすい環境，スタッフや専門職との建設的なカンファレンスの場，患者・家族との良好な関係に基づく情報収集，組織理念や組織の長中期計画，明確な年間病棟目標などが資源となる．

病棟レベルで取り組むことが可能なトピックであるかを判断するには，**図Ⅳ-3**に示す判断ポイント（Cullen et al, 2012）を用いて検討できる．

組織の優先順位をさらに詳しくみてみよう（**図Ⅳ-4**）．組織は，外部からの規制や認定により，その組織の医療の質が管理されている．そのため，国家政策の動向や診療報酬の改定などに大きく左右される．また，医療の質については外部評価基準で管理されている．リハ医療は資源を集中的に投下して最大のアウトカムを得ようとする活動であるため，このような外部からの規制や認定が組織的判断に強く影響する．

次に，組織のビジョンである．「組織の中長期計画のなかで回復期リハ病棟がどのような位置づけであるのか」「組織の執行部は回復期リハ病棟をどのようにとらえているのか」により，取り組もうとする回復期リハ病棟のケア改善プロジェクトへの支援のありようが決まる．

また，組織的なリスクマネジメントの方向性も考慮する必要がある．安全性が保障されているのか，プロジェクトを行うことにより医療の質が改善するか，回復期リハ病棟では，とくに在宅復帰率やADL改善率などへの直接的影響をシミュレーションし，執行部や上司に対して回答できるようにしておくことで，組織的な支援が受けやすくなる．

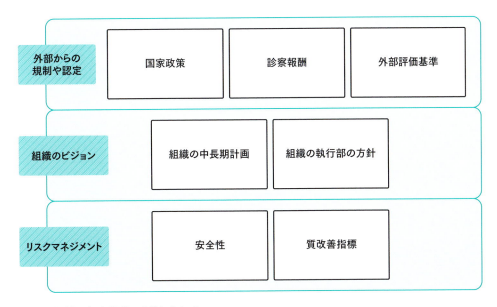

図IV-4 組織の優先順位の判断ポイント
(Cullen L, Adams SL(2012):Planning for implementation of evidence-based practice．J Nurs Adm, 42(4): 222-230．を参考に作成)

2) 実践の改善の評価と普及・定着

　実施に関するプロセス評価と，目標達成に関するアウトカム評価を行い，「十分な期待されるアウトカムが得られた」と判断されれば，普及・定着に向けて活動する．
　プロセス評価で重要なことは，次の5点である．
　①予定どおりに進行できたか
　②病棟スタッフのケア改善トピックに関する正確な知識が向上したか
　③病棟スタッフのケア改善トピックに対する認識は肯定的態度に変化したか
　④負担感はなかったか
　⑤実践が変化したか
　アウトカム評価では，目標が達成されたかを評価する．そのため，プロジェクトの目標は可能なかぎり数値目標で表現される必要がある．たとえば「プロジェクト前と比較して発生件数が〇％減少する」「前年同月と比較して入院期間が〇日以上短縮する」「在宅復帰率が回復期リハ病棟全国平均値を上回る」などである．
　プロセス評価，アウトカム評価とも，"次の課題"を明確にすることでプロジェクトの評価が終了する．

3）EBP実装の類型

　回復期リハ病棟でのEBP実装を4つのタイプに分類して，その特徴と実施時の留意点を検討しよう（**図IV-5**）．エビデンスに基づいて何かを〈やめる〉場合と何かを〈始める〉場合がある．その何かとは，単一のスキルや物品の導入である場合と，アルゴリズムやプロトコール，手順などのような複雑なシステムの場合がある．ケア改善のトピックがどのようなタイプのEBP実装であるかを検討すると，プロジェクトの力点がわかりやすいかもしれない．

（1）単一のスキルもしくは物品の使用を〈やめる〉

　たとえば，「回復期リハ病棟に入院してくる脳梗塞の患者が，急性期病院から弾性ストッキングを装着している．これをそのまま回復期リハ病棟でも装着し続けている」という慣習に基づいたケアを改善するには，患者と家族に「脳卒中ガイドラインによると，脳梗塞患者の弾性ストッキングの装着に深部静脈血栓症の予防効果はなく，むしろ皮膚障害の発生率が有意に高いこと（dennis et al, 2009）と，急性期ではなく回復期では，体を動かしていくため弾性ストッキングを装着しなくても静脈還流が促され深部静脈血栓症のリスクは低下すること」を説明して，理解を得ることで，装着中止につながる．このようなEBPの実装プロジェクトで重要なことは，病棟スタッフの知識と情報の程度である．最新のガイドラインや研究サマリーの情報を共有していれば，何かを〈やめる〉ケア改善は難しくない．一方，行って

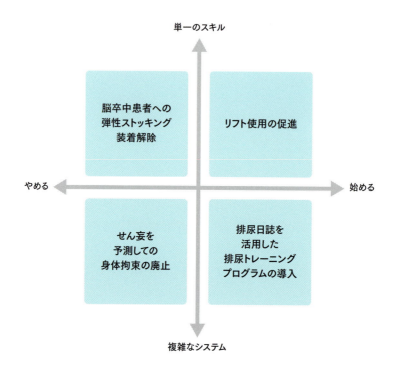

図IV-5　EBP実装の類型の例

いたことに価値を置いて〈やめる〉ことを拒むスタッフがいる場合，最新のガイドラインや研究知見などの資料をもとに理解を促すことが必要となる．

(2) 単一のスキルもしくは物品の使用を〈始める〉

たとえば，「回復期リハ病棟でのリフトの導入もしくは使用の開始」は，移乗動作の介助に補助具を導入して患者と職員の双方の安全を守ることを目的として行われる，物品の導入である．

このようなケア改善は，「いままで，なぜこれが導入されてこなかったのか，もしくは使用されてこなかったのか」を分析し，対応策を検討することが重要である．スタッフの知識や情報不足により，リフトの使用方法を面倒なものと思い込んでいたのかもしれない．人力で移譲するほうが安全だと思い込んでいるのかもしれない．エビデンスのない方法を行い続ける状況には，必ずその理由がある．とくにリフトのような機材の導入は，経営執行部の予算配分が得られないなどの経済的要因が大きく影響する．執行部に「リフトの導入という資源の投入の効果，およびリフトを導入しなかったときの潜在的コストとリスク」を説明しうる企画書をもって合意形成する必要があるかもしれない．

(3) 複雑なシステムを〈やめる〉

代表的なしくみが「ベッドの4点柵の使用」である．4点柵は通常，ベッドからの立ち上がり時の転倒や転落を防止する目的で使用されることが多い．しかし，4点柵を使用することで転落時の高さが増し，重大な頭部外傷に至るリスクが25％増大することや死亡例が報告され（Brown et al, 2010），かつ，転倒・転落の発生を減少させないことが明らかである（Capezuti, 2002）．しかし，エビデンスに基づくことなく，医療職が"良かれと思って"緻密に構築したシステムを〈やめる〉ことは，病棟スタッフにとって心理的バリアが強い．とくに4点柵に頼って患者の行動を"制限"することで治療を展開する志向の病棟では，「4点柵なしに患者の安全を守ることなどできないし，ありえない」というような信念が生じている可能性があり，改革しようとする者と信念対立構造が生じることもある．

すなわち，複雑なシステムを〈やめる〉には，そのシステムの構築に貢献してきた病棟スタッフの認識や価値観の変容が不可欠である．そのためには，病棟看護師長や看護部長による明確なビジョンの提示や，具体的な方法論の提示が必要となることも多い．慣習に気づくために，新しい情報や知識の提供，日常のケアに疑問をもてるような研修などもあわせて行うことが効果的である（Brown et al, 2010）．身体拘束をしなくなることでの負担感の軽減，責任の所在の明確化（スタッフ個人に責任を負わせない）など，職場環境の改善もあわせて必要となる．半年程度の比較的長期間をかけて集中的に展開すべきケア改善といえる．

(4) 複雑なシステムを〈始める〉

たとえば，「回復期リハ病棟に入院中の女性脳卒中患者に排尿日誌（（泌尿器科領域の治療標準化に関する研究班編集，2004）を活用した排尿トレーニングプログラムの導入する」な

どのEBPの実装は，複雑なシステムを〈始める〉プロジェクトとなる．

　これは，ガイドラインの更新や新しい知見などにより導入される知識重点型トピックに多い．一方，〈始める〉ことが，複雑なシステム，すなわち，排尿日誌の記録，アセスメント，目標設定，患者への学習支援，飲水の管理，トイレ動作の指導，評価という複数の要素を包括的に展開することであるため，その準備が重要となる．病棟スタッフへの説明，記録用紙の準備，患者説明の手順，看護計画への組み込みと電子カルテへの搭載，医師との合意形成などをすべて準備し終わっておくと，効果的に始めることが可能となる．

3. EBPの実装に必要な多層的なリーダーシップ

　EBPは組織的な取り組みであり，病棟だけでEBPに取り組むには限界がある．EBP実装に対して資源配分がなされなければ，実施できない．組織がEBPに価値を置かない場合，EBPの環境整備がなされず，看護師のEBPに関する知識とスキルが低いままであることが指摘され（Sedlar et al, 2017），また，EBP実装戦略を取り入れていない組織の管理者はEBPの理解が不足しており，ケアの質が低いことも明らかになっている（Melnyk et al, 2017）．すなわち，EBP実装には組織の多層的リーダーシップが必要である（Guerrero et al, 2018）**（図Ⅳ-6）**．

　多層的リーダーシップの発揮とは，トップマネジャーの変革的リーダーシップ（Boamah et al, 2018），EBP実装リーダーシップ（Aarons et al, 2015），スタッフレベルのクリニカルリーダーシップ（Mannix, 2013）の3つのリーダーシップが同時に発揮されていることを指す．

　すなわち，看護部長が「最善の医療と看護を実現するために，エビデンスに基づいて組織を変革する」という組織を変えていこうとする変革的リーダーシップを発揮する環境であれば，患者にとって最善のケアが実装される機会が増える．そして，病棟看護師長がEBP実装を積極的に推進することを看護部長が支援できる．一方，管理者のEBPへの理解不足により，慣習に基づいたケアに戻る可能性が高いことも指摘されており，看護部長が明確なビジョンを示し続け，組織変革を促す態度をもち，社会変化を予測しつつ組織の理念の実践を展開することがまず必要である．

　また，病棟看護師長のEBP実装に向けたリーダーシップの発揮は，ケア改善を発信し続けることにより，執行部，他の専門職，病棟スタッフなどのステークホルダーからの信頼につながる．多くのステークホルダーがEBP実装プロジェクトを信頼することにより，得られる支援は増え，EBP実装プロジェクトは実施しやすくなる．

最後に，管理者だけでEBP実装プロジェクトを実施することはできない．最終的には，回復期リハ病棟において治療と訓練とケアを患者の療養生活に統合し，日々の生活の自立に向けて支援する看護職・介護職のクリニカルリーダーシップがEBPの実装を支える．すなわち，患者に実際にケアを提供するための的確なケアプランを立案し，実施し，評価するための的確なケアプランを立案し，実施し，評価するためのリーダーシップの発揮が重要である．

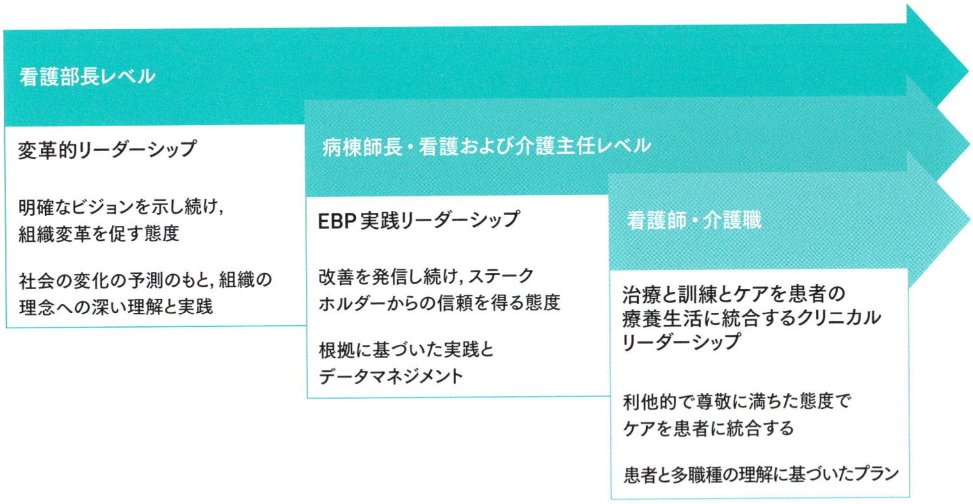

看護部長レベル

変革的リーダーシップ

明確なビジョンを示し続け，組織変革を促す態度

社会の変化の予測のもと，組織の理念への深い理解と実践

病棟師長・看護および介護主任レベル

EBP実践リーダーシップ

改善を発信し続け，ステークホルダーからの信頼を得る態度

根拠に基づいた実践とデータマネジメント

看護師・介護職

治療と訓練とケアを患者の療養生活に統合するクリニカルリーダーシップ

利他的で尊敬に満ちた態度でケアを患者に統合する

患者と多職種の理解に基づいたプラン

<u>図Ⅳ-6</u>　**EBP実装に必要な多層的リーダーシップ**

文献

- Aarons GA, et al（2015）：Leadership and organizational change for implementation（LOCI）：a randomized mixed method pilot study of a leadership and organization development intervention for evidence-based practice implementation．Implement Sci，10：11-11．
- Boamah SA, et al（2018）：Effect of transformational leadership on job satisfaction and patient safety outcomes．Nurs Outlook，66（2）：180-189．
- Brown S, Whitbread L（2010）：Death by side rail．Healthc Q，13（3）：80-85．
- Campbell GM（2007）/中島秀隆訳（2015）：世界一わかりやすいプロジェクトマネジメント．総合法令出版．
- Cullen L, Adams SL（2012）：Planning for implementation of evidence-based practice．J Nurs Adm，42（4）：222-230．
- Capezuti E, et al（2002）：Side rail use and bed-related fall outcomes among nursing home residents．J Am Geriatr Soc，50（1）：90-96．
- Dennis M, et al（2009）：Effectiveness of thigh-length graduated compression stockings to reduce the risk of deep vein thrombosis after stroke（CLOTS trial 1）：a multicentre, randomised controlled trial．Lancet，373（9679）：1958-1965．
- Guerrero EG, et al（2018）：Advancing theory on the multilevel role of leadership in the implementation of evidence-based health care practices．Health Care Manage Rev，2018 Jun 25．
- Hanrahan K, et al（2015）：Sacred Cow Gone to Pasture：A Systematic Evaluation and Integration of Evidence-Based Practice．Worldviews Evid Based Nurs，12（1）：3-11．
- Madsen D, et al（2005）：Listening to bowel sounds: an evidence-based practice project．Am J Nurs，105（12）：40-49．
- Mannix J,（2013）：Attributes of clinical leadership in contemporary nursing：An integrative review．Contemp Nurs，45（1）：10-21．
- Melnyk BM, et al（2017）：A Test of the ARCC© Model Improves Implementation of Evidence-Based Practice, Healthcare Culture, and Patient Outcomes．Worldviews Evid Based Nurs，14（1）：5-9．
- Sedlar G, et al（2017）：Developing a Quality Assurance System for Multiple Evidence Based Practices in a Statewide Service Improvement Initiative．Adm Policy Ment Health，44（1）：29-41．
- アイオワ大学病院看護研究・EBP・質改善部門編（2012）/松岡千代，深堀浩樹，酒井郁子監訳（2018）：看護実践の質を改善するためのEBPガイドブック　アウトカムを向上させ現場を変えていくために．ミネルヴァ書房．
- 泌尿器科領域の治療標準化に関する研究班編（2004）：EBMに基づく尿失禁診療ガイドライン．https://minds.jcqhc.or.jp/n/med/4/med0015/G0000039/0021

V

回復期リハビリテーション病棟におけるEBPの実装例

1. 生活機能を再建する
   - **A** 生活リズムの調整
   - **B** 基本動作の獲得
   - **C** 排泄機能の向上
   - **D** 移動機能の向上

2. 患者のQOL向上をめざす
   - **E** 身体拘束の解除
   - **F** 転倒の予防
   - **G** せん妄の予防

3. 患者の学習を支援する
   - **H** 服薬管理
   - **I** 退院後の生活に焦点をあてた健康管理教育

4. 円滑な地域移行を推進する
   - **J** 回復期リハ病棟における専門職間コミュニケーションの改善
   - **K** 退院前訪問指導（ホームエバリュエーション）の実際と効果的な方法

1 生活機能を再建する

A 生活リズムの調整

（岩佐はるみ）

1. 実装するエビデンス

何をどのように改善するのか　それはなぜか

「患者の生活リズムを整えるケアを実現するために，ケアプロトコールを導入する」

　人の日常生活は，生体リズムを基盤とし，多様な環境因子の影響を受け，その人なりの生活リズムとして表現される．しかし，加齢とともに生体リズム，環境因子が変化し，生体リズムに変調をきたしやすい．高齢者が生活リズムを自律的に調整し，維持することができれば，健康生活を送ることにつながり，さらにはQOLの維持・向上にも大きく関係する（森下，2009）．

　回復期リハ病棟に入院する高齢患者は，脳血管障害に伴う高次脳機能障害や認知症などの疾患を有するため，非常に生活リズムを崩しやすい．また，生活リズムを崩すことにより，過活動やせん妄を生じる．さらに，理学療法・作業療法などの機能訓練は時間を指定され実施されるため，患者はスタッフの業務を中心としたリズムに合わせた生活を余儀なくされる．回復期リハ病棟においては，患者の生活の再構築に向けた支援を必要とするが，個人因子・環境因子の両方の側面から生活リズム調整が困難となる場合がある．

　生活リズム調整への支援は，患者の家庭復帰や社会復帰を使命とする回復期リハ病棟において，退院後の患者が生活を再構築して，健やかに過ごせるように支援するという観点からも重要である．さらに，入院中に健康的な生活リズムを構築することにより，リハがスムーズに進み，回復を促進することにつながる．

　患者の生活リズムを整えるケアを実現するためには，管理者が組織的に取り組む必要がある（酒井ら，2010）．看護師ひとりだけが生活リズムを整えるケアを実施しても，患者の24時

間を支援することはできず，その効果は望めない．組織的に取り組み，ケア提供チームへの支援体制を構築し，療養環境を改善する必要がある．

また，生活リズムは，生活の目安と過ごし方から構成されており，生活の過ごし方に楽しみや張り合いがないと，生活の目安が実行されにくくなり，生活リズムが乱れやすいことが指摘されている（酒井ら，2010）．

そこで，回復期リハ病棟において生活リズムを整えるケアプロトコールを導入する（**図V-A1**）．生活リズムを整えるケアプロトコールは，①生活リズム障害の有無と性質の把握，②生活リズム障害の原因の把握，③生活リズム障害の性質と原因に即した「生活リズムを整えるケアプロトコール」をすべて選択し実施し評価する3つのステップから構成されている（酒井ら，2010）．

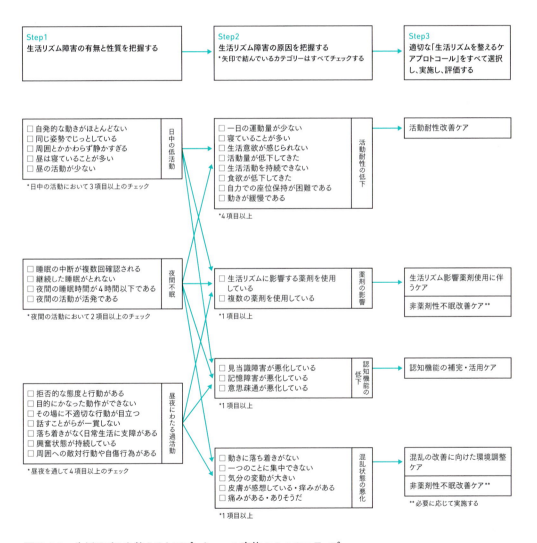

図V-A1 生活リズムを整えるケアプロトコール実施の3つのステップ
（酒井郁子，諏訪さゆり（2010）：高齢者自身が生活リズムを整えること．「高齢者の生活機能再獲得のためのケアプロトコール 連携と協働のために」，中島紀惠子，石垣和子監修，酒井郁子，他編，日本看護協会出版会，pp33-35．）

2. 実装するための準備

どのようにチームを組織するか　どのような環境調整が必要か

　生活リズムを整えるケアにおいては，人的・物理的環境を同時に整え，介入することが必要である．

　ケアプロトコールは，組織として導入を決定し，かかわる職員全員に研修を行い，ケアプロトコール導入の推進者を決定し，ケアプロトコール運用の役割分担を行い，ケアプロトコールを適用する前に高齢者と家族にケアプランとして説明するプロセスが必要である（酒井，大塚，2010）．展開するにあたっては，生活リズムを整え生活活性化を促進するためのケア管理ガイドラインをもとに病棟環境を改善することを同時に実施した（**表V-A1**）．

　回復期リハ病棟で，患者の生活の過ごし方の充実を促進するための方策のひとつとして，アクティビティ・ケアがある．アクティビティ・ケアは，デイケアやデイサービスの利用者に対して，体操，機能訓練，ゲーム，レクレーションとよばれるさまざまな活動プログラムに楽しみながら参加し，他の利用者とかかわることを通して生活全体を活性化するために行われるものである（森下，2009）．回復期リハ病棟で実際にアクティビティを実施した報告（佐藤，2010）やレクレーションを取り入れ，生活リズム改善につながった報告もある（岩永ら，2003）．回復期リハ病棟では，専従の理学療法士，作業療法士の他に介護福祉士も配属されてリハチームを形成しており，アクティビティ・ケアの提供のための人的資源が確保されている．

　チームの編成時には，組織の管理者が生活リズムを整えるケアを理解している必要がある．そのうえでプロジェクト全体を統括し，プロジェクト計画の推進や進捗管理，管理部門や関係者との連絡調整，ファシリテーションなどの役割を担うリーダーを置き，さらに，現場でリーダーシップを取り，スタッフ個々を支援するメンバーを選んだ．また，そのメンバーには介護福祉士やリハにかかわる療法士などの多職種を入れて組織した．介護福祉士は，その資格取得の過程でアクティビティについて学んでいる．そのため，プロジェクトの企画・実施・評価において，介護福祉士の専門知識と技術を積極的に活用する．多職種連携を強化し，患者の機能回復を促進した．

　チームのメンバー間で，知識や介入方法に差が生じないように，学習会や生活リズムを整えるケアプロトコールの試用を事前に行い，課題となりそうな事柄を明確化することが必要であった．さらに，実践の取り組みをどのように記録するかについても事前に決定しておいた．

表 V-A1　生活リズムを整え生活活性化を促進するためのケア管理ガイドライン

(1) 睡眠・覚醒リズムを整えるような施設環境である

①睡眠から覚醒への移行を支援する
　起床時刻に合わせて部屋を明るくして覚醒しやすい光環境を提供する．また，自然に入居者が起床したくなる条件を整える．

②日中の活動性を高める
　活動と休息のバランスをつねに配慮し，何もすることがなく臥床している時間帯の過ごし方を高齢者とスタッフで話し合えるような体制をつくる．

③覚醒から睡眠への移行を支援する
　睡眠に影響する嗜好品（カフェインやニコチン）や水分摂取の仕方を調整する．高齢者が就寝前にリラックスした気分になれるような過ごし方を支援する．寝る前の習慣を尊重し，就寝することを無理強いしないかかわりをスタッフ間で共有する．空腹感で寝つけないときのために，間食や飲み物を用意できる体制をつくる．

④夜間の睡眠を維持する
　環境（室温，湿度，明るさ，音）を調整し，睡眠を阻害する要因を減らす工夫をする．もし眠れないときに高齢者が遠慮せずに過ごせる場所を施設内に用意する．

(2) 日々の過ごし方が充実するよう支援する

①高齢者の過去の背景や活動状況を把握し生活に取り入れる
　これまでの趣味や娯楽活動について，高齢者や家族から情報を得て，趣味や娯楽活動ができなくなった要因を検討し，現在の生活に取り入れる工夫をする．

②現在の趣味や娯楽活動を充実できる機会を提供する
　現在の趣味や娯楽活動への意欲を把握し，高齢者が楽しみを得るような機会を多くつくることができるような体制を工夫する．

③高齢者の疲労が回復するように十分な休息を提供する
　休息時間帯を考慮して日課を調整し，無理なく趣味や娯楽活動を続けられるようにする．

④寛ぎや心の休まりを得られるような生活調整を行う
　一人になれる場所を施設内に用意したり，他の入居者との関係調整を図ったりする．心のよりどころとなるものを入居先に持ち込める体制を整える．

(3) 入居者の安心と安楽を支援する

①高齢者とスタッフのコミュニケーションを支援する
　高齢者に対してわかりやすい伝達方法を用いているか，高齢者の話を受け止め，意味の理解に努めようとかかわっているかをスタッフにフィードバックしたり，スタッフが振り返ることができる体制をつくる．

②高齢者が意図している行動を読み取り支援する
　高齢者の行動の意図をスタッフが推測して援助できるように，高齢者の習慣や好み，ライフヒストリーの情報を共有できる仕組みをつくる．

③高齢者が心地よさを体験できる機会を用意する
　生活のなかで心地よさを体験できるように，食事，入浴，排泄などのケアを個別のベースに合わせて提供できる体制をつくる．ペットセラピーやアートセラピー，回想法など自己表現の機会をつくる．

(4) 心地よい生活空間にむけた環境調整を行う

①見当識の低下を補完する環境をつくる
　時計やカレンダーなど見当識を補完する道具を効果的に使うように工夫する．季節やその土地ならではの行事を取り入れる工夫をする．関わるスタッフをできるだけ固定化する体制を整えるなどなじみの関係づくりを支援する．

②自然に近い光環境を整える
　光環境が生体のリズムに影響することを考慮し，日中は屋内に明るい光を取り入れるように工夫したり，屋外や窓辺で過ごせるように居場所を考慮する．夜間は明るい光を浴びないように，ケアの際に低照度の灯りを用いることをスタッフ間で共有する．

③騒音のない環境を整える
　スタッフ同士の話し声，足音，ドアの開閉，食事介助時の食器の扱い，医療機器の取り扱い音などが，高齢者にとって騒音になっていないか点検し，振り返る機会をつくる．

④温度・湿度環境を整える
　季節の変化に合わせて，室温・湿度を調整する．暑がりか寒がりなど，高齢者の個々の状態に合わせて，着衣や布団などで調整する．
⑤さわやかな空調環境を整える
　食事や排泄の後すぐに片付ける，常に換気に気を配ることをスタッフで共有し，必要時には消臭・脱臭器の設置を検討する．

（酒井郁子，大塚眞理子（2010）：ケアプロトコールの展開方法．「高齢者の生活機能再獲得のためのケアプロトコール　連携と協働のために」．中島紀惠子，石垣和子監修，酒井郁子，他編，日本看護協会出版会，pp52-58．）

3. 実装計画

改善の到達目標　方略

　ここでは，筆者が回復期リハ病棟主任の立場からプロジェクトリーダーとして実施した実装計画について記す（**表V-A2**）．6カ月間をプロジェクト期間としてチームを結成し，実施した．

表V-A2　プロジェクトの実装計画

到達目標	行動計画
［目標1］ 看護師・介護職が，患者個々の生活リズムを整えるケアを理解し，生活リズムを整えるケアプロトコールを活用したケアを提供することによって，患者の生活リズムが改善する．	・生活リズムを整えるケアプロトコールと環境調整に関する研修を実施する ・生活リズム障害のある患者に対し，生活リズムを整えるケアプロトコールを用いて，ケア計画を立案し，実施する ・生活リズムを整えるケアプロトコールによる効果を評価する
［目標2］ 患者の生活リズム改善のための病棟の人的物理的環境が整備される．	・病棟環境を改善する対策を検討し，患者が心地良く過ごせる場を創出する ・集団アクティビティ・ケア計画を立案し，実施する

4. 実装の実際

改善の実際　阻害要因と促進要因

1）目標1の行動計画の実施

（1）ケアプロトコールと環境調整に関する研修の実施

　以下のテーマについて研修を実施し，ケアにかかわる看護職・介護職に実施し，これから展開するケアの方向を示し，理解を得た．
- 生活リズム障害の定義
- 生活リズム障害の実際

- ケアプロトコールについて
- ケアプロトコールの活用の仕方
- 生活リズムを整えるための環境調整について

(2) ケアプロトコールを用いたケア計画の立案と実施

　チームメンバーが中心となり，カンファレンスを実施した．そのなかで，生活リズムを整えるケアプロトコールをもとにアセスメントを実施し，生活リズム障害へのケア計画を決定，実施，評価した．期間を決めて，その効果をカンファレンスにて評価し，スタッフ間で共有するとともに，その妥当性の評価と修正を行った．

　最初のステップとして，まず1ケースについて実施・評価を行うと取り組みやすいと考え，1ケース目の患者・スタッフの状況を確認し，リーダーもしくはメンバーが2ケース目導入の判断を行った．その後，スタッフへヒアリングし，実施・評価が円滑に行われることを確認し，ケース数を増やした．カンファレンスの結果，内服の調整やリハビリ時間の検討など，医師や薬剤師，セラピストと連携をとっていく．

　患者へ生活リズムを整えるケアプロトコールを使用したケアの実施にあたっては，生活リズム障害に対するケア計画を立案後，実施前に書面をもって説明し，本人もしくは家族などのキーパーソンから同意を得ておく必要がある．

　加えて，話し合いをスムーズにするためには，ツールの準備も肝要である．生活リズムを整えるケアプロトコールをいつでも確認できるようにしておいたり，記録用紙にあらかじめひな形を用意しておいたり，話し合うケースを事前にメンバーに周知するなどの事前準備が，短時間で話し合いを深めることにつながる．

(3) ケアプロトコールによる効果の評価

　生活リズムを整えるケアプロトコールを使用した患者について，ケース検討を実施するなどし，取り組みの結果を組織で共有することが必要である．効果を確認することで，各スタッフがさらに取り組みを推進しようという組織風土ができあがった．

2) 目標2の行動計画の実施

(1) 病棟環境を改善する対策の検討・患者が心地良く過ごせる場の創出

　環境調整のプロセス例を下記に示す．

- リーダーを中心に環境改善に関する文献を収集し，文献をもとにメンバーと情報共有を行う
- 患者の意見・希望を聞く
- ブレーンストーミングにより，メンバーでアイデアを抽出する
- 複数の解決策から，実現可能性のあるもの（期待される効果，実現可能性，費用，時間

の4項目で評価）をチームで抽出する
- リーダーは，必要な材料の調達や調整，スタッフへの周知を行う

（2）集団アクティビティ・ケア計画の立案と実施

《開催時期と内容》

スタッフと日程を調整し，集団アクティビティを計画した．

《方　法》

患者の希望を取り入れたプログラムを作成できるように，ヒアリングを実施して検討するとよい．プログラム作成時は，患者の参加基準や参加中の健康管理について検討しておくことが必要である．安全性および異常時の対処に配慮し，チームのリーダー看護師など，患者が当日参加できる体調であるかを判断し，参加の最終決定を行う責任者を決めておく．さらに，事前に計画書を作成し，組織で共有しておくことが望ましい．必要な時間や物品，場所の確認，患者の移動時の介助などを具体的に検討することができる．

患者へも事前に知らせておくことが必要である．同時に，組織内での周知も協力体制を構築するためには重要である．

集団アクティビティは，院内外の資源を活用して実施する．ケアプロトコールを使用した介入を行っていて，アクティビティ・ケアの適応がある患者には，とくに参加を推進する．

実施した結果は，リーダーおよびメンバーが組織内で周知した．

《場づくり》

時間と場所を決めて開催する．普段の患者同士の人間関係に配慮して着席する位置を検討し，参加者が楽しめるように支援した．

《事前準備》

リーダーは，管理者と相談し必要物品や人的資源の調整を行う．また，メンバーがアクティビティを実施するうえで抱く不安などが軽減されるよう支援した．

《プロセス》
- 導入：司会のメンバーが挨拶し，流れを説明し，雰囲気づくりを行った
- 展開：メンバーは参加者の状態に配慮し，声かけを実施した
- 終了：参加者が充実感をもてたかどうか，メンバーが感想や意見を聞いた

5. 評　価

成果と課題

1）生活リズムを整えるケアプロトコールの活用推進について

生活リズムを整えるケアプロトコールの導入により，適切なアセスメントを行うことで，

その患者に必要なケアが明確になり，スタッフが自信をもって患者に対応できるようになった．一方，生活リズムを整えるためのケアプロトコールをもとにケア計画を立案した患者においても，患者の生活リズムを尊重するスタッフの統一した対応により，患者の夜間不眠が改善し，日中のアクティビティへの参加や同室者との談笑など精神的な安定につながった．

　ケアプロトコールの導入は，スタッフと患者の双方にとって効果的であった．生活リズム障害は認められないが，スタッフがケアへの困難感を感じる患者に，生活リズムを整え生活活性化を促進するためのケアガイドラインに沿って認知機能補完のケアを計画・実施することで，ケアの困難感の軽減につながった．さらに，プロジェクトの実施により，スタッフが生活リズムを整えるためのケアを習得したことで，プロジェクトが終了した後もカンファレンスであらためて話し合いをしなくとも，日々のケアのなかに取り入れられた．

2）身体拘束者数および転倒・転落患者数について

　ケアの方法や身体拘束の解除に向けて話し合うことを組織で共有できた．その結果，身体拘束者数や転倒・転落者数の減少を認めた．

3）睡眠薬・鎮静薬の処方日数について

　医師や薬剤師と連携し，生活リズムに影響を与える薬剤についてコントロールすることにつながった．看護師が薬物についての知識をもち，薬剤師と薬物の効果に関する評価を共有し，医師，看護師，薬剤師が適正処方について検討する場を設けることが必要である．

4）病棟の環境改善の効果と課題

　病棟のしつらえを季節に合わせて変え，他のスタッフが利用しやすいように玩具を整理した．さらに，集団アクティビティ・ケアで作成した作品を，デイルームに飾ったり，セミパブリックを設置したりすることで，患者の活動範囲を拡大することにつながった．また，アクティビティ・ケアで作成した作品が患者のベッドサイドに飾られる場面もみられ，プライベートゾーンも充実した．しつらえを変えることによって，患者の活動のバリエーションを増やすことができる．ハード面を整えることにより，スタッフが患者に提供するケアの仕方というソフト面への変化も生む．しつらえを活用し，患者の活動や精神面へのアプローチの仕方が選択できるようになる．ハード面は継続的な手入れが必要である．手入れを継続できるように，組織の管理者は，実施するメンバーへの支援や活動の保障を行うことが必要である．

5）集団アクティビティ・ケアの効果と課題

　集団アクティビティ・ケアを新たに導入する場合は，現場のスタッフの負担感につながり，前向きに取り組めない状況が生じる．取り組むチームメンバー間はもちろんであるが，組織全体に，アクティビティに取り組むことでどのような効果が得られるのかという目的や必要性を，管理者が事前に周知することが必要である．

　集団アクティビティ・ケアの実施においては，毎回シミュレーションシートを作成し，メンバー間で内容を検討し，意見を集約したうえで実施した．さらに，実施後に振り返りを行い，改善点を次回のメニューのシミュレーションシートにいかしていくサイクルをつくった．認知症や高次脳機能障害など，回復期リハ病棟に特徴的な患者への配慮も熟慮され，さらにスタッフへ周知されたことにより，安全に実施することができた．チーム内で，取り組みを計画し，実践し，評価するPDSサイクルを形成したことが，集団アクティビティ・ケアの実施プロセスを成功に導いたと考える．

　プロジェクト実施後，看護師と介護職へのヒアリングを実施した．まず，患者においては，アクティビティ・ケアを提供すると笑顔がみられ，活動性が向上し，精神的な安寧が図られたということであった．スタッフにおいては，患者をアセスメントする視点が広がり，患者の個別性の重要さを考えるようになり，スタッフ同士の連携が促進されたということであった．患者には居心地の良い療養環境が提供され，スタッフは患者ケアの負担感が減少し，両者にとってポジティブな変化をもたらしたと考える．

6. まとめ

何に留意して進めるとうまくいくか

1）ステップを踏むこと，記録ツールを整備すること

　ケアプロトコール導入の過程は，
　①管理者が導入を判断する
　②スタッフに研修を行う
　③ケアプロトコール導入の推進者を決める
　④ケアプロトコール活用の担当者を決める
　⑤ケアプロトコールを適応する前に高齢者と家族にケアプランとして説明する
という5つのステップを踏む（酒井ら，2010）．今回の実装プロジェクトは，これら5つのステップを踏んで実施した．プロジェクトリーダーが，関係する管理者やスタッフと調整を行い，合意を得た．主任職のスタッフ（筆者）をプロジェクトメンバーとし，ケアプロトコールの推進と運用を行った．患者および家族に対しては，入院時とケア実施時に説明を行うこ

とで協力を得ることができた．さらに，生活リズムを整えるためのケアプロトコールの運用の実際の場面においては，アセスメントと記録のためのツールを作成することができた．これら一連の過程が実施されるシステムを構築できたことにより導入することができたと考える．

2）スタッフの知識と情報の共有を促進すること

　これらの活動を進めるにあたっては，プロジェクトのチーム間で知識が共有されていることが必要である．とくに，新たな事業を実施する際には，組織内に心理的な抵抗感が生じる．実施する必要性やその効果について共通の理解をもち，確認し合いながら実施する．同時に，実装する組織内でも同様に知識の共有が必要である．その方法としては，勉強会の実施に加え，介入により変化した事例を共有すると効果的である．

　今回の実装プロジェクトで用いた生活リズムを整えるケアプロトコールは，長期ケア施設で生活している高齢者を対象に開発されている．したがって，回復期リハ病棟で導入する際は，患者の疾患の特性を加味し，適用することが肝要である．回復期リハ病棟の患者の特徴として，疾患が回復し症状が変化していくことがあげられる．患者の変化を想定し，医師やセラピストと疾患の治療状況や身体機能面の情報を共有するなど，連携しながら介入しくことが必要である．

　生活リズムを整えるケアプロトコールとアクティビティ・ケアを並行して実施することにより，よりその効果が高まった．ケアプロトコールを用いるなかで，患者の余暇活動について検討した果，個別アクティビティ・ケアの提供につながったり，集団アクティビティ・ケアへの参加を促すようになったりした．さらに，スタッフのケアの視点が変化し，アクティビティ・ケアが提供されることが病棟の中で常態化した．生活リズムを整えるケアプロトコールの導入とアクティビティ・ケアが実施できる環境を整えたことにより，余暇時間でのアクティビティ・ケアの必要性やその効果がスタッフに理解された．

文献

- 岩永真澄，他（2003）：脳血管疾患患者の回復過程において生活リズム調整により症状改善がみられた2事例．長崎大学医学部保健学科紀要，16（2）：23-29．
- 森下利子（2009）：生活リズムを整える援助．「老年看護学　概論と看護の実践」．第4版，奥野茂代，他編，ヌーヴェルヒロカワ，pp254-263．
- 佐藤　亨（2010）：実践場面別のアクティビティ導入　回復期リハビリテーション病棟．「アクティビティと作業療法」．アクティビティ研究会編，三輪書店，pp25-30．
- 酒井郁子，諏訪さゆり，飯田貴映子，大塚眞理子（2010）：第3章　「高齢者自身が生活リズムを整えること．「高齢者の生活機能再獲得のためのケアプロトコール　連携と協働のために」．中島紀恵子，石垣和子監修，酒井郁子，他，日本看護協会出版会，pp28-69．

1 生活機能を再建する

B 基本動作の獲得

（塩田美佐代，市川　真，黒河内仙奈）

1. 実装するエビデンス

何をどのように改善するのか　それはなぜか

「患者の起居動作について動画を用いてスタッフ間で援助方法を共有することは，統一した援助につながる」

　集中的なリハにより，日常生活活動（activities of daily living；ADL）および在宅復帰率の向上が認められるといわれている（Ottenbacher et al, 1993）。脳卒中による上下肢の機能障害は，患者のADLに影響を及ぼす。現在，ミラーセラピーやバーチャルリアリティ（VR）を用いたトレーニングは上肢機能の改善に効果があるといわれている（Pollock A et al, 2014）。また，課題反復訓練は，上下肢の機能改善やADLの改善に有効であるといわれている（French B et al, 2016）。しかし，ADLの介助方法においては，患者の個人差が大きく，共通の見解を見出すことが難しい。それゆえ，エビデンスに基づいたうえで，患者の個別性に合わせたケア方法を確立する必要がある。

　回復期リハ病棟では，患者の起き上がり，移動・移乗動作などの基本動作の介助を行う際に，介助者は，患者の動きに合わせて体をかかえたり，前屈姿勢を取ったりすることが多く，腰部への負担が強い（加藤，2012）。そのため，患者のみならず，介護者にとっても負担のない介助方法を検討する必要がある。

　看護師への情報の伝達について，ポータブルビデオメディア（PVM），いわゆる動画を用いて情報伝達を行うことは，口頭でのコミュニケーションと比較して，情報を受け取る側（看護師）が知識・情報を多く獲得でき，看護師の満足が高い（Kam J et al, 2016）。これらのことから，動画を用いて個別性の高い患者のADLへの援助方法をスタッフ間で共有すること

は，患者への統一した援助につながるといえる．

X病院は．一般病棟（内科，整形外科，皮膚科）50床，精神科病棟46床，回復期リハ病棟は50床ずつ2病棟を有している．院内には，脳卒中リハビリテーション看護認定看護師4名が在籍している．脳卒中リハビリテーション看護認定看護師は，病態も含め全人的に患者を把握し，重篤化を回避しながら，患者がリハビリテーションを行えるか否かの判断とリハビリテーションを行える身体づくりを行う．そして，回復期リハ病棟に勤務する看護師が，患者のADLを把握しながら，生活の再構築に向けて24時間の日常生活にかかわるための計画立案と実施できるための指導においてその力を発揮している．

本稿の共著者である市川は脳卒中リハビリテーション看護認定看護師であり，回復期リハ病棟の主任として管理を担っている．今回，「基本動作の獲得」に向けたEBP実装の実際を述べる．当病棟の状況を表V-B1に示す．

表V-B1 当院回復期リハ病棟の状況（2017年度）

疾患別患者割合	脳血管疾患系53.5％，整形外科系43.7％，廃用症候群2.8％
患者平均年齢	72.4歳（脳血管疾患系69.2歳，整形外科系76.5歳，廃用症候群67.4歳）
平均入院日数	81.5日（脳血管疾患系95.2日，整形外科系66.2日，廃用症候群58.6日）
在宅復帰率	90.1％
脳血管疾患系のFIM改善	入院時68.4点，退院時94.2点（改善25.8点）
日常生活機能評価	入院時平均7.1点（入院時10点以上36.1％），退院時平均3.1点
患者1人1日あたりのリハ実施時間	148分
スタッフ配置数（1病棟50床）	リハ科医2.5名，看護師22名，ケアワーカー12名，クラーク1名，PT21名，OT14名，ST2名，MSW2名，管理栄養士1名，薬剤師1名

看護師平均年齢	33.4歳
看護師経験年数平均	12.0年
回復期リハビリテーション病棟経験年数平均	5.4年
脳卒中リハビリテーション看護認定看護師数	1名

2. 実装するための準備

どのようにチームを組織するか　どのような環境調整が必要か

1）改善テーマの検討と決定

　当院回復期リハ病棟では，実際の生活場面において，看護師・ケアワーカー（介護福祉士）が基本動作を含めたADLの介助を行っている．

　患者の起居動作に改善点がみられたとき，看護師は床上移動障害について看護計画を立案し，起居動作を分割してフローシートに基づき観察（**表V-B2**）を行っている．起居動作とは，重心の位置を水平方向や垂直方向に移動し，支持基底面の広さが刻々と移り変わる不安定な平衡状態から，安定した合目的的な静的姿勢を構築する一連の動作であると定義されている（井口，2002）．

　担当看護師は，セラピストが実際に患者に行っている指導を訓練場面にて確認し，介助時の注意点やポイントを，他の看護師やケアワーカーに口頭で申し送りしている．これまで，注意点や指導内容を看護記録や申し送りノートに記載し，セラピストと同じ方法で動作介助を行えるようにかかわっていた．しかし，フローシートで起居動作を分割して観察しても，看護師・ケアワーカー個々で介助方法や指導内容に差がみられ，指導・介助方法が十分に統

表V-B2　フローシート：寝返りから起き上がり（端座位）

評価基準：5段階で評価する．
0：自立　1：器具・装具が必要　2：見守り・教育　3：一部介助　4：全介助

項目	点数
①頭を持ち上げる	
②頭を左右に向ける	
③患側の上肢を支持	
④患側の下肢を支持	
⑤側臥位になる	
⑥状態の引き上げ	
⑦肘で支持	
⑧手のひらでの支持	
⑨下肢の処理	
⑩ベッド上，上肢の支持（あり，なし）	
⑪端座位保持時間（分）	

一されていない現状があった．また，実際にはケアワーカーが介助する場面も多く，ケアワーカーによる観察が看護師に伝達できていないこともあった．

EBPの実装に向けて，基本動作やADLの改善について病棟看護師・ケアワーカーが日常的に感じている疑問を出し合う機会を，チームカンファレンスのなかに設けた．

「起き上がりの際に電動ベッドのギャッジアップ機能を使ったほうがよいのではないか」

「トイレの介助場面において，健側に体重をかけて行う方法で下衣操作能力が改善するか」などの意見があがり（**表V-B3**），それぞれの意見について自由に討論を行えるようにした．

表V-B3　カンファレンスであげられた意見（一部抜粋）

- 画一的に側臥位で起き上がるよう指導することに意味があるのか．本人がやりやすい方法で行うことが一番良いのではないか
- 腰痛がある患者，プッシャー症状（麻痺側に傾斜した姿勢を修正しようとする非麻痺側の動作に抵抗してしまう現象）がある患者の動作方法がわかりにくい
- 拘縮した人の手の洗い方がわからない
- 立位でズボンを着脱する際に，壁に寄りかかって行うことで筋緊張が高まるのではないか
- 統一した方法でかかわるといっても，統一されていないのではないか
- 動作の指導内容や介助方法を申し送りで伝えることはできても，見ていないからイメージがわかない，具体的な指導や介助方法がわからない，タイムリーに指導できていない
- 臥床時の患者への枕やクッションの入れ方に自信がもてない

意見のなかから改善に向けて取り組みやすい事項について話し合った．起居動作の介助方法について，多くの看護師・ケアワーカーから「訓練場面ではできているのに，実際の生活場面でできないことがあるのはなぜだろう」「統一した介助方法といっても，実際には統一されていない．このことが，患者の動作が自立するまでの期間・入院期間を延長させているのではないか」という意見があがった．なかでも，脳血管疾患患者で片麻痺や高次脳機能障害がある患者の起居動作の指導・介助方法に困惑するという意見が多かった．当院の入院患者は半数以上が脳血管疾患患者であり，介助量が多いことから，「脳血管疾患患者の起居動作の習得に統一してかかわるためにはどのようなケアが有効か」をテーマに改善できることを検討した結果，起居動作のなかでもとくに起き上がり場面への介入を行うことを決定した．

2）疑問の定式化

表**V-B4**のとおり，疑問を定式化した．

表V-B4　疑問の定式化

どのような患者に対して	脳血管疾患で起居動作に介助を要する患者
どのようなケアをすると	統一した個別的な指導を行えるようにすると
どのようなケアと比べて	口頭での申し送りや画一的な観察視点で行う指導と比べて
どのような結果が得られる	患者の自立度が高まる（スタッフの介助量が減る）

3）患者のケアに対する疑問についての情報収集

　医学中央雑誌を用いて，「起居動作」「看護」「情報共有」「統一」をキーワードに原著論文の検索を行った．

　先行研究によると，セラピストが訓練で行っている「できるADL」を看護師が正確に把握し，生活場面で繰り返し行うことで「しているADL」にすることがリハ看護師の重要な役割であるとされる（滝口，2012）．しかし，セラピストがデモンストレーションの実施で介助方法や動作の統一を図るのみで「しているADL」につなげることは困難である（椛田，2009）．看護師が訓練場面に立ち会うことで情報交換の場は増えるが，担当看護師から他の看護師へ患者のADL情報が十分に伝達されず，他の看護師は患者のADL能力やリハの治療内容を十分に把握できていないことがわかっている（竹内，2006）．したがって，視覚情報の提供が起居動作方法の統一には重要である．動画を用いて情報伝達することは，情報を受け取る看護師が知識・情報を多く獲得でき，満足が高い（Kam J et al, 2016）ことがわかっている．患者の病棟での生活に合わせた起居動作方法を統一して指導すると，ブルンストロームステージが低い実施群でFIMの上昇率が良く（太田，2005），また，看護必要度の重症群，FIM利得の軽症群・重症群で点数が向上するという報告がみられた（三宅ら，2012）．

　リハスタッフと看護師・ケアワーカーとの情報共有を行い，訓練で行っている「できる動作」を病棟生活で「している動作」として継続させることが必要であるが，上記の報告にあるとおり，患者の状態に合わせて指導・介助方法を視覚的に確認できるツールが必要とされた．また，デモンストレーションのみでは看護師間の情報伝達が不十分であるという上記の報告があるため，ツールには動画を用いた．動画を用いて動作確認を行うことで，看護師・ケアワーカーは患者の起居動作の指導・介助に統一した方法でかかわることができ，リハスタッフと定期的に評価することで，患者の起居動作自立（看護必要度改善，FIM向上）につながると考えた（表V-B5）．

表 V-B5　実装する内容とアウトカム

実装する内容	視覚的に継続してケア提供者が確認できるツールを用いて，起居動作に統一した方法でかかわる．
アウトカム	・患者の看護必要度改善・FIMの向上 ・スタッフが交代しても，ケアを継続して提供できる

4) 改善チームの構成

　当病棟には，回復期リハビリテーション病棟協会が主催する回復期リハビリテーション認定コースを受講したスタッフが2名在籍している．このうち，今回の実装に積極的であった1名をリーダーとして改善するチームをつくった．訓練での指導内容を病棟でも継続できるよう，セラピストにも協力してもらう必要があったため，看護師・ケアワーカーが感じている内容をPT・OTの各チームサブマネジャーに説明し，検討した内容を伝えて同意を得た．ケアの改善に消極的なスタッフへは改善したい根拠を伝え，改善チーム（表V-B6）のメンバーから前向きな声かけを行い，環境を整えた．

表 V-B6　改善チームの構成

チームメンバーの役割	特徴
ビジョンを示し周囲を巻き込む （看護師1名）	・実装する内容の意見を出した看護師 ・回復期リハビリテーション認定コース受講看護師
現場の改善を牽引し続ける （看護師2名）	・各チームの看護主任
中核となるグループ （看護師8名，ケアワーカー3名）	・実装にあたり同意が得られた病棟にある2つの固定チームに属する看護師，ケアワーカー
仲間に影響を与える （看護師2名）	・経験が長く，交代勤務を行っておらず，日勤の勤務時間が長い看護師 ・チームのなかで意見を積極的に出す看護師 ・実装にあたり肯定的な意見を述べる看護師
EBPの阻害要因と促進要因を分析しまとめる （看護師1名）	・経験が長く，多領域での経験がある看護師 ・冷静に分析できる能力をもつ看護師 ・回復期リハビリテーション認定コース受講看護師

3. 実装計画

改善の到達目標　方略

　改善チーム内で今後の進め方を検討し，計画を立案した．起居動作の指導・介助方法に関する病棟での現状をテーマに，各固定チームの看護師・ケアワーカーで検討会を開催した（**表V-B7**）．その後，実装するエビデンスについて改善チームリーダーよりメンバーへ説明を行った．

表V-B7　改善チームにおける検討会の概要

改善チームで検討した内容	①〈患者の選定〉初回定期カンファレンス（入院後1~2週）で起居動作に介助を要し，指導内容が統一されていない脳血管疾患患者を選定する ②担当セラピストに，動作を統一するために指導・介助方法を動画で録画すること，ポイントとなる指導・介助内容を明確にしたいことを説明し協力を求める ③患者に起居動作を動画撮影する目的を説明し，了承を得る ④訓練時に指導している起居動作を病棟で行ってもらい，その内容を動画で撮影する．撮影の際にポイントとなる指導・介助方法を明確にする ⑤ポイントとなる観察部分を明確にし，観察項目に設定する（上体を起こす前に頸部が前屈できている，健側に動作スペースが確保できているなど） ⑥動画はいつでも視聴できるよう共有パソコンに保存し，周知する ・日勤の看護師・ケアワーカーはチームカンファレンスで確認し，動画の保存場所を確認 ・交代勤務の看護師・ケアワーカーは夜間に確認できるよう動画の保存場所を確認 ⑦1週間ごとにチームカンファレンスで指導・介助方法の確認と動作評価を行い，変更がないか確認する ⑧評価を行う ・対象患者のFIMの向上，看護必要度の改善 ・起居動作の継続した援助ができているか，介助・指導のしやすさについてのスタッフの意見 ⑨実践したケアについての評価を改善チームで共有する
計画	①起居動作の指導・介助方法の現状とあるべき姿について，各固定チームで意見交換する ②起居動作の援助の統一に関するエビデンスについて学習する機会を設ける（固定チーム会で実施） ③改善する内容を説明する（リーダーが各固定チームに実施） ④改善する内容について，病棟スタッフの意見を集約する ⑤改善する内容を改善チームで見直し，方法を決定し，病棟スタッフへ周知する ⑥実施する ⑦評価を行う（2カ月後） ・実施したケアについての病棟スタッフの意見を集約する ・改善チームで評価を実施する ⑧結果を病棟スタッフへ周知する ⑨修正した内容を周知し，実施する

4. 実装の実際

改善の実際　阻害要因と促進要因

> **事例**
>
> 　Bさんは，60歳代の男性．脳梗塞（左MCA領域），右片麻痺（ブルンストロームステージ：Ⅱ-Ⅱ-Ⅲ），感覚障害重度，高次脳機能障害あり．
>
> 　感覚障害の影響があり，ベッド上での臥床位置が徐々に左側に寄っていた．起居動作時に左側に手をつくスペースがなく，ベッド柵を把持して上体を起こそうとするが，できない様子がみられた．右側下肢の管理が行えず，動作前に声をかけ，左側下肢で右側下肢をすくう動作を行う介助が必要であった．
>
> 　問題点として床上移動障害が指摘されており，起居動作時の介助方法について担当看護師によるデモンストレーションが病棟スタッフに行われたが，看護師やケアワーカーからは「その時はわかるけど，実際にやろうとすると忘れてしまう」という声が聞かれた．
>
> 　初回定期カンファレンス（入院2週間）後に担当看護師と担当PTで話し合い，動作開始前に臥床位置を確認し，動作開始前に声をかけ，Bさんが右側下肢への意識を高めることを徹底する必要があることを確認した．ベッド上で上体を起こす際に顎部が上がり，筋肉の緊張が高まり，重心が後方にかかってしまうため，顎を引くよう声をかけ，介助者がBさんの動作を誘導できるようにした．ポイントとなる介助・指導部分は声に出しながら説明し，一連の動作を撮影した動画を共有パソコンに保存した．観察項目として「ベッド上の臥床位置」「右下肢の処理」「頸部の前屈」をカルテの経過表の項目に加えて評価を行った．
>
> 　Bさんの動作指導・介助方法に関する動画があることを周知し，日中のカンファレンス時に看護師・ケアワーカーで動画を視聴して，指導・介助方法を確認した．病棟スタッフが繰り返し動画を視聴している様子があった際には，改善チームの看護師が一緒にポイントを確認した．ベッドサイドに持ち運びできる電子カルテ内に動画を取り込むことはできず，「患者のそばですぐに見られるとよい」「パソコンを開いて確認しなければならないのが面倒」という声も聞かれた．一方で，「実際の起居動作や介助方法を確認できるのでイメージしやすい」という声も聞かれた．改善チームの看護師からも肯定的な言葉がみられ，肯定的な意見をもった看護師には，その言葉を他の病棟スタッフに意図的に発信してもらえるよう声をかけ，継続できる雰囲気づくりを行った．

　初回定期カンファレンスから1カ月が経過し，患者のFIM（移乗）は介入時の2点から4点に改善（運動項目17点から23点に改善）したが，臥床位置の誘導と背部を軽く支える介助を要した．また，看護必要度は，起き上がりでは「できない」と評価し，合計点数は9点であった．

　上記の事例を含め，3名の患者の援助において，動画を用いて統一した援助を展開した．

5. 評価

成果と課題

ケアを実施した患者数は3名とまだ少ないが，看護師・ケアワーカーから**表V-B8**のような意見があがった．また，FIM，看護必要度B項目の変化は**表V-B9**のとおりであった．

表V-B8　実施後にスタッフからあがった意見

- イメージがしやすい
- 介助動作を流れとして見られるのでわかりやすい
- 介助や指導のポイントが目で見てわかる
- 自分の介助方法と比較してみることができている
- 観察項目を細かく見るようになった
- ベッドサイドで動画を見ながら介助や指導ができるとよい
- できるようになった動作を他のスタッフと共有しやすくなった

表V-B9　改善チームにおける検討会の概要

患者	FIM点数　移乗（運動項目合計）		看護必要度　移乗（B項目合計）	
	介入時	介入後2カ月	介入時	介入後2カ月
A	2点（17点）	4点（23点）	できない（11点）	できない（9点）
B	1点（21点）	4点（30点）	できない（12点）	できない（11点）
C	1点（13点）	4点（31点）	できない（17点）	できない（13点）

　動画でいつでも起居動作を視覚的に確認できるようにしたことで，統一した方法で介助・誘導を実施できるようになった．また，観察の視点を細かく設定したことで，ポイントがわかりやすくなった．看護必要度に大きな改善はみられなかったが，FIMの点数には改善がみられ，起居動作の介助量軽減につながった．一方で，ベッドサイドですぐに動画を視聴できないという指摘があり，ケアを継続していくためには，タブレットで簡単に動画を視聴できるようにするなどの改善が必要である．

6. まとめ

何に留意して進めるとうまくいくか

1）スタッフの関心の喚起

　起居動作の指導・介助方法が統一されていないという思いから，病棟の現状を振り返り，

「どのような問題があるのか」を病棟スタッフ自身で考えていくことで当事者意識が強まり，改善策を提示することで「やってみようか」という気持ちにつながった．日々のケアでスタッフ個々がもっている疑問を自ら表出し，ひとつの疑問に対して意見を自由に討論する機会をつくることで，興味や関心を高めることにつながった．

2）ケアの効果をスタッフが実感できる成果の可視化

普段使用している電子カルテで動画を視聴できず，視聴できるパソコンも限られていたことや，慣れない操作が必要なことで面倒という声も聞かれた．しかし，指導・介助方法のイメージがしやすくなったこと，観察ポイントが明確になったこと，また，患者の起居動作の改善につながったことなどで，それを上回るメリットをスタッフが自覚できるよう意図的に声をかけた．ケアの改善に伴い，看護必要度上の変化はなかったが，FIMにおいてはすべての患者で起居動作に2～3点の改善があった．評価として，改善した客観的な数値をスタッフにフィードバックし，成果を可視化することで，前向きにケアの改善に取り組むことができた．

文献
- French B, et al（2016）：Repetitive task training for improving functional ability after stroke. Cochrane Database Syst Rev, 2016 Nov 14；11：CD006073.
- Kam J, et al（2016）：Portable Video Media Versus Standard Verbal Communication in Surgical Teaching：A Prospective, Multicenter, and Randomized Controlled Crossover Trial. Worldviews Evid Based Nurs, 13（5）：363-370.
- Ottenbacher KJ, Jannell S（1993）：The results of clinical trials in stroke rehabilitation research. Arch Neurol, 50：37-44.
- Pollock A, et al（2014）：Interventions for improving upper limb function after stroke. Cochrane Database Syst Rev, 2014 Nov 12；11：CD010820.
- 井口恭一（2002）：起居動作観察のポイント．理学療法，19（2）：307-314．
- 太田波子（2005）：看護の視点で見たベッドサイドでの起居移乗動作の検討　統一した介助方法での介入．日本リハビリテーション看護学会学術大会集録，17：181-183．
- 加藤光實（2012）：【看護現場の腰痛予防策】看護・介護職における腰痛の問題を考える．看護実践の科学，37（12）：8-15．
- 椛田美穂，他（2008）：しているADLの定着化に向けた当院での取り組み：定着度評価を実施した一症例を通して．理学療法学，36（S2）．
- 滝口智子（2012）：リハビリテーション看護に必要な能力の検討　FIMの差より．日本リハビリテーション看護学会学術大会集録，24：237-240．
- 竹内絵理奈，他（2006）：当院脳卒中リハにおける病棟リハの取り組み．国立大学法人リハビリテーションコ・メディカル学術大会誌，27：62-64．
- 三宅秀俊，他（2012）：回復期リハビリテーション病棟における統一したADL介入システムによる効果．理学療法学，Supplement，2012（0）．

1 生活機能を再建する

C 排泄機能の向上

（黒河内仙奈，菊地悦子）

1. 実装するエビデンス

何をどのように改善するのか　それはなぜか

「女性の下部尿路症状の診療において，排尿日誌（voiding diary）を導入し，患者に適したケアを選択することで患者の排泄機能が向上する」

　平成28年度の診療報酬改定により「排尿自立指導料」が新設された．これは，下部尿路機能障害を有する患者に対して，病棟でのケアや多職種チームの介入による下部尿路機能の回復のための包括的排尿ケアについて評価するものである．排尿の自立は，患者本人の生活の質を大きく左右し，介護者の負担を減らすことにもつながる．排尿の自立に向けた看護援助の質を高めていくことは，リハチームの課題として注目されるものである．

　回復期リハ病棟では，患者や家族の「排尿さえ自分でできれば家に帰ることができる」という言葉にあるように，排尿の自立は患者本人と家族の願いでもある．また，排尿機能が向上することは，患者の自立した生活に向けた機能回復のみならず意欲や安心感にもつながる．しかし，尿量や排尿回数，患者の尿意などの情報があっても，アセスメント方法やその結果から有効な看護介入を選択する方法が確立していない場合，患者の自立は看護師個々の力量に左右されてしまう．排尿機能が低下した患者に対してデータに基づくアセスメントが不十分な場合，薬物介入，非薬物介入の判断がつかないままに経過し，必要な泌尿器科受診がされないことや不要な泌尿器科受診につながることもある．このように，排尿自立に向けた介入方法を決定するためのアセスメントには，根拠に基づく有効なデータの収集が不可欠であり，女性の下部尿路症状に有効とされているものが「排尿日誌」である．

　「女性下部尿路症状診療ガイドライン」（2015）では，「排尿日誌からは，24時間・昼間・

夜間の排尿回数，24時間・昼間・夜間の尿量，最大・平均1回排尿量といった排尿の基本情報が得られる．初期評価に有用で，ことに過活動膀胱，夜間頻尿では重症度評価，治療法選択，治療効果判定において推奨される」とされている．

　排尿日誌をつけることにより，排尿に関する基本情報を得て初期評価を行うことができるため，下部尿路症状への適切な支援方法を早期に検討できる．回復期リハビリテーション病院は，泌尿器科を併設していることが少ないため，排尿機能の初期評価を行い，速やかな受診や診断につながることが期待される．患者の排泄機能のアセスメントに必要な判断指標となるデータを可視化することで，患者の排泄機能をアセスメントし，症状に応じた適切なケア計画を立案・提供するとともに，多職種による介入を行うことで，包括的な排尿ケアの実施につながる．

2. 実装するための準備

どのようにチームを組織するか　どのような環境調整が必要か

1）排尿日誌の導入を推進するチームの組成（EBP実装推進プロジェクトチーム）

　チームをつくるうえでは，看護師長や副師長などの病棟の管理者と十分に話し合い，推進する理由，方法に関しての合意形成をし，チームリーダー・チームメンバーの役割を明確にしたうえで推進チームのリーダーを決定した．排尿ケアに関心が強く，実践経験が多く実績があるスタッフがいれば，メンバーに入れた．病棟での業務改善係や勉強会・学習企画委員など，病棟での役割がある人をメンバーとする方法もある．また，文献検索やフォーマット作成に関する操作能力の高いスタッフをメンバーに入れた．

2）排尿日誌のフォーマットの決定

　排尿日誌はさまざまなフォーマットが公開されている．図V-C1はその一例である．排尿日誌には，昼間排尿回数，夜間睡眠中排尿回数，24時間排尿回数，24時間尿量，夜間尿量，最大排尿量などの項目が含まれるが，さまざまな排尿日誌のなかから病棟の特性にあったものを選択，あるいは作成してフォーマットを決定した．

3）排尿日誌を正式な記録として扱うための手続き

　排尿日誌を導入する場合，フォーマットを記録物として扱うための手続きが必要である．また，病棟で導入する場合は，看護部に排尿日誌の導入の必要性とその効果について説明をする．その理由は，多職種とチームを組むにあたり看護部として病棟の取り組みを把握して

排尿日誌

1枚で1日分を記録してください

日 付＿＿＿＿＿＿　起床時刻　時　分

名 前＿＿＿＿＿＿　就寝時刻　時　分

	排尿時刻（尿意など）	排尿量（mL）	失禁有無 失禁量（mL）など	排尿時刻（尿意など）	排尿量（mL）	失禁有無 失禁量（mL）など
1						
2						
3						
4						
5						
6						
7						
8						
9						
10						
11						
12						
13						
14						
15						
16						
17						
18						
19						
20						

［昼間］ 尿量　排尿回数　失禁回数　尿失禁

［夜間］ 尿量　排尿回数　失禁回数　尿失禁

排尿チェック表

日 付＿＿＿＿＿＿

名 前＿＿＿＿＿＿

	項目	○/×	尿失禁のタイプ				尿排出障害
			腹圧性	切迫性	溢流性	機能性	
1	尿意を訴えない（尿意がわからない）			-1.3	0.8		
2	咳・くしゃみ，笑うなど腹圧時に尿がもれる	2.2					
3	尿がだらだらとつねにもれている				4.0		2.8
4	パンツを下ろす，あるいはトイレに行くまでに我慢できず尿がもれる			2.8			
5	排尿の回数が多い（起床から就寝まで8回以上，または夜間3回以上）			1.0			
6	いつもおなかに力を入れて排尿している				1.2		
7	排尿途中で尿線が途切れる						1.8
8	トイレ以外の場所で排尿をする					1.1	
9	排泄用具またはトイレの使い方がわからない				2.7		
10	トイレまで歩くことができない				1.0	1.2	0.9
11	準備に時間がかかったり尿器をうまく使えない					2.2	
12	尿失禁に関心がない，あるいは気づいていない					1.9	
13	経膣的分娩の既往がある		1.3				

1～13の合計点						
引き算分		-1.8	-2.1	-3.3	-1.6	-1.4
最終点						
チェック結果		診断あり	診断あり	診断あり	診断あり	診断あり

図V-C1　排尿日誌と排尿チェック表

（名古屋大学排泄情報センター，名古屋大学大学院医学研究科病態外科学講座泌尿器科学：快適な排泄をサポートする排泄ケアマニュアル．pp45-46．）

おく必要があるため，患者が転院する場合などに排尿日誌を情報として提供する可能性があるため，必要物品の購入にあたり経費を確保する必要があるため，である．

とくに電子カルテの場合は，システム内に排尿日誌の項目を組み入れなければならない．その場合は，院内の情報システムを取り扱う部署との交渉も必要である．そのため，他部署や他職種に説明や交渉ができるスタッフをメンバーに入れた．

4）スタッフへの周知

排尿日誌は24時間，数日間の記録が必要であり，夜間勤務の看護師の協力が不可欠である．また，回復期リハ病棟に入院する患者は，訓練のために病棟を離れ，トレーニングルームで看護師以外の職種と過ごす時間もある．また，回復期リハ病棟においては，看護師ではなく介護職が排泄介助を担うことも多い．そのため，チームメンバー以外の看護師や他職種のスタッフに排尿日誌を導入することを説明し，協力を依頼した．

5）必要物品（残尿測定具）の用意

　排尿日誌の項目のひとつに残尿量がある．残尿量を測定するために残尿測定器（図V-C2）を用いることで，簡易的に24時間のモニタリングが可能となり，患者の侵襲を最小限にすることができる．残尿測定器を導入するためには，前述のとおり経費を確保する必要があり，その交渉ができるメンバーを確保した．

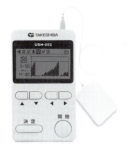

図V-C2　ゆりりんUSH-052（ユリケア株式会社）
今回の取り組みで導入した残尿測定器．超音波により経皮的に膀胱内の尿量を測定できる．

3. 実装計画

改善の到達目標　方略

1）到達目標

　看護師が排尿日誌に基づいたアセスメントを実施でき，ケア計画を立案できるようになることで，排尿日誌を導入した患者の排泄機能が向上する（例：おむつを使用し，尿失禁のある患者に排尿日誌を導入することで，尿失禁がなくなり，トイレで排尿ができる）．

2）到達目標の方略（アクションプラン）

（1）排尿日誌の導入に向けた学習会の開催
《ねらい》
　排泄ケアにかかわるスタッフが排尿日誌の目的や使用方法を理解することで，取り組みへの動機づけとなる．
《方　法》
　排泄ケアにかかわるスタッフ全員に対し，下部尿路症状，排尿日誌の目的や使用方法について説明する．説明は勤務時間内に行うことが望ましく，病棟管理者と相談し勤務調整を行う．また，交代勤務などで全員が参加することが難しい場合は，同じ内容で数回開催し，全

員が参加できるように調整する．各回の参加者からの質問や提案事項を一覧できる資料を作成し，全員に提示する．

(2) 排尿日誌の導入

《ねらい》

排尿日誌を用いて患者の排尿状況を観察・記録し，その情報をもとにケアプランを立案・評価する．

《方　法》

入院患者のなかで下部尿路症状を訴える女性患者を対象に，チームメンバーが中心となり排尿日誌の記録を開始する．記録を行うにあたり，残尿測定や夜間のトイレへの誘導などを行うため，患者や家族へ事前に説明する．排尿日誌を3日間記録したのち，記録情報をもとに排泄機能をアセスメントし，ケアプランを立案する．必要に応じて他職種と連携し，泌尿器科の受診や薬物介入を検討する．

(3) ケアカンファレンスの開催

《ねらい》

定期的にケアカンファレンスを開催することで，ケアプランを評価し，チームでケアの方針を考えることができるようになる．

《方　法》

排尿日誌の開始から3日後にカンファレンスの開催を設定し，排泄機能をアセスメントし，ケアプランを立案する．さらに1週間後に実施したケアの状況と患者の排泄機能を評価する．カンファレンスは，他職種も参加できる時間帯に設定する．

4. 実装の実際

改善の実際　阻害要因と促進要因

1) 改善の実際

(1) 学習会の開催

改善のプロジェクトメンバー3名（主任，改善への関心が高い看護師2名）が中心となり，スタッフへ，尿失禁の種類や排尿日誌の用い方，記入の方法について学習会を行った．全スタッフが参加できるように，1週間に同じ内容の学習会を3回実施した．パートタイム勤務のために夕方の学習会に参加できないスタッフには個別に説明した．各回でスタッフから質問があがったため，全3回の学習会の後に，質問事項とその回答をまとめた資料を配布した．

(2) ケアカンファレンスの実施と排尿日誌の導入

> **事 例**
>
> 　大腿骨頸部骨折の手術後のCさん（80歳代の女性）が，一般病院から回復期リハ病院へ転院した．一般病院での入院中，尿失禁があったことで，回復期リハ病院での面談の際に，Cさん本人と家族から尿失禁への不安の訴えがあった．家族は，排泄のことについて「3時間おきにトイレに連れて行かなくて大丈夫ですか」「母はどういう状態なのですか」と，看護師に頻繁に質問していた．
>
> 　病棟のカンファレンスで，「排尿日誌を用いて記録をし，本人と家族にデータを示して説明することで，Cさんと家族の不安を軽減できるのはないか」との意見があがった．翌日，家族の面会時に，Cさんの排尿状況を確認するため，排尿日誌を用いて観察することを本人と家族に説明した．
>
> 　3日間排尿の状況を排尿日誌に記録した結果，尿失禁はなく，排尿日誌の点数からも尿失禁はないと判断し，Cさんの尿意の訴えに合わせてトイレへ誘導するという計画を立案した．本人と家族には，排尿日誌のデータを提示し，排尿に関する問題はないこと，本人の尿意に合わせてトイレ誘導を行うこと，不安が強くなったり尿失禁が続いたりする場合は計画を見直すことを伝えた．Cさんと家族に排尿日誌の結果を報告すると，ほっとしたような表情になり「安心した」との言葉が聞かれた．その後も尿失禁はなく，自宅退院に自信をもつことができた．
>
> 　これまでは患者の状態について，看護師の経験に基づいた主観的な情報を医師に報告していた．しかし，排尿日誌を導入したことで，客観的データに基づく情報を報告できるようになった．その結果，これまで看護師の報告や相談に曖昧な返事をしていた医師が，検査や泌尿器科受診を検討するようになった．また，データに基づいてアセスメントし，多職種で患者のケアプランを検討できたことで，多職種連携がスムーズに行えるようになった．

2）阻害因子

(1) 個人因子

　今回の事例では看護師個人の阻害因子はなかったが，強いてあげるならば，「夜中に患者を起こしてまで排尿日誌をつけることに本当に意味があるのか？」という疑問をかかえながら，取り組んでいた看護師がいる可能性がある．その場合，プロジェクトの実施期間中は，病棟での決まり事として排尿日誌を記録することに協力をしたとしても，その後は，患者のニード（睡眠）を優先するようになり，排尿日誌の記録を継続できないこともある．

(1) 組織因子

《時間的制限》

　排尿日誌は，24時間体制で定時の記録を必要とする．そのため，昼夜問わず記録するにあたり，勤務者が少ない夜間帯にこまめに記録することによるスタッフへの負担は大きかった．

《低い動機づけ》

　スタッフへの学習会から実際の介入までの間に期間が空いてしまった．その理由として，しっかりと計画を立ててから介入を始めようとするがゆえに，介入計画の立案までに時間を要したことがあげられる．期間が空いたことで，スタッフの記憶が曖昧になったり，モチベーションが低下したりすることにつながった．

また，今回のプロジェクトは，患者の排泄機能の著しい向上にはつながらなかった．明らかな成果がわかりづらい場合，スタッフはケアの効果を実感できず，無力感を感じることにもつながる．成果が不明な実践を続けることへの動機づけが低下する可能性がある．

3）促進因子

《頻回な呼びかけ》

　チームメンバーが諦めずに介入を続けるよう，スタッフへの声かけを行った．介入の時期が長期にわたる場合，スタッフのモチベーションを維持することは難しく，スタッフの異動が多い部署であれば，なおさら介入の継続は困難である．その場合に，チームメンバーが中心となって介入を行い，異動者へもていねいに説明することで，モチベーションの維持につながった．

5. 評　価

成果と課題

1）成果

　排尿日誌をつけることで，下部尿路症状による頻尿であるのか，年齢相応の排尿回数であるのかを判断することができた．患者や家族に説明できたことで，患者や家族の安心につながり，患者が退院することへの自信につながった．さらに，データをもとに医師に泌尿器科受診を提案できるようになった．

2）課題

（1）スタッフの負担感の軽減

　排尿日誌の記録や排尿誘導を行うことは，スタッフによっては負担と感じることがある．とくに，夜間の勤務帯においてはスタッフの人数が少なく，また，患者がよく眠っているなかで排尿誘導をすることに心理的な負担を感じることも多いだろう．患者をアセスメントするために特別に用いるのではなく，通常の記録物として日々の業務に取り込まれるよう，スタッフに対して排尿日誌の使用方法についての学習会を行うことや，患者の入院時に排尿日誌を用いて情報収集すること，夜間に排尿誘導をする場合があることを説明することで，スタッフの負担感を軽減できる．

（2）成果の可視化

　排尿日誌を用いることで，患者の排尿に関する問題が劇的に改善するわけではない．その

ため，「排尿日誌を用いれば排尿が自立する」ことだけを考えてしまうと，いつまでも排尿日誌の効果を実感することができず，達成感を得られないまま負担感だけが募っていく．

今回のプロジェクトのように，排尿日誌の効果は，尿失禁の有無の確認だけでなく，患者や家族の満足や安心につながり，多職種との連携にも良い影響をもたらす．排尿日誌による成果をどのように設定するか（何をもって排尿日誌の効果といえるか）をあらかじめ検討し，成果を可視化できるよう準備しておく必要がある．

（3）意見を出し合える組織づくり

今回の場合，プロジェクトメンバーが取り組みを決定し，スタッフに説明してから実際に排尿日誌を用いた記録を開始するまでに2，3カ月の期間を要した．理由は，組織や他職種との合意形成のためであったが，実際に開始するまでの間，「排尿日誌は記録物として使っていくの？　いま，どうなっているの？」と疑問を感じていたスタッフが複数名いた．しかし，疑問に思ったことを，プロジェクトメンバーに確認したり，自分から行動を起こそうとしたりするスタッフはいなかった．

疑問が生じたときや，アイデアがあるときに，プロジェクトメンバーやリーダーに限らず，スタッフ同士で意見を出し合えることで，取り組みの改善やモチベーション向上につながる．

6. まとめ

何に留意して進めるとうまくいくか

取り組みの必要性をスタッフに説明してから実際の導入までに期間が空いた．取り組みを開始するにあたり，病棟の状況をアセスメントし，綿密なスケジュールを立てることが，スタッフのモチベーションの維持につながる．

また，今回の場合，患者の排泄機能そのものに目に見える効果がわかりづらかった．その結果，プロジェクトメンバー自身が取り組みの効果を実感できず，スタッフへもその効果をフィードバックするに至らなかった．その場合，前述のとおり，何をもって成果とするかを決定し，成果を可視化することで，スタッフが効果や達成感を実感することにもつながる．できたことを承認し，スタッフへフィードバックする役割を看護管理者が担えるようにすることが必要である．

文献

- 日本排尿機能学会，女性下部尿路症状診療ガイドライン作成委員会編（2013）：女性下部尿路症状診療ガイドライン．リッチヒルメディカル．
- 名古屋大学排泄情報センター，名古屋大学大学院医学研究科病態外科学講座泌尿器科学：快適な排泄をサポートする排泄ケアマニュアル．
 https://www.med.nagoya-u.ac.jp/haisetsu/haisetsu-care.pdf（2019年5月1日アクセス）

1 生活機能を再建する

D
移動機能の向上

（樋浦裕里，黒河内仙奈）

1. 実装するエビデンス

何をどのように改善するのか　それはなぜか

「通常の理学療法，作業療法に加えて，
歩行訓練などの下肢訓練を30分行うと歩行能力が改善する」

　脳卒中患者は，移動や歩行において困難を経験する．移動性の喪失は，患者個人の統合性を脅かす可能性があり，身体的自由，日常活動における独立性および他者との社会的相互作用を減少させる可能性がある（Rush et al, 1998）．

　脳卒中患者に対し，通常の理学療法，作業療法に加えて歩行訓練などの下肢訓練を30分間行うと，上肢訓練を30分間加えた群や追加の訓練を行わなかった群に比べて20週時点で歩行能力がより改善すること（Kwakkel et al, 1999），歩行速度や耐久性が改善することが報告されている（French et al, 2016；Veerbeek et al, 2011；日本脳卒中学会, 2017追補）．

　回復期リハ病棟に入院する脳卒中患者は，日中にセラピストとともに理学療法，作業療法に取り組む．上記のエビデンスにある理学療法，作業療法以外の歩行訓練を行う場合は，日々の病棟での余暇時間に行うこととなり，それは看護師と介護士によって提供される．安全で効果的な患者ケアを確実にするための緊密な多職種連携によって，総合的なヘルスケアは最も効果的となるといわれている（Jeffs et al, 2013）．

　しかし，リハにおけるチーム活動において，専門性の対立や組織構造の不備，役割についての不完全な理解があり，看護師はリハの実践を妨げることがある（Pryor, 2008）．看護師，介護士はそれぞれ知識や専門性が異なるため，互いの役割を知り，患者の日々の歩行を援助するための取り組みが必要である．

そこで,「2つあるいはそれ以上の専門職が協働とケアの質を改善するために,ともに学ぶ,お互いから学び合い,お互いのことを学ぶ」という専門職連携教育（inter-professional education；IPE）の定義（CAIPEのウェブサイト）に基づいて,看護職と介護職の多職種で患者の歩行支援方法を検討する.

2. 実装するための準備

どのようにチームを組織するか　どのような環境調整が必要か

　筆者が回復期リハ病棟の看護管理者として,現状のケア提供体制を客観的に把握し,問題を抽出,課題の特定を行うことで課題達成に向けた方略を立案,実施した.

1）現状のケア提供体制の把握

　回復期リハ病棟において,看護職のケア提供は固定チームケアであるが,介護職は固定チームケアに属さず,看護計画立案やケアマネジャーなどとの退院調整ミーティングに参加していなかった.介護職は患者の排泄介助などの直接介助と,リネン交換などの間接介助の業務を分担していた.介護職は,カンファレンスや申し送り,看護記録から患者状況を把握し,患者個別ケアを行い,担当看護師が記載した日常生活表をもとに実践していた.

2）看護職と介護職のケア提供体制における問題の抽出

（1）ケアチームが成立しないケア提供の仕組み

　看護職と介護職のシフトが異なること,固定チームに介護職が属さないことによって,看護職と介護職の間でケア方針が共有されず,情報共有も不十分なケア体制であるため,役割分担に関する認識を共有できず,ケアチームが成立していなかった.

　介護職が固定チームケアに参加しない背景として,介護職が施設基準において看護助手として規定されていることを適用し,介護職としての専門性を組織が求めず,組織としての助手への敬意不足があった.また,開院当初,介護職に介護福祉士などの資格を求めておらず,開院時,介護職すべてが無資格者であったため,看護師の指示によりケアを実施していた.

　更衣や洗面,トイレでの排泄,食堂での食事,口腔ケアなどのケアが集中する朝と夕を,回復期リハ病棟ではケアのゴールデンタイムと呼び,この時間に繰り返されるケアが患者満足や自立につながる.しかし,当院では看護職と介護職がケアチームとしてのケア提供の仕組みをつくらなかったため,本来,協働して患者の自立を支援するこの時間に,看護職,介護職ともに排泄ケアや口腔ケアに集中していた.その結果,食事が終了し介助歩行を必要とする患者が介助者を待たずに歩行を開始するなど,リスクにつながる可能性があった.

(2) 看護職と介護職の対立

　看護職6名と介護職16名，計22名を対象に「病棟ケアに関する看護職・介護職間の連携・協働に関して感じること」の聞き取りを行った結果，7カテゴリーに分類された．

　7カテゴリーのうち介護職のみで構成された4カテゴリーは，「もっと患者の状況を知ってケアしたい」「日頃から仕事を任せてほしい」「忙しい時に看護職から一方的な指示がありつらい」「看護職には言えないし，聞いてもらえないことが多い」と，主体的なケアの実施を希望しながらも，一方的な看護職からの指示につらいという感情を抱いていた．

　一方，看護職のみで構成された2カテゴリーは「（介護職が）看護師の望むケアをしてくれない」「（介護職に）ケアを任せるのが心配」と，介護職にケアを引き渡せない状況を示した．看護職と介護職の両方を含む1つのカテゴリーは「協働していない」であった．

　これらの結果は，対話し行動する関係性になく，互いに対等な関係を築きにくい状況で，専門職連携実践（inter-professional work；IPW）に至っていないことを示した．

(3) 看護職・介護職の協働に関する認識不足

　これまで当院では，職員に対するIPE・IPWに関連した企画は実施されていなかった．近隣大学のIPE実習の実習施設となり，外部講師による研修会を実施したことで職員がIPEを知る機会はあったものの，院内でIPEを継続した取り組みには至っていなかった．

《問題点のまとめ》
- ケアチームが機能しないケア提供体制
- 看護職による介護職への指示的な対応と，看護職が介護職にケアを委譲できないこと
- 看護職と介護職が対立し協働できないこと

3) 看護職と介護職間の連携上の課題

　これまで看護部では，回復期リハ病棟の中核である病棟でのケア提供において，患者がどうなりたいかを患者自身が決めること，患者が決めた自立を支援することを支えるケア体制を構築してこなかった．看護職がともにケアを提供する介護職と情報を共有してより良いケアをすることの意識が希薄な職場風土であった．しかし当院の現在の状況は，患者の決めた自立を支えるケアチームを構築し，看護職と介護職のやりがいにつながるための変革が必要な段階である．

　現状から導き出された課題は，回復期リハ病棟において中心となってケアを提供する看護職と介護職が相互に信頼関係を築くこと，およびケアチームとしてのケア提供体制を整えることである．

　具体的な課題は次の4点である（図5-D1）．
- 看護職が，看護職にしかできない疾患管理に対する役割を発揮して，介護職にケアを委譲すること

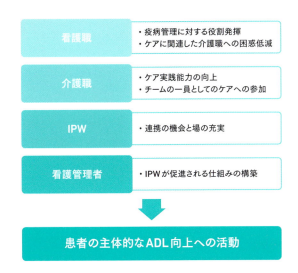

図5-D1 看護職と介護職の連携上の課題

- 介護職がケア実践能力を向上し，ケアチームとしてケアに参加すること
- IPWの側面から，お互いの連携の機会となる場が充実すること
- 看護管理者がIPWを促進する仕組みを構築すること

これらの課題達成によって，患者が主体的にADL向上にむけて活動することにつながると考えた．

3. 実装計画

改善の到達目標　方略

《目標》看護職と介護職のIPWが実践しやすいケア提供体制をつくる
《期間》2016年4-10月
《方略》
　①事前準備
　　4月からの円滑な方略の実施に向け，1〜3月の3カ月間に事前準備を行う．
- **プロジェクトメンバーの選出・構成・役割**　看護職と介護職の両者でチームを形成する．近隣大学からIPE実習を受け入れた経験のあるメンバーなど，IPW推進を支援できるメンバーをチームに入れる．また，病院内の看護職，介護職に関係するプロジェクトであるため，幹部会での承認やステークホルダーと合意形成できる人材も要する
- **関係者への合意形成**　プロジェクトの実施にあたり，病院長および幹部会へプロジェクトの効果および必要な支援について説明し承諾を得る．さらに，関係する看護職・介護職の職員へも丁寧に説明する
- **IPW推進に向けた準備**　プロジェクトを進めるなかで，看護職・介護職のミーティン

グが行われる．看護職と介護職がお互いにヒエラルキーを感じることがないよう，グランドルールを作成する
- **IPW推進を盛り込んだ看護部年間目標の作成**　看護部内で共有し，個人レベルの活動に反映するため，次年度の看護部目標にIPW推進を掲げ，ケア提供体制を変更することを周知する

②キックオフミーティングの開催
　患者中心のケアをするため，ケア提供体制を変え看護部の変革をすることを看護職，介護職に伝え，IPW推進のビジョンを共有するための機会をもつ．また，グループワークを通じて，ケアチームを構成する2つの職種が同じ場所でともに学び，お互いから学び合いながらお互いのことを学ぶ第一歩の機会とする．ファシリテーターは参加者すべてが話す機会をもてるよう支援する．

③看護職と介護職による受け持ち制開始に伴う学習会支援
　お互いの職種が看護介護受け持ち制をともに行う際に共有したい知識を学習し合うために，プロジェクトメンバーが中心となり，各病棟で看護職と介護職がともに話し合い，学習内容と方法を決め，学習会を自分たちで行えるようにする．

④看護職と介護職によるカンファレンスの開催支援
　看護職と介護職がケアについてともに話せる場を保証するため，カンファレンスに介護職が参加できるよう業務整理を検討する．プロジェクトメンバーは，グランドルールが守られ活発なカンファレンスになるよう支援する．

⑤看護職と介護職による受け持ち制の体制づくり
　看護職と介護職が共にケアプランを共有することでケアチームとしてのパフォーマンスをあげることができるよう，看護介護受け持ち制のチームの組み合わせ，受け持ち患者数、ケアプランの記入の約束等の具体策を業務委員のプロジェクトメンバーが中心となり看護部のルールとして実施に向け周知し，実施を開始する．

4. 実装の実際

改善の実際　阻害要因と促進要因

1)事前準備

　4月にプロジェクトを開始する前段階として，円滑な方略の実施に向け，1～3月の3カ月間に事前準備を行った．

(1)プロジェクトメンバーの選出・構成・役割
　プロジェクトリーダー（以下，リーダー）は看護部長が担い，幹部会の承認を得て本プロ

ジェクトを統括した．プロジェクトメンバー（以下，メンバー）は，各病棟の主任看護師2名，IPW経験のある看護職4名，介護職2名の9名であった．

メンバーは，病棟においてIPWを推進する方策を担当した．主任看護師2名は，病棟におけるプロジェクトの調整と支援，IPW経験のある看護職4名は，教育委員，業務委員としてIPW推進に必要な業務，教育支援を担った．介護職は介護福祉士の資格を取得し，回復期リハ病棟におけるケアへの関心が高い自薦の2名で，介護職の意見の取りまとめを行った．

（2）関係者への合意形成

病院長の合意を得た後，幹部会において，プロジェクトの実践が将来的に院内に波及することが期待される活動であることを説明し，効果的かつ効率性を増す活動へと進展させるための人的配置，環境調整に必要な資源などの支援を依頼した．

2月，看護部としての活動の一環として行うことについて看護師長の了解を得て，メンバーが活動しやすい環境と支援を依頼した．その後，同月中に，メンバーに対してプロジェクトの主旨を文書と口頭で説明し合意を得た．

（3）IPW推進に向けた準備

2月，メンバーによるIPW推進会議を開催し，プロジェクトを推進するうえでのグランドルールを作成した．また，「助手」という呼称は上下関係を連想させることから，看護職と介護職が互いに親しみをもって呼び合えるよう，介護職の呼称を「助手」から「CA（シー・エイ，care agent）」に変更し，院内に周知した．

（4）IPW推進を盛り込んだ看護部年間目標の作成

3月，看護部職員を対象に，次年度の看護部目標にIPW推進を掲げ，ケア提供体制を変更することを周知した．変更に伴う業務変更や教育支援をプロジェクトメンバーによるIPW推進会議が決定することを看護部年間計画で提示したことで，看護部内に共有され，個人レベルの活動に反映された．

2）キックオフミーティングの開催

キックオフミーティングは4月に開催された．リーダーがケア提供体制を変更し，患者中心のケア提供を目指すIPW推進のビジョンを発表し，職員と共有した．次に「IPW推進に向けて看護職と介護職が行うこと」をテーマに，看護職と介護職の合同グループワークを実施した．介護職は看護職への遠慮がみられ，ファシリテーターが促すことで発言に至る状況で，終始，固い表情が目立った．

グループワークで職種間が共有した内容は3つに分類された．

「①看護職，介護職で共有した認識」は，"看護師が疾患管理にいっそう関心をもたなけれ

ばならない"などの「各職種の役割発揮の必要性に関する認識」，"押しつけず一緒に考える"などからなる「看護職，介護職の協働に関する認識」，他に「患者中心のケアとしてあるべき姿に関する認識」「介護職のケア実践への不安に関する認識」であった．

「②ケア実践における現状」は"介護職は看護職から患者への禁止事項を申し送られるが，その理由がわからずスムーズに対応できない"などからなる「介護職が根拠に基づいて実践する基盤がない現状」，"介護職は看護職に報告することはあっても，相談や自分の考えを言える立場になかった"などからなる「看護職と介護職が上下関係にある現状」であった．

「③IPW推進に向けて看護職と介護職がともに行うこと」は，"自分にしかわからない言葉（医療用語）を使わず，わかりやすい言葉で話す"などの「コミュニケーションエラーの予防に努める」，"相手が何も言わないときには，声をかけて確認する"などの「相手の意思表出を促進するように接する」，"看護職は指示ではなく提案する"などの「相手に敬意をもって接する」，他に「患者情報を共有する」「ケアプランを共有する」「個々の能力を高める」であった．

キックオフミーティング後の質問紙調査の結果から，「病棟における問題と課題」「看護部が患者中心のケアに向けてIPWを推進すること」に関して，両職種ともに7割以上が「非常によくわかった」と回答し，今後のIPW推進の動機づけになった．

3）看護職と介護職による受け持ち制開始に伴う学習会支援

学習会の開催にあたり，職種間で共有したい知識を自由記載で質問し，18項目にまとめた．そのなかで希望の多かった7項目「マナー」「職種の役割」「ケアプラン」「ケアの実践」「脳卒中」「認知症」「骨折」を学習項目に選んだ．

また，同様の質問紙調査において「ケアチームとして働くにあたり心配なこと」として，介護職には「知識不足から看護職の足手まといにならないか」という不安があり，看護職は「介護職の知識不足」「用語などが通じないことでの情報共有の困難」をあげるなど，職種間に相違があった．

これらの結果を受けて，看護職と介護職が複数人集まったチームを形成し，職種ごとに異なる疑問や見方を出し合い，ともに学び合いながら学習内容をまとめて発表し，看護部全体で共有した．

職種間の学び合いは開始当初はスムーズではなく，介護職が業務中であっても看護職からの学習の誘いを断れず同僚の介護職へ業務を依頼したり，看護職がナースコールに対応するために介護職の学びが中断したりするケースがみられた．しかし，次第に，職種間で互いの業務に配慮しながら学習時間を調整するようになり，分担表で学習時間を周知することで，周囲の看護職が介護職の業務を代行することもあった．また，資料提供などの協力も得られ，病棟全体に学び合いのIPEが波及した．職種間で学び合った内容は看護部合同の学習会で発表し共有された．

4）看護職と介護職によるカンファレンスの開催支援

　看護職が単独で実施していたカンファレンスを介護職との合同開催にすることについて業務委員会で決定し，7月から実践に移した．7月当初は，互いがかかわりを模索する期間となった．看護職は介護職に過剰に配慮し，介護職がコール対応をせずカンファレンスに参加できるよう，出入口から遠い席に座るよう促していた．しかし，これまでカンファレンス中のコールを介護職に任せていた看護職は，コールに誰が対応するのかが気になり，カンファレンスに集中できない様子であった．また，介護職の発言が看護職の優先順位と異なった場合，カンファレンス以外の時間に，看護職がその介護職へ助言するケースもあり，介護職にとってカンファレンスへの参加は勇気を要することであった．

　8月になると介護職からの発言が多くなったが，意見の相違について対立に至らない状況であった．たとえば，介護職が「杖歩行で数日後に退院する患者の杖を看護職が管理していては，退院後の生活につながらないのではないか」と発言しても，看護職は「退院までの転倒の危険を考えて杖は渡していない」と現状報告に留まり，職種間のケアへの認識の違いが表出されたものの，検討に至らなかった．

　9月には，看護職と介護職による受け持ち制が開始された．介護職に患者情報や計画が共有されると，異なる視点を互いに受け入れ，患者中心の対話へと変化した．

5）看護職と介護職による受け持ち制の体制づくり

　看護職と介護職による受け持ち制について業務委員会で決定し，9月から実践に移した．

　介護職が受け持ちを担当する1人目の患者は，患者の利益と介護職の受け持ち制の円滑な導入を考慮し，介護職間で決定した．介護職が受け持ち制での業務に慣れ，複数名を受け持てると感じた時点で患者人数を増やすこととし，期間中2人から6人であった．

　受け持ち制の開始に伴い，これまで看護職が独占していた項目を含めた8項目「入院時のADL評価」「看護職介護職間の情報交換」「多職種合同カンファレンスでの検討」「家屋訪問」「ケアプラン立案」「リハ職との情報交換」「家族患者指導」「退院時調整会議の参加」が，ケアチームの活動として標準化に向けて行われた．

5. 評　価

成果と課題

　ケアチームによる患者ケアの成功体験の聞き取りから，ケアチーム開始に伴う患者ケアの変化は「患者の主体性を引き出すケアの実施」「個人に合った暮らしの提供」「病棟訓練の増加」の3項目であった．

「患者の主体性を引き出すケアの実施」の具体的内容は，"排泄ケア時，入院時よりも改善したことを言葉で伝えることで，患者自らの頑張りが促進されている" "患者の体調の変化に合わせて介助することで，つらいときには無理せず患者自身からしんどいから車椅子で移動したいと依頼するようになった"などであった．

「個人に合った暮らしの提供」の具体的内容は，"患者が飲みたいときに，飲みたい物を飲みたい場所を聞き取りながら準備したことで，笑顔と水分量が増えた" "帰宅願望のある患者に趣味のカラオケの時間をつくり，夕方の時間を楽しく過ごせた"などであった．

「病棟訓練の増加」として，回復期リハ病棟のミッションである自立支援を犠牲にして，安全配慮を優先していた看護師の習慣に風穴を開けた出来事があった．T字杖による屋内歩行自立をゴールとして数日後に退院する患者の杖を看護師が預かっていたため，その患者は歩行能力があるにもかかわらず自由に歩けない状況であった．これに対して，介護職が24時間を通して患者の意思で歩き安全への自覚を促すことを提案し，歩行の機会を拡大させたのである．

介護職による適切なケア提供が患者へ実施されたことで，看護師が行っていたADL評価が介護職に移譲されるとともに，歩行，洗濯，発話などの訓練に介護職が参加するようになった．このことで，廊下を往復する歩行距離を伸ばす訓練にとどまらず，洗濯場まで洗濯物を持ちながらの歩行や，カラオケの場まで何を歌うか会話しながらの付き添い歩行など，個人に対応した生活場面での訓練が増加した．また，歩行に疲労感を感じながらもリハ職や看護職には言えなかった患者が，介護職につぶやくケースもあり，介護職だけが得た情報を多職種で共有し，訓練メニューや移動方法を変更するなどして，患者自身の疲労に合わせた活動の自己管理につながった．また，これまでベッド上で行っていたズボンの更衣介助を患者の身体機能に合わせて立位での介助に変更するなど，介護職が提供するケア方法が患者に合わせた自立支援に変化していった．

6. まとめ

何に留意して進めるとうまくいくか

回復期リハ病棟の役割は，急性期からの早期受け入れ，疾患管理，365日のリハビリテーション実施，専門職種病棟配置のチームアプローチによって，高齢者に効果的なリハビリテーションを提供し，在宅につなげることである．患者の主体性を引き出し，ADLを向上させるためには，病棟のケアチームメンバーである看護職と介護職の一人ひとりが患者中心の生活の再構築を考え，チームの一員として自律する必要がある．

ケアチームが患者中心のケア提供をするための留意点は次の6点である．

- ケア提供体制が，患者の主体的な活動を支援する体制になっているか．なっていない場合には体制の変更を検討する

- 変革について看護部内でビジョンを共有し，全職員が同じ方向に進むように目標設定する
- 変革を決めた当人（今回の場合は看護部長）は，変革を達成するまでぶれないこと
- 看護職と介護職がケアチームとして機能するための学習支援を提示する．学習支援は必ず職種横断的に行い，単独では行わない
- 看護職と介護職が交流する機会を増やす
- 聞き取りや質問紙調査などを利用して，実践内容がどのように患者に影響を与えたかなどを可視化し，フィードバックする

文献
- French B, et al（2016）：Repetitive task training for improving functional ability after stroke. Cochrane Database Syst Rev. 2016 Nov 14；11：CD006073.
- Jeffs L, et al（2013）：Implementing an interprofessional patient safety learning initiative：insights from participants, project leads and steering committee members. BMJ Quality & Safety, 22(11)：923-930.
- Kwakkel G, et al（1999）：Intensity of leg and arm training after primary middle-cerebral-artery stroke：a randomised trial. Lancet, 354：189-194.
- Pryor J（2008）：Nurses' responses to systematic constraints in the inpatient rehabilitation setting. J Austral Rehabil Nurs Assoc, 11(2)：17-26.
- Rush KL, Ouellet L.（1998）：An analysis of elderly clients' views on mobility. West J Nurs Res, 20(3)：295-311.
- CAIPE（The Centre for the Advancement of Interprofessional Education）〔website〕. https://www.caipe.org/about-us（2018/11/18閲覧）
- Veerbeek JM, et al（2011）：Effects of augmented exercise therapy on outcome of gait and gait-related activities in the first 6 months after stroke: a meta-analysis. Stroke, 42(11)：3311-3315.
- 日本脳卒中学会　脳卒中ガイドライン委員会編（2017追補）：脳卒中治療ガイドライン　2015, p288.

2 患者のQOL向上をめざす

E
身体拘束の解除

（岩佐はるみ，住谷ゆかり，黒河内仙奈）

1. 実装するエビデンス

何をどのように改善するのか　それはなぜか

「身体拘束の解除へ取り組むためには，組織的なサポートが必要である」

1999年，指定介護老人保健施設に対して，「指定介護老人福祉施設サービスの提供にあたっては，当該入所者又は他の入所者などの生命また身体を保護するため緊急やむを得ない場合を除き，身体拘束その他利用者の行動を制限する行為を行ってはならない」という身体拘束の禁止が厚生省令で規定された．2001年には「身体拘束ゼロ作戦推進会議」より「身体拘束ゼロへの手引き」が作成され，身体拘束の具体的な行為として11項目（**表V-E1**）と，「切迫性」「非代替性」「一時性」という身体拘束の三原則が示された（**表V-E2**）．

さらに，2016年の診療報酬改定で新設された認知症ケア加算は，身体拘束を実施した日は減算されるなど，身体拘束廃止に向けた取り組みが進められている状況がある．

回復期リハ病棟においては，その対象となる疾患から，高次脳機能障害や認知機能の低下に加え，身体的な機能が低下している患者が多い．このような背景のもと，ケアの手段として身体拘束が実施される状況がある．しかし，身体拘束は，身体機能を回復し家庭復帰を促進する使命を阻害することにつながりかねない．そのエビデンスを下記に示す．

- 身体拘束は転倒予防策として有効ではなく，身体拘束を縮小しても転倒は増加しない（Tang et al, 2012）
- 身体拘束は，神経損傷，虚血性損傷，窒息，死，転倒，入院期間の延長，認知機能の低下，可動性の低下，社会的行動の減少，失禁など，患者の身体・心理・社会的側面にさまざまな悪影響を及ぼす（Joanna Briggs Institute, 2002；Evans et al, 2003）

表V-E1　身体拘束禁止の対象となる具体的な行為

　介護保険指定基準において禁止の対象となっている行為は，「身体的拘束その他入所者（利用者）の行動を制限する行為」である．具体的には次のような行為があげられる．
①徘徊しないように，車いすやいす，ベッドに体幹や四肢をひも等で縛る
②転落しないように，ベッドに体幹や四肢をひも等で縛る
③自分で降りられないように，ベッドを柵（サイドレール）で囲む
④点滴，経管栄養等のチューブを抜かないように，四肢をひも等で縛る
⑤点滴，経管栄養等のチューブを抜かないように，または皮膚をかきむしらないように，手指の機能を制限するミトン型の手袋等をつける
⑥車いすやいすからずり落ちたり，立ち上がったりしないように，Y字型拘束帯や腰ベルト，車いすテーブルをつける
⑦立ち上がる能力のある人の立ち上がりを妨げるようないすを使用する
⑧脱衣やおむつはずしを制限するために，介護衣（つなぎ服）を着せる
⑨他人への迷惑行為を防ぐために，ベッドなどに体幹や四肢をひも等で縛る
⑩行動を落ち着かせるために，向精神薬を過剰に服用させる
⑪自分の意思で開けることのできない居室等に隔離する

（厚生労働省「身体拘束ゼロ作戦推進会議」（2001）：身体拘束ゼロへの手引き：高齢者ケアに関わる全ての人に．）

表V-E2　身体拘束の三原則

切迫性	行動制限を行わない場合患者の生命または身体が危険にさらされる可能性が高い（意識障害，説明理解力低下，精神症状に伴う不穏，興奮）
非代替性	行動制限以外に患者の安全を確保する方法がない（薬剤の使用，病室内環境の工夫では対処不能，継続的な見守りが困難など）
一時性	行動制限は一時的であること

（日本看護倫理学会　臨床倫理ガイドライン検討委員会編（2015）：身体拘束予防ガイドライン．日本看護倫理学会．）

　このように，回復期リハ病棟で身体拘束を実施することは，リスクの回避につながらないばかりか，身体拘束自体が患者にとっての不利益を生じさせるリスクとなる．一方，働くスタッフ側のジレンマに関する研究において，「身体抑制をしないで済むように看護したいが，ほかに方法が無く身体抑制を行う時，辛く感じる」という項目で，最も高い得点を示したことが指摘されている（山本，2005）．すなわち身体拘束が，実施しているスタッフの精神的負担にもなっていることを示唆している．したがって，回復期リハ病棟において身体拘束の解除に向けた取り組みを実施していくことは有益である．

　身体拘束の解除を実現するためには，身体拘束の解除を目指した介入を組織の理念に基づく実践として位置づけ，身体拘束を必要としないケアを可能にする組織体制の構築に向けて，多職種がチームで取り組んでいく必要がある．さらに，実装においては，組織の上級管理者（例；病院・施設長や看護部長など）や，病棟における実践を方向づける看護管理者のサポートとリーダーシップが重要となることが示唆されている（Registered Nurses' Association of Ontario，2012；Bradas et al，2012）．

そこで，身体拘束の解除に向けて，組織的サポートの内容を含む「身体拘束予防ガイドライン」（日本看護倫理学会，2015）を導入する．このガイドラインは，「1．転倒，転落の危険性が高い」「2．チューブを抜いてしまう」「3．攻撃的な行為がある」「4．ケアに抵抗する」「5．大声で叫ぶ」「6．オムツを外してしまう・衣類を脱いでしまう」の6つに大別されている．さらに，それぞれの項目は「基本的な考え方」「アセスメントの視点」「予防的なケア」の順に述べられており，患者のカンファレンスに活用しやすい構成となっている特徴がある．

2. 実装するための準備

どのようにチームを組織するか　どのような環境調整が必要か

ここでは，筆者が実際に病棟管理者の立場として，組織のサポートを受けてガイドラインの実装を行う場合を例にあげる．

「身体拘束予防ガイドライン」（日本看護倫理学会，2015）には，「身体拘束廃止のためにまずなすべきこと　5つの方針」（**表V-E3**）が記されている．

さらに，「身体拘束をせずにケアを行うために　3つの原則」（**表V-E4**）も同時に述べられている．

以上より，まずはこのガイドラインを使用し，身体拘束を廃止するという宣言を組織的に実施することが必要である．組織のトップである管理者が，身体拘束を行わずにケアを行うことを組織内のスタッフに伝え，方針を示す．そのためには，組織の医療安全部門との連携が必要となる．身体拘束を実施する理由は，患者の事故防止である．したがって，身体拘束を解除することに心理的抵抗が生じる．

表V-E3　身体拘束廃止のためにまずなすべきこと　5つの方針

①トップが決断し，施設や病院が一丸となって取り組む
②みんなで議論し，共通の意識をもつ
③まず，身体拘束を必要としない状態の実現を目指す
④事故の起きない環境を整備し，柔軟な応援体制を確保する
⑤つねに代償的な方法を考え，身体拘束をする場合は極めて限定的にする

表V-E4　身体拘束をせずにケアを行うために　3つの原則

①身体拘束を誘発する原因を探り除去する
②5つの基本的ケアを徹底する 　●起きる　●食べる　●排泄する　●清潔にする　●活動する（アクティビティー）
③身体拘束廃止をきっかけに「よりよいケア」の実現を目指す

スタッフは「身体拘束を解除し，患者が転倒したら，責められるのではないか」「事故が生じたときに，対応できないのではないか」などの思いをもつ．そのようなスタッフを守るためにも，系統立てたアセスメントとケアによって組織的に介入することが必要である．それゆえ，医療安全部門と事前に合意形成を行っておくことが肝要である．

3. 実装計画

改善の到達目標　方略

ガイドラインのすべてをすぐに適応することは困難である．日々の煩雑な業務のなかで実装していくためには，最大限の効果が出るように焦点化し，成功事案を重ねて組織に融合していくように取り組む．

筆者が所属する組織においては，身体拘束の約8割が車椅子乗車時の転倒・転落防止を目的としたベルトの使用であった．そのため，ガイドラインの「1．転倒・転落の危険性が高い」の項目から導入していくこととした（図V-E1）．

また，ガイドラインでは，せん妄症状のアセスメントを行い，予防的なケアを行うことが述べられているが，せん妄のアセスメントにはすでに別のシートを使用しており，新たな取り組みとしては実施しなかったため，本稿では割愛する．

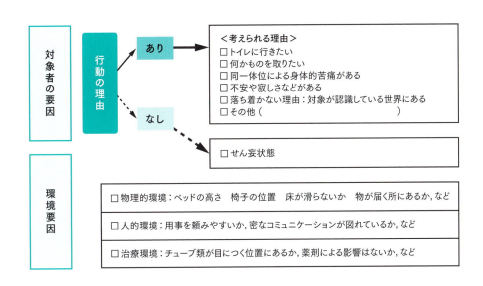

図V-E1　転倒・転落の危険性が高い場合の基本的な考え方とアセスメントの視点
（厚生労働省「身体拘束ゼロ作戦推進会議」(2001)：身体拘束ゼロへの手引き：高齢者ケアに関わる全ての人に．）

[基本的な考え方]

　対象者が転倒・転落するとき，せん妄状態にないかぎり，その多くは対象者なりの行動の理由（たとえば「トイレに行きたい」「落とした物を取りたい」「長時間座っていてお尻が痛かった」など）がある．対象者によっては，認知症などにより行動理由の言語化が難しい場合，そのことを看護職が察知する必要がある．対象者の行動を予測して，事前に適切な対応や環境を整えていくことが転倒・転落の予防につながる．

[アセスメントの視点]

　アセスメントに際しては，「対象者側の要因」と「環境要因」の両方から行う．

　あわせて，看護師，介護福祉士，セラピスト，そして，院内での安全対策委員や転倒・転落対策チームに所属するスタッフなど，多職種で構成する「転倒・転落対策チーム」を結成した．このチームは，事例分析や勉強会の実施，転倒・転落を防止するツールの開発を行っている．

　身体拘束の解除を進めるには，「身体拘束をせずにケアを行うために　3つの原則」でも述べられているとおり，起きる，食べる，排泄する，清潔にする，活動する（アクティビティ）の5つの基本的ケアを徹底することが必要である．前項「1　生活機能を再構築する」を参照していただきたい．これらの基本的なケアを実践できる組織づくりを同時に進めなければ，適切な実践を妨げる要因になる．

《到達目標》

　看護師・介護職が「身体拘束予防ガイドライン」を理解したうえでケアを実施することにより，患者の身体拘束が減少する．

《行動計画》

- 「身体拘束ゼロへの手引き」および「身体拘束予防ガイドライン」についての研修を実施する
- 転倒・転落の危険性が高い患者に，「身体拘束予防ガイドライン」を用いてケア計画を立案・実施する
- 「身体拘束予防ガイドライン」を用いてケアを実施した効果を評価する

4. 実装の実際

改善の実際　阻害要因と促進要因

1）「身体拘束ゼロへの手引き」および「身体拘束予防ガイドライン」についての研修

　具体的な研修内容として，①身体拘束の定義，②身体拘束はなぜ問題であるのか，③身体拘束予防ガイドライン，④せん妄の予防的ケア，⑤身体拘束予防ガイドラインの活用の仕方について説明し，理解を得るようにした．

2）転倒・転落の危険性が高い患者へのケア計画の立案と実施

「身体拘束予防のためのガイドライン」を使用してカンファレンスを実施した．転倒・転落についてアセスメントする際には，医師やセラピスト，介護職など多職種が介入して実施することが望ましい．看護師は，環境や身体機能，精神面などを包括的に評価しているが，セラピストは身体機能に着目し，バーグバランススケール（berg balance scale；BBS）などを用いて，具体的に転倒しやすい動作や体力を評価している．医師は医学的な所見からの診断や内服薬の調整などから評価し，介護職は生活支援のなかで評価する．多職種がコラボレーションすることにより，患者への理解がお互いに深まることにつながる．そうすることで，身体拘束以外の代替案のエビデンスがより強固なものとなる．また，カンファレンスがスムーズに進むように，「ガイドライン」を雛形にした記録形態を整備しておくとよい．

身体拘束の実施と解除は看護師個々の判断ではなく，チームで実施する．チームで合意形成を行い，管理者が組織の方針として実行することが肝要である．

3）身体拘束予防ガイドラインによる評価

身体拘束を実施せずにケアできた事例や解除できた事例について，病棟カンファレンスなどの場を利用して組織内で共有した．効果を確認することで組織風土の醸成につながる．身体拘束の解除中に，転倒などのアクシデントが起こる可能性がある．アクシデントはともすると「失敗」と意味づけられてしまうおそれがある．アクシデントを「学習の機会」として意味づけ，より良いケアにするためにどのようにアプローチしていけばよいかを考えるために，前向きな共有ができることが望ましい．

5. 評　価
成果と課題

身体拘束の器具が容易に使用できる状態であると，リスク回避を優先し身体拘束を実施する傾向があった．また，身体拘束を急性期の現場で実施した経験をもつスタッフは，過去の経験に照らして身体拘束の実施をケアの手段としてとらえている場合があった．そのような場合，これまでの経験を棄却し，学び直しをしなければならないため，学習の機会を設け，根気よくともに学び合う支援が必要である．

いったん身体拘束が実施されると，解除することは容易ではない．事例ごとに解除方法を日々検討し，ケアにかかわるスタッフ一人ひとりの理解を得る必要がある．さらに，同様の症状がある患者が身体拘束を受ける可能性をつくり出してしまうおそれも生じる．身体拘束を実施すると，「ベルトをしているから患者をひとりにしても大丈夫だろう」という安心感が

生まれ，身体拘束を実施する前と比較して患者への介入頻度が低下する．

また，患者の家族が身体拘束を希望する場合もある．そのような場合，身体拘束は行わないという組織のケア方針を説明し，同意を得ることが必要である．そのうえで身体拘束を解除し，解除後も家族との連絡を随時行い，信頼関係を構築することが必要である．

筆者の所属する組織では，身体拘束を実施しない組織を目指すことを管理者として明言し，急性期病棟で実施された身体拘束を，回復期リハ病棟で解除することに地道に取り組んでいる．過去には，末期の心不全で認知症があり，転倒リスクの高い患者に対して，身体拘束をせずに食事・排泄・活動のケアを行い，看取った事例があった．最期まで，本人の意思で好きな趣味活動を行い，過ごしたい場所で過ごし，トイレでの排泄を行い，家族に見守られて亡くなった．このような成功事例を共有していくなかで，「拘束することで患者の精神的混乱を招くので拘束はしない」「拘束せずにケアを行って，患者のもつ力を支援できた」という言動がスタッフから聞かれた．身体拘束をせずにケアを提供できることが，スタッフのなかで強みとなっていることがわかった．

6. まとめ

何に留意して進めるとうまくいくか

身体拘束の解除に向けた介入を実現するためには，ソフト面やハード面を整えることが必要である．「身体拘束予防ガイドライン」にあるチェックポイント（表V-E5）にしたがって組織を点検していく．

ソフト面としては，看護師のみではなく，多職種を巻き込んで理解を得ていくことである．また，普段から多職種で話し合う仕組みをつくっていく．ケアチームを構成する一人ひとりが，身体拘束を実施せずにケアする方法を理解し介入することで，患者が安心してケアやリハを受けて退院するというミッションに寄与する．しかし，一度そのようなケアができる組織を構築しても，組織は流動的である．スタッフは異動し，患者も入れ変わる．したがって管理者は，忍耐強く繰り返し発信しなければならない．そのうえで身体拘束を受けている患者，および，そのリスクが高い患者を把握し，継続したアプローチを実施することが必要である．

ハード面としては，代替案を実行できるように物理的環境を整えていく．たとえば，施設内に患者が見やすい時計を用意したり，室内の照明を管理したりする．環境を変えられない構造上の事情がある場合は，物理的環境に限らず，スタッフがどのような場面でどのように患者を見守るかという人的環境の検討も必要となる．

表V-E5　身体拘束廃止を進めるための18のチェックポイント

1	「身体拘束」をトップ（経営者・院長・看護部長）が決意し責任を持って取り組んでいるか
2	「縛らない医療と看護」の推進チームを作るなど体制作りをしているか
3	各部署の看護師長がプロ意識を持ってチームを引っ張り，具体的な行動をとっているか
4	「身体拘束とは何か」が明確になっており職員全員がそれを言えるか
5	「なぜ身体拘束がいけないか」の理由を職員全員が言えるか
6	身体拘束によるダメージ，非人間性を職員が実感しているか
7	個々の拘束に関して，医療者側の理由か，患者側の必要性かについて説明できる
8	全職員が医療や看護の工夫で身体拘束を招く状況（転びやすさ，おむつはずし等）をなくそうとしているか
9	最新の知識と技術を職員が学ぶ機会を設け，積極的に取り入れているか
10	患者の不安や訴え等のサインに気付く観察技術を高めていくための取り組みを行っているか（観察による気づきの話し合い，観察記録の工夫）
11	各看護師が看護の工夫に取り組み，職種を超えて活発に話し合っているか
12	決まった指針や看護ケア内容を看護計画として文章化しそれを目標に全員で取り組んでいるか
13	必要な用具（体に合った車イス，マット等）を取り入れ，個々の患者に活用しているか
14	患者と関わる時間を増やすために業務の見直しを常に行っているか
15	患者との関わりを行い易くするために環境の点検と見直しを行っているか
16	「インシデント」についての考え方や対応ルールを明確にしているか
17	家族に対して「身体拘束廃止」の必要性と可能性を説明した上で協力関係を築いているか
18	身体拘束廃止の成功体験（職員の努力）を評価し成功事例と課題を明らかにしているか

（日本看護倫理学会　臨床倫理ガイドライン検討委員会編（2018）：看護倫理ガイドライン．看護の科学社，pp82-83）

文献

- Bradas CM, et al(2012)：Physical restraints and side rails in acute and critical care settings．(In)Boltz M, et al ed：Evidence-based geriatric nursing protocols for best practice．4th ed，Springer Publishing Company，pp229-245．
- Evans D, et al(2003)：Patient injury and physical restraint devices：a systematic review．J Adv Nurs，41(3)：274-282．
- Joanna Briggs Institute(2002)：Physical restraint - part 1：use in acute and residential care facilities．Best Practice，6(3)：1-6．
- Registered Nurses' Association of Ontario(2012)：Clinical Best Practice Guidelines Promoting Safety：Alternative Approaches to the Use of Restraints．
- Tang WS, et al(2012)：The effectiveness of physical restraints in reducing falls among adults in acute care hospitals and nursing homes：a systematic review．JBI Library of Systematic Reviews，10(5)：307-351．
- 厚生労働省「身体拘束ゼロ作戦推進会議」（2001）：身体拘束ゼロへの手引き：高齢者ケアに関わる全ての人に．http://www.dochoju.jp/soudan/pdf/zerohenotebiki.pdf（2017/8/1閲覧）
- 日本看護倫理学会　臨床倫理ガイドライン検討委員会編（2018）：看護倫理ガイドライン．看護の科学社．
- 山本美輪（2005）：看護経験年数による高齢者の身体的抑制に対する看護師のジレンマの差．日本看護管理学会誌，9(1)：5-12．

2 患者のQOL向上をめざす

F
転倒の予防

(松岡千代)

1. 実装するエビデンス

何をどのように改善するのか　それはなぜか

「転倒予防対策として，系統的で標準化されたアプローチを多職種チームで行うことにより，患者の転倒率が低下する」

　回復期リハ病棟の患者は，脳血管疾患，骨関節疾患，廃用症候群などの転倒の内的要因をもっており，かつ視覚障害や感覚障害，注意障害などの高次脳機能障害により，周囲の環境（外的要因）を把握する機能が低下していることから，転倒のリスクが高い．さらに，回復期リハ病棟の目的，ADLを向上して活動量や活動範囲を拡大していくことからも，転倒のリスクは避けられない．

　病院において多因子的な転倒予防プログラムを実装すること，転倒率と転倒による受傷の軽減に有効であるというエビデンスが報告されている（Oliver et al, 2000；Oliver et al, 2007）．しかし，回復期リハ病棟に入院するすべての患者に集中的な転倒予防対策を実施することは難しい．そこで，転倒予防対策に関するエビデンスを検証し，転倒リスクや転倒率の高い患者から効率的かつ効果的な転倒予防対策を実施していくことが求められる．とくに亜急性期病棟の入院高齢者では，単一の予防対策による効果は認められず，多角的な介入によって，転倒率減少するというエビデンスが報告されている（Cameron et al, 2018）．

1）回復期リハ病棟に入院する患者の転倒リスク要因

　転倒のリスク要因は，内的要因（転倒者側の要因）と外的要因（生活環境など）に分けられ，その内容は多様である．日本の回復期リハ病棟の実態調査において，転倒の発生と関連性がみられた内的要因は，過去の転倒歴や脳神経疾患に関連する障害などを含む16項目であった（**表V-F1**）．また，回復期リハ病棟の入院患者には高齢者が多いことから，高齢者の転倒リスク要因（内的，外的）についても確認しておく必要がある（Oliver, 2010；Gray-Miceli & Quigley, 2016）．

　一方で，急性期病院（棟）から回復期リハ病棟への移動により療養環境の変化が生じると，患者は，自分で日常生活動作をできるようになったと勘違いして転倒リスクが高まることも報告されている（Thompson, 2009）．

表V-F1　転倒リスク要因

	回復期リハ病棟（中川ら）	高齢者
内的要因	・過去の転倒歴 ・中枢神経麻痺 ・意識障害，せん妄，抑うつ状態，認知機能低下 ・視覚障害，感覚障害 ・失行，半側空間無視，注意障害 ・尿失禁，便失禁 ・疼痛 ・歩行器，車椅子などの移動補助具の使用 ・向精神薬の使用	・転倒歴（過去1年間） ・抑うつ，認知機能障害：せん妄，興奮性の混乱 ・視覚障害 ・尿失禁，頻尿 ・歩行，移動補助具の使用，下肢筋力の相当な低下，歩行・バランス障害 ・関節炎 ・ADL障害（移動・可動性） ・転倒ハイリスク薬剤 ・多剤併用 ・年齢80歳以上 ・2型糖尿病
外的要因	・薬物療法 ・床：滑りやすい，濡れている，平坦でない，亀裂がある ・機器：使用時に故障している，支持性がなく，倒れやすい ・点滴台，ストレッチャー，ベッドなどが頑丈でなく，患者が支えにしようとしたときに動く ・暗い照明，過度にまぶしく明るい照明 ・風呂場：手すり，横木（バー），滑りにくいマットがない ・身体拘束 ・不適切な履物	

（中川ら，2010；Oliver, 2010；Gray-Miceli & Quigley, 2016を参考に作成）

《過去の転倒歴》

　過去の転倒歴は転倒発生を強力に予測する因子であり（AGS/BGS, 2011），最近と過去1年間で1回以上転倒したことがあるかどうかを確認する．ただし，患者に記憶障害がある場合には，介護者からの聞き取りや医療記録などで確認する．

《転倒ハイリスク薬剤の使用》

　中枢神経系作用薬だけでなく，他にも転倒の副作用のある薬物がある（**表V-F2**）．その他にも，眠気やふらつき，起立性低血圧，せん妄など，転倒の要因となる副作用のある薬剤には注意が必要である．高齢者の場合には，多剤併用による影響についても考慮する．

《不適切な履き物》

　滑りやすいスリッパや踵のない靴は転倒の要因となりやすいため，確認と変更が必要である．ただし，ゴム底靴は必要以上に滑りにくいため，かえって躓きやすく，つんのめる（前に倒れそうになる）ため推奨されない（Bradas et al, 2016）．

2）転倒アセスメントツールの有用性

（1）転倒アセスメントのエビデンス

　転倒アセスメントツールの単独使用によって，転倒率と転倒による受傷が軽減したというエビデンスは報告されていない．しかし，転倒アセスメントによって転倒の予測確率は高くなり，転倒リスクの高い患者に対して優先的に転倒予防対策を行うことができる．

（2）回復期リハ病棟の転倒アセスメントシート

　転倒アセスメントシートは，回復期リハ病棟に入院中の脳卒中患者を対象として開発されたもの（中川ら，2010）を基盤とし，さらなる調査結果に基づいて，前述の回復期リハ病

表V-F2　高齢者の薬物療法において転倒の副作用がある薬物のリスト

分類：薬物	推奨される使用法	エビデンスの質・推奨度
睡眠薬：ベンゾジアゼピン系睡眠薬・抗不安薬	● 長時間作用型は使用するべきではない ● 可能な限り使用を控える ● 使用する場合，最低必要量をできるだけ短期間使用に限る	高・強
睡眠薬：非ベンゾジアゼピン系睡眠薬	● 漫然と長期投与せず，減量，中止を検討する ● 少量の使用にとどめる	中・強
利尿薬：ループ系利尿薬	● 必要最小限の使用にとどめ，循環血漿量の減少が疑われる場合，中止または減量を考慮する	中・強
α遮断薬	● 可能な限り使用を控える ● その他の降圧薬，前立腺肥大症薬に変更する	中・強

（日本老年医学会（2015）：高齢者の安全な薬物療法ガイドライン2015．pp26-31．を参考に作成）

棟の転倒リスク要因16項目のうち，とくに転倒に寄与する要因8項目から作成されているものである（**表V-F3**）．

各項目についてアセスメントして点数化し，その合計点によって，リスクⅠ（0〜3点）：転倒を起こす可能性がある，リスクⅡ（4〜6点）：転倒を起こしやすい，リスクⅢ（7〜10点）：転倒をよく起こす，と転倒リスクレベルを判定する．

3）転倒リスクレベル別の転倒予防対策

回復期リハビリテーション病棟協会は，転倒アセスメントシートによって判定された転倒リスクレベルに対応する「転倒事故防止計画表」（**表V-F4**）を作成している．

すべての項目を一度に実施することが困難な場合には，実施できる項目から徐々に増やしていくことが重要である．また，患者の個別性に応じて，項目の取捨選択や追加をしていくことも必要である．

4）転倒予防対策のエビデンス

既存の転倒予防ガイドライン（Gray-Miceli & Quigley, 2016；Krushke, 2016）などを参考にしながら，推奨される転倒予防対策を確認する．

（1）身体拘束（抑制）

【推奨】身体拘束（抑制）では転倒率や転倒数を減らせないことから，まずは身体拘束（抑

表V-F3　転倒アセスメントシート

項目	評価スコア
錐体路障害	あり　2点　　　なし　0点
入棟までの転倒歴	あり　1点　　　なし　0点
視野・視力障害	あり　1点　　　なし　0点
感覚障害	あり　1点　　　なし　0点
尿失禁	あり　1点　　　なし　0点
中枢神経作用薬	あり　1点　　　なし　0点
移動手段	車椅子　2点 歩行器　1点 ストレッチャー・杖歩行・独歩　0点
HDSRまたはMMSE	HDSR≦22またはMMSE≦24　1点 HDSR≧23またはMMSE≧25　0点

（渡邊　進，他（2009）：（特集　事例から学ぶ　積極的動作支援への挑戦）現状分析とアセスメントシートの開発　脳卒中を中心に．臨床看護，35（3）：313-323．）

表V-F4　転倒事故防止計画表

患者氏名 ＿＿＿＿＿＿＿＿＿＿ 様　（受け持ち担当）＿＿＿＿＿＿＿＿＿＿

[リスク別対策の目安]
- リスクⅠ(0~3点)の患者→「標準的対策」を実施
- リスクⅡ(4~6点)の患者→「標準的対策」に加え「リスクⅡの対策」を実施
- リスクⅢ(7~10点)の患者→「標準的対策」および「リスクⅢの対策」に加え「リスクⅢの対策」を実施

区分			リスク判定別対策	入棟時	/	/	/	/	/
リスクⅠ(0〜3点)標準的対策	1. 危険性の説明		①転倒リスクについて説明し理解を得る □具体的事例を用いながら説明する □「転倒防止のためのパンフレット」等を用いて説明する □夜間のトイレ時，ベッド・車椅子移乗時，睡眠薬服薬等の危険性の高い状況や時間を説明する	□ 【記述欄】					
	2. 環境整備		①ベッド周辺の整理整頓を行い障害物を除去する □必需品が手の届く位置にあるよう床頭台を整理 □ナースコールは手の届くところに設置する □杖等は，ベッドから離れる際すぐに使用できる位置に置く □車椅子等の位置は，一定の場所とする □使用していないオーバーテーブルはベッドから離れたところに置く □滑りにくい靴の着用をすすめる □車椅子，ポータブルトイレは未使用時には病室に置かない □床に物を置かない，滑らないよう水滴はすぐ拭き取る □廊下には移動の妨げになるものは置かない	□ 【記述欄】	□	□	□	□	□
			②ベッド，周辺の器具，装置，ナースコールなどの使用方法の確認	□	□	□	□	□	□
	3. ベッド調整		①ベッドの高さを端座位で足が床につくように調整する	□	□	□	□	□	□
	4. ナースコール使用喚起		①ナースコールの重要性について理解を得る □ナースコールは，看護師と患者のコミュニケーションのための重要な手段である点を説明し理解を得る	□ 【記述欄】	□	□	□	□	□
			②使用方法の説明，設置位置の確認などにより，患者がナースコールを押せることを確認する	□	□	□	□	□	□
			③頻回の声掛け等患者との信頼関係を築くことにより，患者のナースコールへの心理的負担を軽減する	□	□	□	□	□	□
			④体調の悪いときは遠慮なく介助を求めるよう指導する	□	□	□	□	□	□
リスクⅡ(4〜6点)高リスク患者への対策	1. 危険性の説明		①患者家族を含め，単独高リスク項目のチェック内容に応じた危険性の説明を行い理解を得る	□	□	□	□	□	□
	2. 見守り強化		①移動に介助・見守りが必要な患者の移動は観察下で行う □姿勢反射障害が強く体格が良い患者等は複数で介助する □入浴時目を離さない □注意マークなどし，他のメンバーの関心を引く工夫をする	□ 【記述欄】	□	□	□	□	□
	3. ベッド柵		①状態に応じたベッド柵や介助バーなどを選択し使用する □処置終了時にはベッド柵を元の状態に戻していることを必ず確認する	□ (　点柵) 【記述欄】	□ (　点柵)	□ (　点柵)	□ (　点柵)	□ (　点柵)	□ (　点柵)
リスクⅢ(7〜10点)高リスク患者への対策	1. 危険性の説明		①患者家族を含め，単独高リスク項目のチェック内容に応じた危険性の説明を確実に行い理解を得る □やむをえず安全帯などを使用する場合は，本人・家族への説明と同意を忘れずに行う	□ 【記述欄】	□	□	□	□	□
	2. 見守り強化		①頻回の訪室により観察を強化する ※訪室の頻度(　　分に1回訪室)	□ (　分)	(　分)	(　分)	(　分)	(　分)	(　分)
			②頻回な観察ができる部屋を考慮する	□	□	□	□	□	□
	3. 行動要因評価・対策		①排泄・生活パターンを把握することで行動を予測する(介助や見守り)	□	□	□	□	□	□
			②排泄パターンをふまえた定期的な排泄誘導を行う，未自立患者には付き添う	□ (　時間毎)	(　時間毎)	(　時間毎)	(　時間毎)	(　時間毎)	(　時間毎)
	4. ナースコール使用喚起		①移動時，ベッドから離れる際は必ずナースコールを押し，介助を求めるよう指導する	□	□	□	□	□	□
			②指導が有効でない場合は，目に付くよう「用事があったらひとりで動かないで必ず呼んでください」など，写真やイラストとともに貼り紙をする	□	□	□	□	□	□
	5. ベッド調整		①低床型ベッドの使用	□	□	□	□	□	□
			②ベッドから転落する可能性がある患者のベッドは受傷軽減のため一番低くする	□	□	□	□	□	□
	6. ベッド柵		①ベッド柵の固定を検討する	□	□	□	□	□	□
	7. 車椅子整備		①ストッパーの確認など，車椅子の安全を確保する	□	□	□	□	□	□
	8. ベッドアラーム		①必要時，離床センサー・センサーマットの使用を検討する	□	□	□	□	□	□
	9. 車椅子整備		①車椅子使用時，ずり落ちないようにする，必要時，安全ベルトの使用を検討する(説明と同意書)	□	□	□	□	□	□
			②入浴時は安全ベルトを着用する	□	□	□	□	□	□
	10. 床上マットレス		①ベッド周りへの衝撃吸収マットの使用を検討する	□	□	□	□	□	□
	11. その他		①ヒッププロテクター・保護帽・ニーパッド・ベッド柵クッションなどの使用を検討する	□	□	□	□	□	□
			②体幹ベルトの使用を検討する	□	□	□	□	□	□
			③必要時に床敷きマットを検討する	□	□	□	□	□	□
			④家族への協力依頼(付き添い)	□	□	□	□	□	□
薬剤使用患者への対策	危険性の説明		①睡眠鎮静薬，抗精神病薬などの使用目的と転倒の危険性が高まることを説明し理解を得る □使用している薬物とその副作用について説明する □とくに使用直後における高い危険性を説明する □睡眠時間帯の覚醒時に移動する際は，ふらつきなどにより危険性が高くなる点を説明する	□ 【記述欄】	□	□	□	□	□
	観察の強化		①使用している薬剤に応じた観察を強化する □使用薬剤毎の副作用，作用発現時間，作用時間，半減期などに応じた観察を実施	□ 【記述欄】	□	□	□	□	□
			②薬物使用後の影響をアセスメントする	□	□	□	□	□	□

（渡邊　進（2010）：回復後リハ病棟で取り組む「転倒事故防止」，全国回復期リハビリテーション病棟協会機関誌，9（3）：22-28.）

制）以外の方法を検討し実施する．身体拘束（抑制）は，転倒による重傷（大腿骨頸部骨折，頭部外傷など）のリスクが高く，緊急かつやむを得ない場合に限定された状況で用いるべきであり，その必要性と継続性の検討は単独で行わず，多職種チームによって多角的かつ定期的に行うことが推奨される（Frengley & Mion, 1998；Evans et al, 2003；Frazer, 2017；Braun & Capezuti, 2000；Capezuti et al, 2002；小橋川ら, 2018）．

（2）ベッド・椅子のセンサーアラームの使用

【推奨】ベッド・椅子のセンサーアラームの使用による効果は証明されておらず，一方で，看護師のアラームに対する疲労が報告されていることから，転倒リスクや転倒により重症（骨折，頭部外傷など）を負う可能性が高い患者などに限定して使用するようにし，アラームが鳴ったときには即座に対応する（Shorr et al, 2012；Cameron et al, 2018；Anderson et al, 2012；Oliver et al, 2000；Frazer, 2017；Peterson & Costanzo, 2017）．

（3）低床型ベッドの使用

【推奨】低床型ベッドの使用は，その適用のある患者に限定して使用する（Haines et al, 2010；Anderson et al, 2012；Bradas et al, 2016）．

（4）ヒッププロテクターの使用

【推奨】転倒による大腿骨頸部骨折のリスクが高い高齢者に使用することが推奨されるが，回復期リハ病棟での継続的な使用は，患者の状況に合わせて検討することが求められる（Frazer, 2017）．

2. 実装するための準備

どのようにチームを組織するか　どのような環境調整が必要か

病院における転倒予防対策として，複数あるいは組み合わせた介入を行うことが効果的であり（Hempel et al, 2013），そのためには系統的で標準化されたアプローチを多職種チームで行うことが推奨される（AGS/BGS, 2011；Frazer, 2017；Gray-Miceli & Quigley, 2016；Kruschke, 2016；渡邊, 2010）．

この多職種チームのなかで看護師は，患者の生物心理社会的ニーズと，患者が病棟環境に対してどのように反応するのかという状況の両方を把握していることから，チームの取り組みが危険とならないようにするという独自の役割を担っている（Gray-Miceli & Quigley, 2016）．実際に米国では，登録看護師のスキルミクス（医療チーム内における権限と責任の委譲）の割合と患者1日あたりの全看護時間が上昇すれば，転倒率が低くなることが証明されている（He et al, 2012）．

3. 実装計画

改善の到達目標　方略

　多職種チームによって効果的に転倒予防対策を実施するためには，EBP実装のステップやツールを解説する第Ⅳ章で紹介したように，病院や病棟の組織も巻き込みながら，スタッフ教育や研修を行い，エビデンスに基づく転倒予防の知識や技術を臨床に普及していくこと，つまり実装していくことが求められる．

　転倒予防対策の見直しから試行（実装）の評価まで，数カ月から1年をかけて病棟に普及していく．

1）転倒予防対策の見直し（1〜3カ月）

- 所属病棟における転倒発生率，受傷率を把握する
- 現在行われている転倒アセスメントの方法を確認する
- 現在使用されている転倒アセスメントツールについて，実際の活用状況（形骸化していないかどうか），予測妥当性（アセスメント結果が予測に役立っているか），また，ツールが有効に活用されていないとすれば，その理由について検討する
- 転倒アセスメントツールの見直し，もしくは，新しいツールの活用を検討する
- 現在行われている転倒予防対策を確認し，最新のガイドラインやエビデンスが反映されているかどうかを検証する
- 転倒予防対策の見直しと修正を行う

2）転倒アセスメント，転倒予防対策の作成（1〜3カ月）

- 最新のガイドラインやエビデンスを参考に，所属する病棟の実情に合った転倒アセスメントツール，転倒予防対策を作成する
- 新たに作成することが難しい場合，まずは前述した「転倒事故防止計画表」（p194）を活用する

3）スタッフ教育・研修（1〜3カ月）

　スタッフ教育・研修は，エビデンスに基づく転倒予防対策を臨床現場で実際に実施してもらうために行うものである．

- チームメンバーを中心に，転倒予防対策に関する研修会の企画を行う
- ［アカデミック・ディテーリング（体系化した情報支援）／教育的アウトリーチ］　エビ

デンスに基づき推奨された転倒予防対策をスタッフが取り入れやすいように，転倒予防対策に関する情報をまとめて説明する
- ［ギャップアセスメント/分析］　現在の転倒予防実践のアウトカムとして，たとえば，転倒発生率や受傷率などをグラフや表にして，わかりやすくまとめて提示する．次に，エビデンスに基づいて推奨される転倒予防対策を実施することによって期待される効果についても図表を用いて説明する．

これらのステップの後に，試行と評価（1～3カ月），転倒予防対策の改善と普及（1年後以降）を実施する．

4. 実装（試行）の実際

改善の実際　阻害要因と促進要因

ここでは，次の事例に対して実施した系統的転倒予防対策と，実施後の評価について紹介する．

事　例

Fさん（80歳代後半，女性，独居）は，右脳梗塞で急性期病院に入院し，点滴治療を受けた．軽度の左上下肢の半身麻痺，誤嚥性肺炎によって臥床が長引いたことで全身機能の廃用が進行し，機能回復と在宅復帰を目指して回復期リハ病棟に転棟してきた．

入棟時の転倒アセスメントシートによる判定は，リスクⅡ（中枢神経麻痺：2点，尿失禁：1点，移動手段：2点，HDSR（16点）：1点，合計：6点）であった．そのため，リスクⅠ：標準的対策（危険性の説明，環境整備，ベッド調整，ナースコール使用喚起）に加えて，リスクⅡ対策（家族への危険性の説明，見守り強化，ベッド柵調整）を実施することとなった．

転倒2日目の10時頃，病室ドアの前で倒れているところを発見された．ドアの手すりにもたれかかったところドアが動いて対応できず，寄りかかるように倒れ込んでしまったようであった．転倒による受傷は認められなかった．

その日の午後に，看護師チームによる臨時の転倒予防カンファレンスを実施した．

転倒予防カンファレンスの実施

（1）Fさんの状況の確認
- 尿意を感じ，自力でトイレに行こうとして転倒したことがわかった．発見された時はテープ式のオムツを着用しており，失禁で重たい状態であった
- 抗血栓薬を服用しており重傷に至る危険性がある
- 機能性尿失禁であり，排尿誘導による排尿が可能であると考えられた

- リハビリ室では平行棒による歩行訓練が始まっており，病室ではベッド柵を持って自力で起立できるが，ややふらつきがみられた．日中は車椅子移動によるトイレでの排尿，夜間はポータブルトイレでの排尿が可能ではないかと考えられた
- 軽度の記憶障害と見当識障害はあるが，通常のコミュニケーションは可能である．転倒したことについては覚えている

(2) 追加の転倒予防対策

リスクⅡ対策に加えて，リスクⅢ対策のうち，次の対策を実施することとなった

- 排尿誘導：排泄パターンを把握して定期的な排尿誘導を行う．日中はFさんの歩行自立度に合わせて車椅子から付き添い歩行へ変更していく．夜間はベッドサイドでポータブルトイレを使用する
- ナースコール使用喚起：「用事があるときは，ひとりで動かないで必ず呼んでください」というメッセージカードを目につくところに貼る
- ベッドアラーム：抗血栓薬を服用していることから，再度転倒を起こすと重傷を負うリスクがあったため，しばらくはセンサーマットを使用することとした

(3) その後の経過

　Fさんは，日中はナースコール使用喚起のメッセージカードを見ることで，ナースコールで呼び出しができていたが，夜間はナースコールを忘れてポータブルトイレにひとりで動こうとしてセンサーマットでの対応となっていた．また，日中は2～3時間ごとに排尿誘導を行うことで尿失禁はほとんどなくなり，一部介助でトイレでの排泄ができるようになった．介入1週間を通して転倒は発生せず，ナースコールによる呼び出しも習慣化できていた．

　入院10日目の14時頃，Fさんがひとりで廊下の手すりを持ちながら歩いていることころを発見された．便意があってトイレに行こうとしたとのことでトイレ誘導を行った．Fさんはナースコールを押してベッドで待っていたが，しばらくしても誰も来なかったのでひとりで行こうとしたと話した．センサーマットによるコールもされていた．

　その後の調査により，その当時はナースコールとセンサーマットコールが同時に多数発生しており，Fさんの病室担当の看護師や介護士は他の患者への対応に追われていたことが判明した．一方で，ナースステーションには数名のケアスタッフがいたことがわかっている．

5. 評　価

成果と課題

1）評価

　転倒アセスメントシートによる評価はリスクⅡであったが，入院2日目に転倒を起こしてしまった．臨時に実施したカンファレンスにて検討した追加対策を講じることで，その後1週間は転倒を防ぐことができた．しかし，入院10日目にヒヤリハット事象が発生したことから検討課題が残った．

2）課題

（1）後期高齢者への方策

　転倒リスク要因として「年齢（75 or 80歳以上）」があげられているが，それは加齢に伴う心身機能の低下が基盤にあるからである．回復期リハ病棟に入院する患者の平均年齢は，急性期の一般病棟の平均年齢より低いことが報告されている（平松，2013）が，それでも回復期リハ病棟の入院患者の約7割が75歳以上であることから（厚生労働省，2017），とくに後期高齢者への対策を追加で考えておくことが必要である．

（2）受傷のリスク

　転倒は，頭部外傷（硬膜内・外出血）や大腿骨頸部骨折など重大な受傷につながることがある．とくに抗凝固薬や抗血栓薬など易出血性の薬物を服用している場合や，既往に骨粗鬆症がある場合には，標準的対策に加えて，事前に追加対策を講じておくことも必要である．

（3）ナースコール・センサーアラーム対策

　ナースステーションでナースコールやセンサーアラームが頻発し，鳴り続けている光景は珍しいことではない．そのようなときに生じる可能性があるのが警報疲労（alarm fatigue）である．警報疲労とは，過度の警報や誤報が多いときに，スタッフがナースコールなどに鈍感になって反応しなくなる状態である．転倒予防対策としてセンサーアラームを用いる場合には，アラーム使用の目的を明確にし，本当に必要な患者に絞り込んで使用することが必要である．

6. まとめ

何に留意して進めるとうまくいくか

　転倒予防対策に関する研究は世界的に数多く取り組まれており，エビデンスの数も多く，最新の情報にアップデートするには，時間と労力が必要である．そのため，まずはエビデンスがまとめられ，方策が提示されている転倒予防ガイドラインを探して参考にし，実装に取り組むことが最善の策である．

　本項目で紹介した系統的転倒予防対策は，回復期リハ病棟の特性に応じたアセスメントシートや対策がまとめられたものであり，また，看護職だけでなくリハ職や介護職などの他職種とも共有して活用できるものである．一方で，最新のエビデンスとは矛盾する項目や実装を試みて改善が必要な項目も確認された．実際の実装を積み重ねて評価を行いながら，所属病棟の特性に合わせた転倒予防対策を構築していくことが求められる．

文献

- American Geriatric Society / British Geriatric Society (AGS/BGS) (2011)：Clinical practice Guideline for prevention of falls in older persons．J Am Geriatr Soc，59：148-157．
- Anderson O, et al (2012)：Interventions designed to prevent healthcare bed-related injuries in patients．Cochrane Database Syst Rev, 2012 Jan 18；1：CD008931．
- Braun J & Capezuti E (2000)：The Legal and Medical Aspects of Physical Restraints and Bed Siderails and Their Relationship to Falls and Fall-Related Injuries in Nursing Homes．DePaul J Healthcare Law, 3 (1)：1-72．
- Bradas C, et al (2016)：Physical Restraints and Side Rails in Acute and Critical Care Setting．(In) Boltz M, et al eds：Evidence-based Geriatric Nursing Protocols for Best Practice．5th ed, Springer Publishing, pp381-394．
- Cameron I, et al (2018)：Interventions for preventing falls in older people in care facilities and hospitals．Cochrane Database Syst Rev, 2018 Sep 7；9：CD005465．
- Capezuti E, et al (2002)：Side Rail Use and Bed-Related Fall Outcomes Among Nursing Home Residents．J Am Geriatr Soc, 50 (1)：90-96．
- Evans D, et al (2003)：Patient injury and physical restraint devices：a systematic review．J Adv Nurs, 41 (3)：274-282．
- Frazer C (2017)：Chapter 24：Risk of falls．(In) Maas M, et al Eds：Care of older persons for optimum quality of life：Nursing diagnoses, outcomes, and interventions (Vol 3)．University of Iowa College of Nursing Barbara and Richard Csomay Center for Gerontological Excellence, 24-1〜24-17．
- Frengley D & Mion L (1998)：Physical Restraints in the Acute Care Setting：Issues and Future Direction．Clin Geriatr Med, 14 (4)：727-744．
- Gray-Miceli D & Quigley P (2016)：Preventing Falls in Acute Care．(In) Boltz M eds：Evidence-based Geriatric Nursing Protocols for Best Practice．5th ed, Springer Publishing, pp283-310．
- Haines T, et al (2010)：Pragmatic, cluster randomized trial of a policy to introduce low-low beds to hospital wards for the prevention of falls and fall injuries．J Am Geriatr Soc, 58 (3)：435-441．
- He J, et al (2012)：Unit-level time trends in inpatient fall rates of US hospitals．Med Care, 50 (9)：801-807．
- Hempel S, et al (2013)：Hospital Fall Prevention：A Systematic Review of Implementation, Components, Adherence, and Effectiveness．J Am Geriatr Soc, 61 (4)：483-494．
- Kruschke C (2016)：Fall Prevention in Older Adults．(In) Butcher HK & Stinemen A eds：Series of Evidence-Based Practice Guidelines．The University of Iowa College of Nursing Barbara and Richard Csomay Center for Geriatric Excellence.

- Oliver D, et al (2000)：Do hospital fall prevention programs work？ A Systematic Review．J Am Geriatr Soc，48(12)：1679-1689．
- Oliver D, et al (2007)：Strategies to prevent falls and fractures in hospitals and care homes and effect of cognitive impairment：Systematic review meta-analysis．BMJ，334(7584)：53-54．
- Oliver D, et al (2010)：Preventing Falls and Fall-Related Injuries in Hospitals．Clin Geriatr Med，26(4)：645-692．
- Petersen E & Costanzo C (2017)：Assessment of Clinical Alarms Influencing Nurses' Perceptions of Alarm Fatigue．Dimens Crit Care Nurs，36(1)：36-44．
- Shorr R, et al (2012)：Effects of an Intervention to Increase Bed Alarm Use to Prevent Falls in Hospitalized Patients：A Cluster Randomized Trial．Ann Intern Med，157(10)：692-699．
- Thompson H (2009)：Neurologic assessment of the older adult．A guide for nurses．American Association of Neuroscience Nurses (AANN)，AANN Clinical Practice Guideline Series．
- 小橋川由美子，田中正一 (2018)：回復期リハビリテーション病棟での身体抑制による転倒予防効果．日本職業・災害医学会会誌，66(2)：111-116．
- 厚生労働省 (2017)：平成28年度診療報酬改定の結果検証に係る特別調査（平成29年度調査）：回復期リハビリテーション病棟におけるアウトカム評価の導入の影響　維持期リハビリテーションの介護保険への移行状況等を含むリハビリテーションの実施状況調査報告書（案）．
  https://www.mhlw.go.jp/file/05-Shingikai-12404000-Hokenkyoku-Iryouka/0000184197.pdf
- 中川洋一，他 (2010)：多施設回復期リハビリテーション病棟における脳卒中患者の転倒要因と転倒状況：転倒リスクアセスメントシートの開発．Jpn J Rehabil Med，47(2)：111-119．
- 日本老年医学会 (2015)：高齢者の安全な薬物療法ガイドライン2015．
- 平松知子 (2013)：リハビリテーション病棟における転倒のハイリスク要因．リハビリナース，10(6)：222-228．
- 渡邊　進，他 (2009)：(特集　事例から学ぶ　積極的動作支援への挑戦) 現状分析とアセスメントシートの開発　脳卒中を中心に．臨床看護，35(3)：313-323．
- 渡邊　進 (2010)：医療安全委員会から　回復期リハ病棟で取り組む「転倒事故防止」．全国回復期リハビリテーション病棟連絡協議会機関誌，9(3)：22-28．

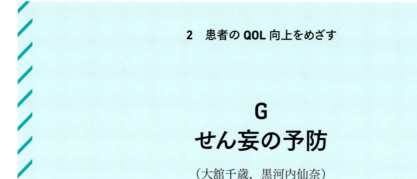

2 患者のQOL向上をめざす

G せん妄の予防

（大舘千歳，黒河内仙奈）

1. 実装するエビデンス

何をどのように改善するのか　それはなぜか

療養環境を整えることは，せん妄の予防に効果がある

　せん妄は，入院する高齢患者に多くの影響を及ぼす．一般病院における入院患者では，11％から42％の範囲の発生率であり（Siddiqi, 2006），虚弱高齢者においては最大で有病率60％（Francis, 1990）であると報告されている．重症患者のせん妄は，せん妄を発症していない患者に比べ，高い死亡率，より多くの合併症，ICUおよび病院での滞在期間の延長をもたらす（Zhang, 2013）．とくに認知症高齢者がせん妄を発症した場合は入院期間が延長し，認知機能および身体機能の低下につながる（Fick, 2013）．

　せん妄の原因には，手術による侵襲や向精神薬（ベンゾジアゼピン系薬剤，他）など，せん妄を直接引き起こす〈直接因子〉，高齢，認知症など患者自身の中枢神経の脆弱性がもたらす〈準備因子〉，そして，入院による環境の変化や身体拘束など睡眠覚醒リズムの乱れからせん妄を誘発する〈誘発因子〉がある**（表V-G1）**．せん妄の評価は非常に困難であるが，系統的にアセスメントすることで，せん妄リスクを早期に把握し，せん妄の早期発見，早期介入，予防を行うことが肝要であり（酒井, 2014），予防には多職種が協働した包括的介入が効果的である（Siddiqi et al, 2016）．

　回復期リハ病棟は，せん妄の発症要因である脳血管疾患，大腿骨頸部骨折などの疾患の患者が多く，年齢は75歳以上が約7割入院していることが特徴である．回復期リハ病棟に入院する患者は，病気の発症により一般病院から転院する場合が多く，短期間に療養場所を移動するため，環境の変化による影響（リロケーションダメージ）を受けやすく，せん妄を発症

しやすい．患者の療養環境を整えることはせん妄の予防につながるといわれており（Martinez et al, 2012），回復期リハ病棟における療養環境の整備は不可欠である．

表Ⅴ-G1　せん妄のリスク因子

因子	ハイリスク	チェック項目
準備因子	高齢	□ 60歳以上
	認知症	□ 記憶力が弱くなったか，物忘れがひどくなったか，本人または家族に確認する
	せん妄の既往	□ 入院経験があった場合に本人，家族に確認する
	脳血管障害の既往	□ 脳梗塞などの頭部疾患の既往
	日常生活状態	□ ADL低下　□ 要介護状態　□ 薬剤
	睡眠薬	□ 夜間の眠剤の指示を確認
	アルコール	□ アルコール多飲
	慢性疾患	□ 腎疾患　□ 肝疾患　□ 肺疾患
	栄養状況	□ 低栄養
	感覚障害	□ 聴覚障害　□ 視覚障害
直接因子	中枢神経疾患	□ 脳血管障害　□ けいれん発作　□ 頭部外傷
	循環器系疾患	□ 心筋梗塞　□ 心不全　□ 不整脈　□ 高血圧
	呼吸器系疾患	□ 肺梗塞　□ 呼吸不全　□ 低酸素血症
	代謝性障害	□ 低血糖　□ 高血糖　□ 肝不全　□ 腎不全　□ 脱水　□ 電解質異常
	内分泌性障害	□ 甲状腺・副甲状腺疾患
	感染症	□ 脳炎　□ 髄膜炎　□ WBC・CRP高値
	薬剤	□ ベンゾジアゼピン系　□ 抗コリン作用薬　□ ドーパミン作用薬 □ H2ブロッカー　□ 抗うつ薬　□ 抗けいれん薬
	アルコール	□ アルコール中毒　□ アルコール離脱
	その他	□ 手術　□ 低体温　□ 高体温
誘発因子	環境の変化	□ 入院（緊急入院）　□ はじめての環境 □ 馴染みのない人　□ いつもいる家族が不在
	動けない状態	□ 身体拘束　□ 安静　□ 点滴・胃管などの挿入 □ 酸素マスク　□ 心電図モニター
	疼痛・掻痒感	□ コントロールされていない痛み・かゆみ
	感覚障害	□ 視覚・聴覚障害　□ めがねの未装着　□ 補聴器の未装着
	外的な刺激	□ 騒音　□ 過剰な照明　□ 日光の当たらない部屋 □ 日時が確認できない状態
	排泄	□ 便秘　□ 下痢　□ 頻尿　□ 失禁　□ 尿閉　□ 入院前と異なる排泄方法 □ オムツ　□ 膀胱留置カテーテル　□ ポータブルトイレ
	心理的ストレス	□ 不安　□ 恐怖　□ 気がかりなこと　□ 喪失体験
	睡眠	□ 不眠　□ コントロールされていない眠剤の投与

（日本看護倫理学会　臨床倫理ガイドライン検討委員会，2015を参考に作成）

2. 実装するための準備

どのようにチームを組織するか　どのような環境調整が必要か

1) 多職種によるせん妄ケアチームの発足

　せん妄患者へ介入するためには，多職種によるチーム編成が必要である．せん妄ケアにおいて，看護師は病棟で患者の状態をアセスメントし，療養環境を整える．医師はせん妄の診断と薬剤および検査・リハビリテーションの処方を行い，薬剤師は直接因子となる薬剤の調整，理学療法士と作業療法士は身体機能および認知機能の低下を予防する役割を担う．

2) せん妄に関する学習会の開催

　スタッフ全員がせん妄に関する基礎知識を習得するために学習会を開催する．内容は，せん妄の原因，せん妄の症状，せん妄を誘発する薬剤，環境調整，アセスメントツールの使用方法（後述），せん妄発症時の対応とする．

3) アセスメントツールの決定

　せん妄のアセスメントツールとして，日本語版ニーチャム混乱・錯乱状態スケール（J-NCS）を用いた（表V-G2）．J-NCSは，通常のケアを通して患者の行動を観察することで，せん妄のリスクにつながる患者の状態や，せん妄初期の患者の普段と違う微妙な症状の変化を把握できるものである．J-NCSは，

- 認知・情報処理（注意力，指示反応性，見当識の3項目）
- 行動（身なり，動作，話し方の3項目）
- 生理学的コントロール（バイタルサインの安定性，酸素飽和度の安定性，排尿のコントロールの3項目）

の3つの下位スケール，合計9項目から構成される．合計得点0～30点で評価し，合計得点が低いほど，せん妄または急性混乱・錯乱状態の重症度が高いと判定する（綿貫ら，2001）．

表V-G2　日本語版ニーチャム混乱・錯乱スケールの重症度判定

合計点	
0~19点	中程度～重度の混乱・錯乱状態
20~24点	軽度または発生初期の混乱・錯乱状態
25~26点	「混乱・錯乱していない」が，その危険性が高い
27~30点	「混乱・錯乱していない」，正常な機能の状態

3. 実装計画

改善の到達目標/方略

1）到達目標

　せん妄のアセスメントツールを用いて原因を早期に把握し，療養環境を整えることで，せん妄を予防できる．また，多職種による包括的介入を実施することで，せん妄による悪影響（入院期間の延長や事故の発生）を最小限にする．

2）到達目標の方略

（1）療養環境調整の実施

　入院患者のせん妄を予防するために，入院前に患者情報を得て，療養環境を整えるとともに，患者への対応・声かけをし，家族へ協力を依頼する（**表V-G3**）．

（2）せん妄ケアに関する学習会の開催

　せん妄ケア（せん妄のアセスメントツールの具体的な使用方法，直接因子・誘発因子の低減方法，せん妄誘発薬剤の調整，環境調整，記録など）について，病院内のスタッフが学習する機会をもつ．すべてのスタッフが参加できるように，同じ内容の学習会を数回実施する．

（3）データの可視化

　毎月，せん妄発生に関するアウトカム（スクリーニング実施件数，発生件数，せん妄発生した患者の入院期間，インシデント発生件数，チームラウンドの回数など）を取りまとめ，評価を行う．

表V-G3　見当識を保つための工夫・療養環境の整備

	見当識を保つ方法	ケア
日時予定	カレンダー	・すぐに見られるような場所に置く ・大判のカレンダーなど見やすい文字にする ・カレンダーに予定を書き込む
	時計	・いままで使用していた腕時計や時計を置く ・大きな文字や見やすい場所に置く
	予定	・カレンダーに予定を書き込む ・見やすく，わかりやすい予定表を作成する
	コミュニケーション	・訪室時日時をやさしい口調で，さりげなく伝える 「今日は○月○日○時ですよ．もうすぐ訓練の時間です」
場所	コミュニケーション	・訪室時に日常会話のなかで○○病院の何階の病室であることを伝え続ける．看護師が覚えてもらうという気持ちになると，質問や強い口調になるため注意する
	めがね・補聴器の使用	・場所をわかってもらうために，聞けること，見えることができるようにする
	病室・食堂・トイレ	・場所がわかるようにリボンなどの目印などをつける
	外の景色	・ベッドの位置は窓から景色が見える場所にする
	部屋	・朝はカーテンを開け朝日が入るようにし，昼間もカーテンを開けて明るくする ・（準備因子に該当する場合，静かな場所であることを確認したうえで）病室はスタッフステーションに近い場所を検討する
人物	医療従事者	・訪室したら，ゆっくりとわかるように自己紹介をする ・訪室者をできるかぎり同じ人にする
	家族	・家族の面会を促し，患者さんとの接点を多くする ・家族やペットの写真を見える所に置く ・患者と家族に次の物を入院時に準備するよう伝える 　──感覚器を補う物（メガネ，義歯，補聴器など） 　──馴染みの物（写真，衣服，クッションなど）
	説明・処置・ケア	・はっきり，わかりやすく，必要な情報を簡潔に説明する ・穏やかな声で低めのトーンで会話する ・文字に書いて必要な情報を伝える ・簡単に答えられる会話になるよう工夫する ・環境の雑音を調整 ・1日のスケジュールを見える場所に掲示し，わかりやすく説明する ・頻回に訪室し，会話のなかで日時・場所を伝える ・睡眠を確保するため，夜間の体位変換，オムツ交換は最小限にし，必要以上の処置は実施しない ・必要性の低いカテーテルの抜去 ・ルートは見えにくくする，留め方，長さの工夫

4. 実装の実際

改善の実際・阻害要因と促進要因

> **事 例**
> 　Gさん，70代（後半）女性．他院で腰部脊柱管狭窄症手術を施行し自宅退院した．しかし，3カ月後に自宅で転倒し，左下肢に力が入らなくなったため，大学病院にて腰部脊柱管狭窄症術後障害として再手術（スクリュー入れ替え，尾側固定アンカー追加，神経根除圧予定）を実施した2週間後，ADL向上の目的で回復期リハビリテーション病棟へ転院した．
> - 身長：142cm，体重：45kg
> - 既往歴：高血圧
> - 処方薬：自宅療養中も眠れないことがあり，入院前から，夕食後にセルシン錠2mg，デパス0.5mg1錠，眠前にベンザリン5mg1錠，ロゼレム8mg1錠を内服中であった．下肢の痛みもあり，トラムセット配合錠2錠を朝と夕に1回ずつ，疼痛時にボルタレン座薬50mgを使用していた
> - 嗜好：飲酒なし，喫煙なし
> - 仕事：夫と総菜店を自営している
> - ADL：入院前までADLはすべて自立．階段昇降は痛みがあり困難
> - 家族：夫と二人暮らし．近くに住む次男は仕事もあり，生活はほぼふたりで可能
> - 過ごし方：自営業であるため，自宅において夫婦二人で過ごす時間が長く，夫が配達で出かけてしまうときにはGさんがひとりで留守番をしていた
> - 夫「（妻であるGさんについて）前回，退院してから転ぶまではなんとか家のことも少しずつやっていたのに．以前はしっかりした人間だった．転んでからですかね，少し物忘れは目立つような気がする．眠れないのは痛いからだと思うけど」と話す．入院中，総菜店は定休日を増やし時間短縮して営業しており，夫は積極的に来院する
> - 大学病院では，手術後に意味不明な発言や夜間の頻回な起き上がりがあったため，夜間は身体拘束することがあった

1）回復期リハビリテーション病棟への転入当日

　Gさんは「前の入院（大学病院）で手術をした後のことはあまり覚えていない」と話し，Gさんの夫は「手術直後は，ベッドの上に蜘蛛みたいな黒い虫がいると言って落ち着かなかった」と話した．Gさんに現在の状況についての質問したところ，病院名は正答したが，日付やその時の時刻など，日時に関する質問では誤った返答であった．

　せん妄ケアチームで，せん妄の原因を抽出し，アセスメントシートを用いて評価し（**表V-G4**），入院時カンファレンスを行った．

　せん妄ケアチームは，次の薬剤調整，環境調整を行い，Gさんに関する情報を収集した．
　①薬剤調整：ベンザリン，セルシン，デパスの中止，ロゼレムの継続，眠前デジレル25mg 1Tの追加，不穏時はリスパダール1mg2回まで，不眠時はデジレル2回まで（1時間以上あけて追加可能）を推奨した

表V-G4　せん妄ケアチームによる評価

せん妄の原因	準備因子	年齢，せん妄の既往（+）
	直接因子	転倒による受傷（骨盤骨折・神経損傷），ベンゾジアゼピン系の多剤内服（入院時採血データなし）
	誘発因子	疼痛，痛みによる不動化，不眠，軽度難聴（右），排泄方法の変化，入院の環境変化
アセスメントの結果		入院時のJ-NCS：25点

②環境調整：スタッフステーションに近く，明るい大部屋の窓側とし，カレンダーや使い慣れた時計などを準備するよう家族へ依頼する

③前回入院時の状況と家族からの情報収集：家族の来院予定を確認し，日常生活における日課など，Gさんの情報を得て，ケアプランに反映する

これらのことに基づき，Gさんのケアプランに以下の内容を含めた．

《療養環境の調整》
- 家族にはせん妄の症状についてあらためて説明し，本人の馴染みの生活グッズ（時計，鏡など）をできるだけ持参してもらう
- 親しみのわく写真（家族や自宅の写真）をタブレット端末に入れておいてもらう

《生活リズムの調整》
- 病室やベッド上ではウトウトすることもあるため，日中の車椅子時間を確保するようスケジュールを立案する
- 理学療法士，作業療法士によるリハビリテーションの内容を確認し，病棟で継続できる内容を病室に掲示し，看護師と家族が実施する
- 家族の面会時に，積極的に散歩へ行くようGさん本人と家族へ声をかける（必要性を説明する）
- 料理レシピのアプリを鑑賞したり，総菜店のことを話題にしたりして，実生活でのいきいきした状況をGさんが語れるようコミュニケーションを図り，その情報をチームで共有する
- 家族の負担にならない程度に，患者の状態にあわせて，面会の頻度を検討するよう説明する

2）入院当日の夕方から夜間

Gさんから，排泄をしたいというナースコールが頻回にあり，介助をしてトイレに誘導したが，排尿はなかった．下肢痛や排尿のことが気になって眠れていない状況であった．
Gさんは「お父さん，寝たふりしてそんなところにいてもだめよ」と床頭台に話しかけている．「お父さん，おしっこに行くの？　私は大丈夫だけど，お父さんを連れて行ってあげな

いと」と大声を出し，ベッドから降りようとする行動がみられた．立位が不安定であったため，頻回に病室を訪問した．午前5時に看護師が訪室した際，Gさんはベッドに臥床し，目を閉じていた．

3）入院2日目

Gさんは朝食を摂取せず，落ち着かない状態が続くため，担当医師，病棟薬剤師を含めカンファレンスを行い，リスパダール1mgをルーラン12mgへ変更した．この時の診察で，年齢や場所，日時に関する質問をしたところ，年齢，場所，月は正答し，日付のみ誤った回答であった．

この日からリハビリテーション（理学療法，作業療法）を開始した．リハビリテーション中もつじつまが合わない言動は持続したが，適宜休憩を入れつつ，日中はほとんど眠ることなく過ごした．

入院2日目のJ-NCS：20点

4）入院3日目

上記以外の内服薬は継続し，療養環境の調整も継続して実施した．訪室の際は，Gさんへ日付と時刻を伝えて一緒にカレンダーや時計を確認するとともに，表情やバイタルサインから痛みのアセスメントを行った．また，家族から普段使用している枕を持参してもらい，病院の枕と交換した．

入院3日目のJ-NCS：23点

5）入院4日目以降

下肢の痛みが落ち着いたため，トイレでの排尿を試みた．歩行には介助者が付き添い，転倒することなくベッドとトイレの間を往復できた．

見当識は改善傾向であり（日付，人物対象など間違いがなくなった），時々つじつまが合わないことはあるものの，覚醒時間は維持され，夜間の睡眠時間が安定した．

面会の開始時刻から終了時刻まで，家族が交代で滞在してくれるようになり，日中自室でテレビを見る時間も増えた．家族から「手術以前の状態にほぼ戻ったようだ」と発言があった．

J-NCS：25点．入院時の得点へ改善したが，高齢であり，せん妄発症のハイリスクであるため，引き続き環境介入を行った．

5. 評　価

成果と課題

1）成　果

　アセスメントシートを用いて，入院当日から早期介入することで，せん妄の悪化を防ぐことができた．また，せん妄の影響による入院期間の延長や転倒などのインシデントの発生を防ぐことができた．

　J-NCSの使用にあたっては特別なトレーニングを必要とするが，学習会を開催したことで，アセスメントを毎日継続できた．その結果を多職種で共有し，より個別的なケアプランを立案できたことで，Gさんのせん妄からの回復を促進したといえる．

2）課　題

　回復期リハ病棟へは予定入院であることが多いため，患者の準備因子に関する情報を事前に得ることが可能である．しかし現状では，入院後に情報を得ていることが多い．せん妄のハイリスク患者に入院当日から心地良い環境を整えられるよう，関連する地域の一般病院と連携し，情報共有や不必要な薬剤の見直しなどを行う必要がある．

　回復期リハ病棟では，血液検査を実施する機会が少ないため，電解質バランスや糖代謝の異常，尿路・呼吸器の感染などの直接因子の変化がわかりにくい．また，基礎疾患に関連する画像は極力撮影しないため，頭部CT画像も存在しないことが多い．それゆえ，せん妄発生の原因を早期に把握することが困難な環境であるため，血液検査や理学的所見以外の情報から，せん妄を早期発見し，介入と予防を行っていく必要がある．

6. まとめ

何に留意して進めるとうまくいくか　教訓

　せん妄ケアは，病棟に入院してから始めるのではなく，入院前から着手すべきであり，病院全体でせん妄ケアに取り組むという意識を職員一人ひとりがもつことが重要である．そのためには，病院全体で情報を共有できるためのシステムを整えること（電子カルテ内にスクリーニングツールや患者の情報を記載できるフォーマットを組み込むなど）が不可欠である．

文献

- Fick DM (2013): Delirium superimposed on dementia is associated with prolonged length of stay and poor outcomes in hospitalized older adults. J Hosp Med, 8(9): 500-505.
- Francis J, Kapoor WN (1990): Delirium in hospitalized elderly. J Gen Intern Med, 5(1): 65-79.
- Martinez FT, et al (2012): Preventing delirium in an acute hospital using a non-pharmacological intervention. Age Ageing, 41(5): 629-634.
- Siddiqi N, et al (2006): Occurrence and outcome of delirium in medical in-patients: a systematic literature review. Age Ageing, 35(4): 350-64.
- Siddiqi N, et al (2016): Interventions for preventing delirium in hospitalised non–ICU patients. Cochrane Database Syst Rev, 11; 3: CD005563.
- Zhang Z, et al (2013): Impact of delirium on clinical outcome in critically ill patients: a meta-analysis. Gen Hosp Psychiatry, 35(2)105-111.
- 酒井郁子, 渡邉博幸編 (2014): どうすればよいかに答える せん妄のスタンダードケア Q&A100. 南江堂, p18.
- 日本看護倫理学会 臨床倫理ガイドライン検討委員会 (2015): 身体拘束予防ガイドライン.
- 綿貫成明, 他 (2001): 日本語版NEECHAM混乱・錯乱状態スケールの開発及びせん妄のアセスメント. 臨床看護研究の進歩, 12: 46-63.

3 患者の学習を支援する

H
服薬管理

（近藤浩子，塩田美佐代，黒河内仙奈）

1. 実装するエビデンス

何をどのように改善するのか　それはなぜか

「不必要な内服薬を減らし，薬剤師による服薬指導後に服薬自己管理訓練を開始することは，患者の服薬自己管理能力の向上につながる」

　脳卒中の再発予防のために，内服治療の継続は重要である．回復期リハ病棟の退院後も内服治療を継続していくためには，入院中から患者自身で服薬管理ができることが望ましい．脳卒中患者の服薬自己管理には，「入院時の薬の数」「歩行/車椅子の移動FIM得点」「記憶FIM得点」「年齢」が影響し，入院時の薬が少ないほど，患者が服薬自己管理を達成する可能性が高いといわれている（Fujihara et al, 2017）．患者の服薬行動には，患者の医療や薬に対する患者の認識の側面が強く影響している（神島ら，2008）．患者は処方された薬の必要性を理解しているものの，副作用や長期的な服用による影響への不安が強いほど，服薬遵守が低下する（Horne et al, 1999）．脳卒中患者は，医療の知識や薬物に対する学習ニーズがあるにもかかわらず，その対応に満足していない現状も報告されている（Yonaty SA et al, 2012）．

　また，服薬遵守が困難な患者には，「薬の数が多すぎると感じる」「薬剤師の指導を受けていない」「長期の服薬に不安を感じる」という3つの特徴があると報告されている（神島ら，2008）．そのため，服薬行動の向上には，その患者に本当に必要な薬であるかを検討し，患者の薬に対する考えを把握したうえで，正しい情報提供を行うなどの支援を要する．

　当病棟は50床の回復期リハ病棟である．2016年度，服薬自己管理による誤薬発生件数は21件であった．内訳は，朝食後薬と夕食後薬を間違えて内服するなどのタイミングの間違え

が17件，内服忘れが4件である．患者の背景は脳血管疾患7人，整形疾患14人であり，70歳代以上が71％を占め，FIM認知機能29〜33点であった．以上より当病棟では，認知機能に著明な低下は認められない高齢整形疾患患者の服薬自己管理による誤薬が多い現状にあった．服薬自己管理は，病状の悪化を防ぐために重要なセルフケアのひとつである．とくに高齢世帯夫婦や独居の場合，退院後も自分で服薬管理をしなければならず，入院中からセルフケア能力の向上を図り，疾患を管理できるよう支援していく必要がある．

そこで当病棟ではエビデンスをもとに，患者自身が服薬管理をできるよう，次のような取り組みを行った．

- 内服薬の作用を評価し，減らせる薬があるか主治医と検討する
- 必要最低限の薬数にする
- 薬剤師による服薬指導のタイミングを服薬自己管理の練習開始時に合わせ，早い段階から患者の薬に対する意識の向上を図る

2. 実装するための準備

どのようにチームを組織するか　どのような環境調整が必要か

改革組織として，セーフティマネージャー，看護師経験7年以上のリーダー看護師2名，看護主任2名をチェンジエージェントとして選出し，統括して看護長である筆者が加わった．服薬指導のタイミングを早めることについて，薬剤科に協力を依頼した．

3. 実装計画

改善の到達目標　方略

退院後の生活で服薬自己管理が必要である患者を抽出し，「入院前は問題なく自己管理できていたか」「現段階の認知FIM点数の確認」「高次脳機能障害の有無」「調整中の薬物の有無」「薬の作用の評価」「減量できる薬があるか」「患者は服薬自己管理の必要性を理解できているか」などの服薬能力を評価し，服薬方法，服薬自己管理の練習開始時期を検討する．その際，内服薬の内容を確認，薬効を評価し，減らせる薬があるかをチーム内で話し合い，主治医と相談することを方法として追加する．服薬自己管理の練習開始が決定したら薬剤師に服薬指導を依頼し，患者は薬剤指導を受ける．

以上の方略のもと，「半年間で服薬自己管理誤薬ゼロ」を目標とした．

4. 実装の実際

改善の実際・阻害要因と促進要因

　服薬管理におけるエビデンスと計画をスタッフ全員に周知し，カンファレンスの際にはチェンジエージェントを中心に方略を実践した．整形疾患患者は術後鎮痛薬を定期的に服薬していることが多く，痛みが改善しても服薬を継続していることがあった．そのため，カンファレンスには薬剤師が参加できるようにし，患者，主治医と相談しながら鎮痛薬の減量や，頓服への変更をした．また，水分摂取の推奨や活動量の増加により排便コントロールを促進することで，急性期から服薬している大腸刺激薬も中止した．薬剤師による服薬指導を早期に実施したことで，患者が自分の薬の内容や錠数を把握してから，服薬自己管理の練習に臨めるようになった．服薬指導の内容は薬剤師が記録しており，担当看護師は指導の内容をもとに患者の状態を確認することができた．服薬自己管理の開始手順を図 **V-H1** に示す．

```
┌─────────────────────────────────────────────────────────┐
│          退院後に服薬自己管理が必要である患者を抽出          │
├─────────────────────────────────────────────────────────┤
│  ・独居，高齢夫婦世帯        ・服薬管理への協力者がいない   │
└─────────────────────────────────────────────────────────┘
```

```
┌─────────────────────────────────────────────────────────┐
│                    服薬管理能力の評価                       │
├─────────────────────────────────────────────────────────┤
│ ・入院前は問題なく自己管理できていたか ・現段階の認知FIM点数の確認 │
│ ・高次脳機能障害の有無                                      │
│ ・調整中の薬の有無 →調整している薬がある場合は現段階では実施しない │
│ ・薬の作用の評価，減量できる薬があるか ・患者は服薬自己管理の必要性を理解できているか │
└─────────────────────────────────────────────────────────┘
```

```
┌─────────────────────────────────────────────────────────┐
│                     服薬方針の検討                          │
├─────────────────────────────────────────────────────────┤
│ ・ハサミは使用するか，使用するのであれば使用の有無 ・カップの使用が可能か │
│ ・薬の印字の大きさ・錠数を明記の有無                         │
└─────────────────────────────────────────────────────────┘
```

```
┌─────────────────────────────────────────────────────────┐
│        主治医と薬の内容を確認，減量できる薬があるか検討       │
├─────────────────────────────────────────────────────────┤
│         ・減量できる薬があれば，主治医が処方変更             │
└─────────────────────────────────────────────────────────┘
```

```
┌─────────────────────────────────────────────────────────┐
│                   薬剤科へ服薬指導依頼                      │
├─────────────────────────────────────────────────────────┤
│              ・依頼書を薬剤科へ渡す                         │
└─────────────────────────────────────────────────────────┘
```

```
┌─────────────────────────────────────────────────────────┐
│         薬剤師が患者のもとへ訪問，服薬指導の実施            │
├─────────────────────────────────────────────────────────┤
│ ・服薬指導が済んだことを看護師へ連絡 ・服薬指導の内容はカルテへ記載 │
│ ・看護師は服薬指導を受けた患者の反応を確認 ・1日ケース配薬から練習開始 │
└─────────────────────────────────────────────────────────┘
```

図V-H1　服薬自己管理の開始手順

> **事例**
> Hさんは，70歳代の女性である．
> ［現病歴］　変形性腰椎症．病院受診の際，バスから降りた際に右下肢痛，歩行困難があり，病院を受診した．L4圧迫骨折，L3/4すべり症，L4/5・L5/S1変形性腰椎症と診断され入院，L5/S1腰椎体間固定術＋自家骨移植術が施行された．リハビリ目的にて入院となる．
> ［入院時の状態］　体幹コルセット装着中，ADL一部介助，移動は車椅子使用，運動FIM 41点＋認知FIM28点＝合計69点
> ［既往歴］　60歳代　腸閉塞にて手術，60歳代白内障にて手術
> 50歳代　糖尿病を指摘されているが，内服治療はしていない
> 50歳代　脳梗塞．左上下肢麻痺Br.s4-4-5残存，ADL自立
> 50歳代　高血圧症にて内服治療中
> ［入院時内服薬］　ミカルディス40mg，アルトバスタチン10mg，バイアスピリン100mg，ランソプラゾールOD15mg，ルネスタ2mg，リリカcap25mg，メコバラミン，ビオスリー，ツムラ大建中湯，マグミット250mg，ボンフェナック座薬屯用
> ［服薬管理］　入院前は服薬自己管理を行っていたが，飲み忘れることがあった．
> ［家族背景］　2世帯住宅の1階に夫と暮らしている．家事全般は夫と一緒に行っている．2階に長男夫婦が生活しているが，2階に行くことはない．
> ［介護保険］　要介護認定1．サービスは利用していない．
> ［入院中の経過］　フェイススケール3～4の腰痛があり，ボンフェナック座薬を使用し疼痛コントロールを図った．リハビリで歩行練習を進め，日常生活内に歩行を導入，T字杖を使用し歩行は自立となった．歩行量が増えると右下肢の筋痛や両足底の痺れが増強したため，歩行量を調整するように指導，痛みと痺れのコントロールを図りながら歩行練習を進めた．独歩での移動も自立，自宅退院となった．

1）服薬自己管理能力評価　入院44日目

　歩行練習が順調に進みADLは自立となった．退院後は夫と2人の生活となり，夫は日中不在のことが多い．2階に長男夫婦が生活しているが生活は別で，日中仕事をしているため協力は得られない．退院後の服薬自己管理が必要であると考え，自己管理能力を評価した．

- 入院前は服薬自己管理ができていた．現在，麻痺はあるが，開封や内服動作はできる
- 認知FIM31点，高次脳機能障害なし，調整中の薬なし
- 既往歴が多い．高血圧のコントロール，脳梗塞，腸閉塞の再発予防のためには，疾患を自己管理することが必要であり，Hさん自身も必要性を理解できている
- 薬の種類と錠数は多いが，薬の内容と数は理解できている．自己管理をしたいというHさんの希望もある

　以上より，服薬自己管理が必要であり，自己管理能力はあると考え，薬の内容を主治医と検討した（**表V-H1**）．
　検討結果は次のとおりであった．

- リリカについては，歩行量が増えることで痺れの増強を訴えたため，減量せず継続していくこととした

表V-H1 薬の作用を評価し，減量できる薬があるか主治医と検討

薬品名	観察した効果	評価
ミカルディス	血圧110～140/60～70 安定している	継続
アルトバスタチン	中性脂肪112，LDLコレステロール139 LDLが高値である	継続
バイアスピリン	INR不明，Dダイマー5.62→3.99 脳梗塞の既往があり，内服治療中	継続
ランソプラゾール	内服している薬の錠数は多いが，胃部症状はない	中止
ルネスタ	本人の希望があり内服．夜間良眠できている	継続
リリカ	腰痛フェイススケール2～3→1～2 両足底の痺れは続いている	痛みは軽減，痺れはあるため継続，今後減量
メコバラミン VB12	末梢の痛みはないが，痺れがある	継続
ビオスリー	排便は1日1～2回，3日に1回のこともある イレウスの既往があり，内服治療中	継続
大建中湯	排便は1日1～2回，3日に1回のこともある イレウスの既往があり，内服治療中	継続
マグミット	便性が硬いことがあり，便性を柔らかくする目的で追加内服することがある．これによりスムーズな排便がある．	継続
屯用：ボンフェナック座薬	入院時に内服していた．その後は内服せず，腰痛はフェイススケール1～2であるため使用していない．	中止
屯用：ロキソプロフェンテープ	腰，肩など痛みのある部分に時折貼用	継続

- イレウスの既往がある．また，コルセットを装着していることから，トイレで座位姿勢をとってもいきみにくい．便性を柔らかく保ち，毎日排便があることが必要であるため，下剤は継続していく

2）服薬方法の検討

《開封方法》
　右手，はさみ使用

《内服方法の問題点と計画》
- 錠数が多く，薬を床に落とす危険性があるため，薬を一包化にする．また，口の広いカップを使用し，その中に薬袋を開封して薬を入れ，錠数を自分で確認する
- 取り間違える危険性があったため，1日分の薬をケースに入れ，ケースは看護師が渡す．薬を取り出すところを確認．タイミングを間違えず，取り出しができるようになったら，1週間分を薬袋で管理する

3）服薬指導

服薬自己管理の練習を開始するために，薬剤師に服薬指導を依頼した．

[1回目]

患者の言葉	薬剤師の指導と患者の反応
「薬を冷たい水で飲むと下痢をする」 「痛みはいいけど痺れがある」 「湿布は同じところに貼ってもよい？」	・薬の種類，内容を説明．バイアスピリンは腸溶製剤のため，噛まずに内服すること，冷たい水は避けること，抗血小板薬のため出血傾向に注意することを説明した ・貼付部位は毎日ずらしてよいが，かぶれなどを完全には防げない．しびれなどがあれば医療スタッフに声をかけるよう説明した ・Hさんは，説明を理解している反応であった

服薬指導後，検討した服薬方法にて服薬自己管理の練習を開始した．

服薬自己管理の練習開始後，Hさんは「夜間に飲んだ眠剤はビタミン剤だったかもしれない」「袋に入れると何の薬かわからなくなる」「何の薬か納得できないと飲めない」と訴え，ヒート（PTP包装）での配薬を希望した．

訴えがあった翌日（初回指導から10日後），2回目の指導を薬剤師に依頼した．

[2回目，初回指導から10日後]

患者の言葉	薬剤師の指導と患者の反応
「23時30分頃に眠剤を飲む．暗いから薬の袋から出して飲むのがたいへん．ヒートにしてほしい」 「一包化だと何の薬かわからない．一包化のままなの？」 「足の裏がしびれるから，ロキソプロフェンテープを貼りたい」 「退院の薬の手帳に貼るシールがほしい」	・次回からヒートで提供することを説明し了承された ・薬の説明書は渡し済み．薬の服用ミスの可能性が高いことから，一包化の重要性を説明し納得された ・時折カップに錠剤が残っていることがあるため，飲み残しに注意するよう伝えた ・足に軟膏も塗っているため，湿布を貼るとはがれる可能性があることを説明した ・退院時に薬の情報と手帳シールが発行されることを説明した ・前回の説明時より神経質になっている様子があった．質問は多いが，説明することで納得はされていた

薬剤師は説明が終わると，看護師にHさんの反応を伝えた．また，記録されている指導内容を確認し，再度看護師がHさんの反応を確かめるようにした．

4）服薬自己管理の練習開始

1日分の薬をケースに入れ，食事の際にHさんに渡した．取り出す，はさみを使用し開封する，カップに入れる，錠数を数え確認する，口に運び内服する，という一連の動作は看護師側で確認した．取り出し，開封は問題なく行えたが，錠剤をカップに入れる際，錠剤がカップに入らず落ちることがあった．また，錠数を数えて内服した後，カップに錠剤が残っ

ていることがあった．残っているときにはHさんと一緒に確認し内服した．

　一連の動作が問題なく行えるようになると，ケースから1週間分の薬袋に変更し，袋に入った状態でHさんに渡し，袋から薬を取り出す練習を開始した．変更当初は見守りを行っていたが，安全に取り出し内服できることを確認し，服薬自己管理は自立できたと評価とした．

5. 評 価
成果と課題

　導入後5カ月間で服薬自己管理をしていた患者は42人であり，脳血管疾患12人，整形疾患26人，その他の疾患4人（図V-H2），年齢は70歳以上が27人，70歳未満15人（図V-H3）であった．FIM認知項目は35点22人，30〜34点は16人，29点以下は4人（図V-H4）．この5カ月間の服薬自己管理による誤薬発生は1件で，外泊中の内服忘れのみであった．前年度と比較すると，服薬自己管理による誤薬が減少するという成果が得られた．また，外泊中に内服忘れのあった患者は，帰院後の再指導を薬剤科へ依頼し，薬剤師から再指導を受けたことで，その後，外泊中の内服忘れはなかった．

　薬の内容の確認や変更には，主治医・看護師だけでなく薬剤師と協働することが必要である．そして，服薬指導の内容や患者の反応は，カルテから確認するだけでなく，看護師と薬剤師が情報を直接交換，共有することで詳細な様子が看護師に伝えられた．また，看護師から薬剤師に相談する機会が増えることで職種間の連携が促進され，患者のセルフケア能力の向上を図ることにつながる．

6. まとめ
何に留意して進めるとうまくいくか

　服薬自己管理に関する現状を分析し，改善が必要と考えた目的やそのエビデンスをスタッフ全員が理解することからスタートする．また，他部署との連携においても，患者に安全な医療を提供するにはどのような協働が必要か，目指す医療を共有し，専門性を発揮するために話し合う場をつくることが必要である．

　そして，回復期リハ病棟では，退院後の患者がどのような生活を送るのかを確認し，服薬に必要な能力を評価したうえで，服薬自己管理できるようセルフケア能力の向上に努めていく．そして，エビデンスをもとに服薬自己管理の方法を見直し修正することで，安全に服薬自己管理ができるようになると考える．

　今回の症例では，既往歴が複数あり，服用している薬の種類や錠数が多かった．そのため，内服薬の作用を評価し，減量できる薬があるか主治医と検討した．1回の検討で多くの薬を

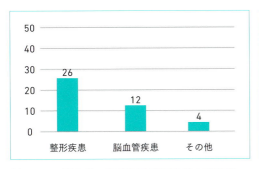
図V-H2　導入後　服薬自己管理患者の疾患別

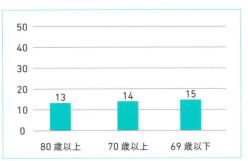
図V-H3　導入後　服薬自己管理患者の年齢別

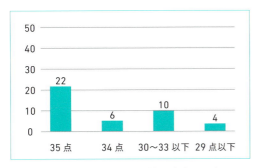
図V-H4　導入後　服薬自己管理患者の認知FIM

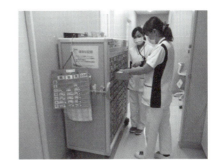
薬をダブルチェックしている場面

減量するのではなく，患者の状態を評価しながら"必要最低限の薬数にする"ための検討を，医師，薬剤師とともに継続したことで共通認識でき，減量につながったことが確認できた．

　また，内服や服薬自己管理の必要性に対する患者の意識も高かったため，服薬自己管理の練習や服薬指導を早い段階で計画したことで，病状の悪化を防ぐために重要なセルフケアであることを理解してもらえた．しかし，入院前に自宅で管理していた方法と異なる方法で指導を開始したことで，患者が一時混乱した．看護師は患者の退院後の生活を視野に入れ，チームで情報を共有して介入することが必要であった．病状の悪化を防ぐために，服薬管理は重要なセルフケアである．エビデンスに基づき，多職種で患者のセルフケア能力の向上を目指し，「薬の作用を評価する」「自立に向けて患者ができる対策を実施する」「理解できる指導を行う」「薬の減量を検討する」支援により成果が得られた．

文献
- Horne R, Weinman J(1999)：Patients' beliefs about prescribed medicines and their role in adherence to treatment in chronic physical illness．J Psychosom Res, 47(6)：555-567．
- Fujihara H, et al(2017)：Development and evaluation of a formula for predicting introduction of medication self-management in stroke patients in the Kaifukuki rehabilitation ward．J Pharm Health Care Sci, 3(2)：1-6．
- Yonaty SA, Kitchie S(2012)：The educational needs of newly diagnosed stroke patients．J Neurosci Nurs, 44(5)：1-9．
- 神島滋子，他(2008)：通院脳卒中患者の服薬行動に関連する要因の検討　アドヒアランスの視点から．日本看護科学会誌，28(1)：21-30．

3 患者の学習を支援する

I 退院後の生活に焦点をあてた健康管理教育

（菊地悦子）

1. 実装するエビデンス

何をどのように改善するのか　それはなぜか

「脳卒中患者が健康管理を自分自身で行えるようになるために，
退院後の生活に焦点をあてた個別の指導用パンフレットを用いた学習支援をする」

　回復期リハ病棟に入院している脳卒中患者は，再度，脳卒中を発症するリスクが高く，再発作によって死亡や重症化に至ることも多い．再発作を予防することは，患者や家族のQOLを維持する面でも重要であるが，治療や介護の費用削減につながることから社会経済的にも重要である．そのため，脳卒中患者への健康教育は，医学モデルに基づく"再発予防策"が中心となっている現状がある．しかし，患者は「回復のために自分にできることを学びたい」という学習ニーズが高く，医療者が考える学習ニーズとの間にずれがあったことが報告されている（酒井，2010）．

　また，脳卒中のなかでも脳梗塞患者には高齢者が多く，そのような高齢患者のリハビリテーションは，健康増進，治療，生活支援を含んだ包括的な支援が必要である．つまり，再発作予防のみでなく，高齢者の一般的な健康管理をはじめ，患者のありたい生活のために患者自身で生活を再構築し，それを維持するための学習支援が重要である．また，自己決定と尊重を基盤としたエンパワメントが促進される健康管理教育である必要がある（酒井，2010）．

　これらのことから，エビデンスに基づき，患者個々の学習ニーズに合わせた健康教育を病棟で検討し，実装に取り組む意義は大きいといえる．脳卒中患者への患者教育のエビデンスとしては，脳卒中に関する一般的な情報と，その患者特有の情報を記載した小冊子を用いることが有効であるといわれている（Lowe et al, 2007）．個々の患者に特有な情報と患者自身

が有する学習ニーズを把握し，どのような内容をどのように教育するか，回復期リハ病棟ですでに実施されている退院後の生活に焦点をあてた健康管理の教育内容と方法を見直し，エビデンスに基づく教育方法を確立していくことは，患者のニーズに応えることであり，結果として患者満足を高めことにつながる．

2. 実装するための準備

改善の必要がある課題を見出す　実装をするEBPトピックの選択

　回復期リハ病棟に入院している脳卒中患者の学習ニーズに関する調査結果から，実装するEBPを検討する．

1）EBPの実装が必要なトピックの選択　予備的文献検討

　回復期リハ病棟に入院している患者の学習ニーズに関する文献検討の結果から，改善すべき臨床問題を概観する（予備的調査）．活用する文献は，原著論文，レビュー文献，ガイドラインなどの研究成果報告書である．

《文献検討の結果の例》
- 脳卒中患者の学習ニーズに関する看護師の認識と患者の認識には差が生じている

　脳卒中患者の学習ニーズと学習支援の現状に関する満足度調査では，「脳卒中患者は，一般的な医学知識や脳卒中に関連する知識に対する教育を要望しており，脳卒中の危険因子，リハビリテーション，食事療法などを含め，病院での患者教育に満足していない」という結果が報告されている（Yonaty, 2012）．

　国内の調査では，急性期病棟から回復期リハ病棟に移ったときに，「あらためて病状の説明をしてほしかった」「どうせわからだろうと思われて説明してもらえなかった」など，十分な学習支援が得られていないことが明らかにされている（黒河内，2011）．また，脳卒中発症6カ月未満の患者からのニーズが高い学習課題は，〈回復のために患者自身ができること〉〈再発作の予防〉〈前向きな生き方を志向する方法〉〈社会資源の活用〉〈生きていく知恵〉であった（島田ら，2005）．

　以上のことから，実際に回復期リハ病棟で実施されている健康教育は，患者の学習ニーズを十分に満たしていなかった．これらの調査結果と実際の健康教育を比較し，臨床問題を明確にするステップへと進めていく．

2）臨床問題の明確化　アイデアのリスト化

（1）期待する結果

　病棟の看護師が，退院後の生活に焦点をあてた健康教育に関する臨床問題を抽出し，優先度が高く取り組むべき実践を決定する．

　看護実践の改善をテーマにした病棟会で文献検討の結果を報告し，参加者の意見を聞く．病棟の看護スタッフが，健康教育に関する現状はどうなのか，それをどのように感じているのか，EBPによって対応すべき臨床的課題であると思うか，など自由に意見を出し合う．意見を集める方法として，病棟カンファレンス，質問紙，電子メールなどの病棟内コミュニケーションツールやブレインストーミングなどを用いる．

（2）合意した内容の例

　病棟では現在，それぞれの看護チームが対象患者のアセスメントをして，健康教育の要否や内容を決定している．この方法は，カンファレンスに参加する看護師の患者に関する情報の量や質，そしてアセスメント力に左右され，EBPが実装されている状況ではない．また，患者の学習ニーズではなく，看護師の問題意識の高い順に健康教育を実施していることを確認し合意した．

（3）トピックを選択する際の注意点

　一度に多くのEBPトピックを提示すると，リーダーやメンバーの負担が増し実装チームの継続が難しくなる．この実装例では「脳卒中患者の学習ニーズに対する看護師の認識と患者の認識には差が生じている」ことに注目し，優先的に取り組むべきトピックに関する意見を収集した．

3）実装するための準備

（1）EBPに取り組む推進チームづくり　チームの組織と環境調整

　チームリーダー，チームメンバーの役割を明確にする．チームをつくるうえでは，看護師長や副看護師長などの病棟の看護管理者と十分に話し合い，実装する理由，実装する方法に関して合意形成をしたうえで推進チームのリーダーを決定する．

　チームリーダー：今年度の業務改善係のリーダー，学習会企画委員など

《リーダーの役割》
- 病棟師長との連絡調整
- 文献検討を推進する方法の決定，メンバーとの役割分担
- チームのスケジュール調整（何をいつまでに行うのかの行程表を作成する）
- 他職種との調整と調整方法の決定，メンバーとの役割分担

(2) 健康教育に関するEBPの探索　エビデンスの探索とクリティーク

脳卒中患者の退院後の生活に焦点をあてた健康教育に関連する研究や文献を収集する．
- 収集内容：教育内容に含める内容，効果的な教育方法など
- 方法：臨床課題に関して，電子データベースを使用してエビデンスの検索を行う
- 検索対象：医学中央雑誌，日本看護協会，ガイドライン，脳卒中診療ガイドラインなど

《教育内容に関するEBPの検討》

文献検討の結果から退院後の生活に関する患者教育の内容についてのEBPを抽出する．エビデンスに基づく診療ガイドラインなどの国内で検討されているEBPを参照し，そのなかから生活習慣や患者自身や家族にできる生活上の工夫内容を抽出する．

［結果］

くも膜下出血のリスクを高めることには，喫煙習慣，高血圧，過度の飲酒がある．メタボリックシンドロームは脳梗塞の危険因子であり，適切な体重までの減量と，運動・食事による生活習慣の改善を基本とし，各コンポーネントに対して必要な薬物療法が勧められる（日本脳卒中学会，2015）．生活習慣改善による脳卒中予防の効果は十分に証明されていないが，脳卒中予防のための体重の減量・運動・食事による生活習慣の改善が必要であり，各コンポーネントに対する薬物療法を必要に応じて行うことが推奨される（日本脳卒中学会，2015）．

CKD（慢性腎臓病）を有する場合，CKDは脳卒中の予知因子のひとつであり，生活習慣（禁煙，減塩，肥満の改善，節酒）の改善と血圧の管理が強く勧められる（日本脳卒中学会，2015）．

《教育方法に関するEBPの検討》

文献検討の結果から退院後の生活に焦点をあてた患者教育の方法に関するEBPを抽出する．

［結果］
- 小冊子を用いて学習支援をする
- 必要に応じて小冊子内に個人に関する情報を追加記載し，その後，患者に説明する
- 患者の興味があること，できることから指導する（患者自身で学ぶことを決定する）

患者に合わせた内容の小冊子（Lowe et al, 2007）などの配布や個別的な退院指導（Shyu YI et al, 2008）は有意に効果的であった（脳卒中治療ガイドライン，2015）．また，成人学習では，患者は，現実生活の課題や問題によりうまく対処することに学習の必要性を実感することが学習のレディネスとなり，明日をより良く生きるための知識や技術を得ることを望んでいる（Malcolm S Knowles, 1980）．これらの特徴をふまえ，実装するEBPを「脳卒中患者が健康管理を自分自身で行えるようになるために，退院後の生活に焦点をあてた個別の指導用パンフレットを用いて学習支援をする」に決定した．

(3) 実装する患者教育の具体的方法の検討

教育内容と教育方法のEBPをリスト化し，実践可能なEBP実装方法を決定する

- 患者の学習ニーズを把握するための質問リストを作成する
- 病棟で使用されている既存の患者教育用パンフレットを，質問リストの項目に合わせて再構成する

　患者教育に用いる適切な小冊子について検討する前に，既存のパンフレットやリーフレットを集め，患者の学習ニーズに合わせて使用することでEBPの実装ができるのではないかと考えた．まずは，退院後の生活をより良くするための内容を患者の学習ニーズに合わせて活用できるよう，項目別に分け再構成する．また，項目別に綴じ，患者の学習ニーズの高いものから順に提供できる形態にする．再構成する際に余白を増やし，患者や家族，または看護師を含む専門職が書き込めるスペースをつくる．

[結果]

　既存のリーフレットやパンフレットを集めたところ19項目に整理でき，それぞれの項目に関して患者の学習ニーズを1から5の5段階で問う質問紙を作成した（**表V-I1**）．各項目の記載内容（学習内容）が最新のEBPとして適切かどうかを評価した後に，修正が必要なものは修正し，新しく改訂したものは可能なかぎり余白をつくり，個々の患者がメモをできるような工夫をした．学習支援用のパンフレットは，質問紙の質問番号と合わせて1から19の番号を振り，質問紙のタイトルと表現を合わせた（**図V-I1**）．

（4）看護管理者，医師などとの合意形成

　健康教育の学習ニーズを把握するための質問紙，患者教育に使用する教育パンフレット，実装する対象患者と教育実践者について，看護管理者と実施の可能性と困難性を協議し，必要があれば開始時期を含めて修正をする．患者教育にEBPを実装することに関して医師や他職種に説明し合意形成し，協力を依頼する．医師や他職種との合意形成は，看護師長などの看護管理者と相談し適切な方法で行う．

（5）スタッフへの周知

　EBPの実装に関するこれまでの経過と今後の取り組みについてスタッフに説明する．また，勉強会を企画し，実装する意義を説明し，協力が得られるようにする．

表 V-I1　患者の学習ニーズ質問紙の例

この調査は，退院後により良い生活をするために，あなたが何をどれくらい学びたいのかについて調査するものです．下記の項目について，あなた自身に<u>あてはまる数字に○をしてください．</u>

		とても学びたい	まあ学びたい	どちらともいえない	学びたいと思わない	興味がない
1	脳卒中再発作の予防について	5	4	3	2	1
2	脳卒中の兆候と対処について	5	4	3	2	1
3	脳卒中の予防のためのより良い食事	5	4	3	2	1
4	効果的な運動と訓練について	5	4	3	2	1
5	転倒予防について	5	4	3	2	1
6	不眠や日中の眠気への対処	5	4	3	2	1
7	疲労感への対処	5	4	3	2	1
8	体の痛みに対処する方法	5	4	3	2	1
9	排尿に関する問題に対処する方法	5	4	3	2	1
10	配偶者との親密な関係を保つこと	5	4	3	2	1
11	外出したり旅行したりする時の注意点	5	4	3	2	1
12	自分の障害と気長に付き合うこと	5	4	3	2	1
13	生活の不自由さを軽減する方法	5	4	3	2	1
14	安全な入浴方法（温泉の利用を含む）	5	4	3	2	1
15	薬の効果と副作用に関して	5	4	3	2	1
16	介護者に役立つ介護方法や福祉機器	5	4	3	2	1
17	禁煙する方法	5	4	3	2	1
18	健康保険に関すること	5	4	3	2	1
19	介護保険に関すること	5	4	3	2	1

14　安全な入浴方法（温泉の利用を含む）

入浴時の温度管理に注意してヒートショックを防止しましょう

　寒い時期には入浴中の突然死が多発しています．この突然死には温度の急激な変化で血圧が上下に大きく変動することなどが原因で起こる「ヒートショック」が関係しています．東京都健康長寿医療センター研究所が行った調査では，2011年の1年間で，全国で約17,000人もの人々がヒートショックに関連した「入浴中急死」に至ったと推計されました．この死亡者数は，交通事故による死亡者数の3倍をはるかに超え，そのうち高齢者は14,000人と大多数を占めています．

（東京都健康長寿医療センター研究所副所長　高橋龍太郎）

入浴時のヒートショックを防ぐ6つのポイント

寒い季節，脱衣所や浴室を暖かくすることで，ヒートショックは防ぐことができます．また，トイレも体を露出させる場所なので，暖かく保つことが重要です．

① 脱衣所や浴室，トイレへの暖房器具の設置や断熱改修
　……冷え込みやすい脱衣場や浴室，トイレを暖房で暖めることは効果的な対策のひとつです（以下略）
② 今日からできる対策
　……シャワーを活用したお湯はり
③ 夕食前・日没前の入浴
④ 湯温設定41℃以下
⑤ ひとりでの入浴を控える
⑥ 食事直後・飲酒時の入浴を控える

※以下，・ヒートショックとは・入浴時に注意が必要な理由・危険性が高い人の説明文に続く

（患者自身や家族，専門職のアドバイスなどを記入するスペース）

図V-I1　教育内容別の患者パンフレット（「14　安全な入浴方法」の例）
（東京都健康長寿医療センター研究所，2014を参考に作成）

3. 実装計画

改善の到達目標　方略

　どのような患者に，誰が，どのように教育するのかを決定し，実施者，看護職，他職種の誰がみてもわかる手順書を作成する（表V-I2）．

《到達目標》

　退院後の生活に焦点をあてた健康教育をEBPに基づく方法で実施することで，患者から「このようにしたい（具体的方法）」「実行できそうだ」などの言葉が聞かれる．

《アウトカム評価》

　患者から教育内容に関して，「このようにしたい（具体的方法）」「実行できそうだ」などの言葉が聞かれる．

《プロセス評価》

- 看護スタッフから患者教育の方法を改善したいという言葉が聞かれる
- 教育資材が準備され，計画された方法で看護師が健康教育を実施できたか
- 看護スタッフは，患者の反応から健康教育の評価ができたか
- 看護スタッフは，準備されたEBP実装計画が現実にそぐわない場合に意見を述べることができたか

表V-I2　EBP実装するための手順書

方針	脳卒中で入院している患者の学習ニーズ調査を実施し，その回答から優先順位を決めて，パンフレットを用いた学習支援を実施する．
手順	①脳卒中患者で入院している患者のうち，自分の学習ニーズを何らかの方法で意思表示できる患者に学習ニーズ調査を実施する（受け持ち看護師または看護チームリーダー）． ②学習ニーズ調査の結果から，ニーズの最も高い項目から個別にパンフレットを用いて記入する．患者からの質問事項や患者が説明を聞いて決めたことを余白に記入できるよう支援（または代筆）をする（受け持ち看護師，またはその日の担当看護師）． ③ひとつの項目が修了したら，次に学ぶ項目について学習ニーズ調査票をもとに患者と相談する（受け持ち看護師，またはその日の担当看護師）． ④パンフレットは，患者の床頭台脇の決められたポケットに入れておく．患者の好みで他の場所に置く場合は，ポケットの中に置き場所を明記したメモを入れておく（受け持ち看護師，またはその日の担当看護師）． ⑤1週間に1回，看護チームで患者の学習支援カンファレンスを実施し，学習支援状況と患者への効果を評価する（EBP実装推進チームまたは看護チームのリーダー，看護チームメンバー）．

4. 実装の実際

改善の実際・阻害要因と促進要因

> **事 例**
> Iさんは84歳の男性である．脳卒中の発作後1.5カ月が経過し，右片麻痺がある．書店で発作を起こしたため発見が早く，急性期病院で血栓溶解療法（t-PA）を受けた後に回復期リハ病院に転院してきた．入院前は，エレベーターのない団地の2階で一人暮らしをしていた．現在，杖を使用した平地歩行の訓練中である．団地内に友人が多く，近隣住民や近くに住む息子夫婦からの支援が期待でき，退院後も独居生活を希望している．

1）改善の実際

（1）勉強会の開催

退院後の生活に焦点をあてた学習支援の方法のEBPについて説明した．ここでは，現状を変える理由と効果について，すべての看護師が理解できるよう工夫した．

（2）他職種への説明

協働する他職種には別途，説明会を行った．他職種への説明は，各職種が定期に開催している会議やカンファレンスの時間に実施できるよう調整した．

（3）学習支援の実施

患者の学習ニーズを聞く質問紙（表V-I1）を使用し，患者の興味関心がある項目に応じて学習支援を行った．

《学習ニーズ調査の結果と実装の実際》

Iさんは，入院前に知人が入浴中の事故で亡くなっており，学習ニーズ調査表の「14　安全な入浴方法」は，「5」（とても学びたい）に○がしてあった．「14　安全な入浴方法」のパンフレット（図V-I1）を用いて説明を行ったところIさんは，知人の事故が冬であったこともあり，ヒートショックがどのようにして生じるのか，自分がハイリスクであること，自分で考えた自宅で入浴する場合の手順などを看護師に話してくれた．Iさんは利き手が麻痺しているため，看護師がパンフレットの空欄にIさんの発言をメモした．

翌日，そのパンフレットを看護師が確認すると，医師のアドバイスが書き込まれていた．Iさん自身で医師に質問し，その答えを医師が書き込んでいたのである．もともと風呂好きのIさんは，湯温42℃の設定で長湯をしていたようで，パンフレットの余白には，「帰ってまずすること　①お風呂の温度設定　42→41」と書かれていた．また，自宅で入浴するのは，近くに住む息子が夕食前に来た時と話しており，それを看護師が余白に書き込んだ．

以後，質問表の回答を参考に指導項目の順番を考え，最終的には禁煙以外のすべてのパンフレットを渡して説明した．

2）阻害因子

（1）個人因子

　今回のプロジェクトでは，看護師の業務量が増すことによる負担感と，学習支援をするうえでの教育能力への不安が阻害要因となった．回復期リハ病棟で働く看護師は，必ずしも脳卒中患者の看護実践経験が豊富とは限らず，そのような看護師個々の力量や看護師自身の学習意欲を見定めて進めていく必要があった．看護師はチームで患者のケアにあたるため，看護師が行う日々の業務調整やカンファレンスで，チームリーダーがその他の業務と一緒に調整をして，はじめはEBP実装チームのメンバーが実施できるようにすることが重要である．

（2）組織因子

　患者・家族教育のEBPとして，「脳卒中治療ガイドライン」（2015）では，以下のことが推奨されている．

　「患者・家族に対し，現在の患者の状態や治療，再発防止を含めた脳卒中に関連する知識，障害を持ってからのライフスタイル，リハの内容，介護方法やホームプログラム，利用可能な福祉資源などについて，早期からチームにより，患者・家族の状況に合わせた情報提供に加えて，教育を行うことが勧められる」

　このように，効果的な健康教育はチームで実践することが好ましい．今回は，既存のパンフレットを見直し，患者・家族の状況に合わせる方法のひとつとして，調査票を用いて患者自身の学習ニーズを把握した．これらの新しい実践は，教育資材を介して患者の学習ニーズを多職種で共有できる利点があった．しかし，EBP実装を看護師主導で進める場合には，主治医や他の専門職の担当者などに十分な説明をし，忌憚のない意見をもらい，協力していける体制が必要である．

3）促進要因

　EBPの導入にあたって，既存のパンフレットを患者個々の状況に合わせて学習支援ができるように計画したことで，看護スタッフの負担感は少なかったと思われる．また，EBP実装チームは，看護スタッフをはじめ，他職種を含めたリハチームに，EBP実装チームのメンバーが会議で丁寧に説明するのみでなく，個別に説明し協力を依頼することで指導用パンフレットに多職種の視点が入り，結果として患者満足度とスタッフ満足度が向上したことが促進要因であった．さらに，パンフレットの余白に書かれている患者の今後の生活についてのメモが健康教育の評価となったことも促進要因となったと考えられる．

5. 評 価

成果と課題

1）成 果

　患者は，自分が学びたいと思う項目をリストから選び，退院後に自分はどのようにしていくか，パンフレットに記入した．また，多職種が本人からの質問に応え，パンフレットに追加の記入がされた．看護スタッフの満足度は高まった．

2）課 題

　本事例では，患者が自ら学びたいことを他者に伝えることが可能であった．しかし，高次脳機能障害や認知症などにより，本人の意思は状況により変化する．また，意思が明確に示されない場合もある．そのような場合は，本人の意思を推測し，家族や退院後のサポートチームも含め，本人以外の人も活用できるパンフレットにする必要がある．

6. まとめ

何に留意して進めるとうまくいくか

　今回のプロジェクトは，脳卒中患者の退院後の生活指導にEBPを実装した事例である．文献検討をして研究報告書を読むことで，これまでの健康教育は，医療職が患者に学んでもらいたいことを優先した方法であったことに気がついた．既存のパンフレットを患者の学習ニーズに合わせて再編し，また，患者の個別な内容を記入するスペースをつくることが効果的な学習支援方法であることを検討結果から明らかにできた．それによって，EBPの実装は非常に難易度が高いと思っていた看護師の先入観を払拭することができた．さらに，多職種チームによる学習支援までは実装内容に含めていなかったが，余白のあるパンフレットを用いることで，結果として患者の学習ニーズを多職種で共有できた面もあった．

文献

- Lowe DB, et al(2007):The CareFile Project: a feasibility study to examine the effects of an individualised information booklet on patients after stroke. Age Ageing, 36(1):83-89.
- Malcolm S Knowles(1980)/堀 薫夫,三輪健二監訳(2002):成人教育の現代的実践.鳳書房,p39.
- Shyu YI, et al(2008):A family caregiver-oriented discharge planning program for older stroke patients and their family caregivers. J Clin Nurs, 17(18):2497-2508.
- Yonaty SA, Kitchie S(2012):The educational needs of newly diagnosed stroke patients. J Neurosci Nurs, 44(5):E1-9.
- 黒河内仙奈(2011):回復期リハビリテーション病棟に入院する脳卒中患者の看護サービスに対する満足を測定する尺度の開発.千葉大学大学院看護学研究科博士論文
- 酒井郁子(2010):平成19-21年度科学研究費補助金(基盤研究C)高齢脳卒中患者の自我発達を促進する学習教材の開発と効果測定研究成果報告書.
- 島田広実,酒井郁子(2005):4.脳卒中患者の学習ニーズと教育プログラム.「超リハ学 看護援助論からのアプローチ」.酒井郁子編,文光堂,p261.
- 東京都健康長寿医療センター研究所:入浴時の温度管理に注意して ヒートショックを防止しましょう(PDF版). http://www.tmghig.jp/J_TMIG/books/index.html#heatshock
- 日本脳卒中学会(2015):脳卒中治療ガイドライン.

4 円滑な地域移行を推進する

J 回復期リハ病棟における専門職間コミュニケーションの改善

（樋浦裕里，山崎千寿子，黒河内仙奈）

1. 実装するエビデンス

何をどのように改善するのか　それはなぜか

<u>チームワークを促進するプログラムにチームメンバーで参加することが
コミュニケーションの改善につながる</u>

　複数の専門職がチームとして成果をあげるためには，メンバー間の相互作用によるコミュニケーションは重要な要素である．定期的なカンファレンスなどのフォーマルなコミュニケーション，日々の何気ない情報交換などのインフォーマルなコミュニケーションの両方が重要であり（Mickan et al, 2000；Lemieux-Charles et al, 2006），メンバーにはコミュニケーション能力が求められる．2016年に発表された「医療保健福祉分野の多職種連携コンピテンシー」において，職種間コミュニケーションはコア・ドメイン（中心となる領域）に位置づけられており，職種背景が異なることに配慮し，お互いに，お互いについて，お互いから職種としての役割，知識，意見，価値観を伝え合うことができる能力と述べられている．

　回復期リハ病棟は多職種が病棟配置となり，チームアプローチによりADL向上を目指すことが求められ，一番の特徴は，患者が自分で決めたゴールに向け患者自らが活動することを支援することである．とくにADLの再獲得の支援には，24時間の患者の生活にかかわる看護職，介護職がケアチームとしてかかわることが必要であり，日内変動する患者のADLに対して，看護職，介護職が判断基準や方法についてつねに共有し，患者のゴールを見据えて，その場の患者状況に合わせた支援を行うことが重要である．そのためには，看護職と介護職間の良好なコミュニケーションが不可欠であり，個々のメンバーがケアチームの一員として役割を遂行することが必要である．

メンバー間のコミュニケーションには，メンバーの社会的心理的な側面が影響しており，職場での心理的安全が必要不可欠である（Edmondson，2012）．心理的安全があることで，メンバーは率直に話すことが推奨され，自己表現や生産的な話し合いが可能となり，他者に支援を求めたり新たなアイデアを提案したりすることができる．そのため，そのようなコミュニケーションを促進する環境をつくることが必要である．また，異なる職種でチームを構成する場合には，学歴や社会的地位，経験などによるメンバー間の地位の格差，専門性の違いによる知識の違い，お互いの役割理解の不足からメンバー間に緊張が生じコミュニケーションに影響する（Edmondson，2012；Kim et al，2017）．とくに回復期リハ病棟の看護職と介護職は日々のケア提供において，お互いの役割が重複するため，役割の境界が不明瞭になり，自職種の役割が曖昧になりやすい特徴がある．コミュニケーションを円滑にするためには，メンバーがチームの目標（である患者のゴール）を共有し，お互いの役割を理解し，相互に信頼し尊重する文化があることが必要である．そのためには，2つ以上の専門職がともに学び，お互いから学び合いながら，お互いについて学ぶ専門職連携教育（Interprofessional education；IPE）が必要であり，チームで学習することが重要である．

　臨床現場における専門職連携教育の効果的な方法や明確なアウトカムに関するエビデンスは十分とはいえないが（Reeves et al，2013），チームワークを促進するためのトレーニングやプログラムにチームメンバーがともに参加することで，チームメンバーへの効果としてお互いの役割理解，コミュニケーションの改善につながったことが報告されている（Buljac-Samardzic et al，2010；Nancarrow et al，2015）．

　ここでは，IPEの理念に基づいて回復期リハ病棟の看護職と介護職に限定したケアチームのメンバーが，チームで目標を共有しお互いを知り，お互いから学ぶ機会をつくり，チームとして活動する仕組みを構築するプロセスを通して専門職間コミュニケーションの改善について検討した．

2. 実装するための準備
どのようにチームを組織するか　どのような環境調整が必要か

　管理職は，看護職と介護職間のありのままの現状を把握した．看護職，介護職から聞き取った情報をKJ法で分析しまとめた結果，職種間の問題点は次の4つであった．
　①ケアチームが機能しないケア提供体制
　②看護職による介護職への指示的な対応と，介護職にケアを委譲できない看護職
　③看護職と介護職が対立し協働できない
　④看護職がやりがいを見出せないことによる離職の可能性
これらの問題点から，職種間の課題を次の4点とした．
　①看護職が，看護職にしかできない疾患管理に対する役割を発揮して，介護職にケアを委

譲すること
②介護職がケア実践能力を向上し，ケアチームとしてケアに参加すること
③IPWの側面から，お互いが連携する場が充実すること
④看護管理者がIPWの促進される仕組みを構築すること

これらの課題を達成することによって，ADL向上につながる活動に患者が主体的に取り組めると考えた．

3. 実装計画

改善の到達目標　方略

目標を「看護職と介護職がお互いの役割を知り，ケアチームとしてケアを提供できる」とし，3つの方略を実施する．

《方略1》**施設見学の実施とその後の報告会**（2016年7月に実施）
　介護職が協働している施設を見学し体験することで自施設の課題を考え，その後，施設見学報告会で学びを共有することができるよう施設を選定し，自施設と施設見学の了承をとる．選定にあたっては，看護職と介護職間でIPWが円滑に行われ，職員がいきいきと働いていること，関東近辺の日帰りで出向できる立地にある回復期リハ病棟であること，明確なリーダーシップとビジョンを発揮する管理者が存在すること，介護職に介護福祉士以外のヘルパー2級資格者を有することを条件に検討する．
　看護職と介護職がペアを組み，1日かけて施設見学を行う．良好な協働となるよう配慮している点を施設側に質問し，自組織の課題と解決策につなげる．看護職と介護職の連携における工夫や職種別のケアの業務分担，タイムスケジュールなど，協働のために配慮していることを聞き取り，施設見学で感じたことを伝達し，スタッフと共有する．

《方略2》**ワールドカフェの開催**（2016年9月に実施）
　看護職と介護職でケアについて話す場をつくれるよう，看護職，介護職が自分の言葉で発信しやすいテーマを選び，看護職と介護職がお互いを知り，話す機会をつくる．テーマは「私が職場で大事にしていること」「ケアをしていてうれしかったこと」「看護職，介護職からなるケアチームが患者中心のケアをするには」で，2ラウンド行う．

《方略3》**IPWラウンドの実施**（2016年10〜12月に各月1回実施）
　他病棟における看護職と介護職のケアチームのかかわりの様子をみることで，IPWが推進される職場環境になっているかを確認し，プロジェクトメンバーが支援する．日中のケア提供をしている時間に看護職と介護職が一組になり，自分たちの所属する病棟以外の病棟をラウンドし，IPWの推進を相互チェックする．

4. 実装の実際

改善の実際・阻害要因と促進要因

　看護職と介護職がお互いの役割を知り，ケアチームとしてケア提供できることを目標として，職種間のコミュニケーションの促進を行った．方略ごとにその実際を振り返る．

1）方略1　施設見学会とその後の報告会

（1）施設見学会準備と実際

　プロジェクトリーダーは，自施設と同規模のリハビリテーション病院で，看護職と介護職が協働してケアを実施している施設を，本プロジェクトのモデルとして選び，見学を依頼した．プロジェクトリーダーとプロジェクトメンバーが見学先に事前訪問し，目的と方法について検討した．

　施設見学は，プロジェクトメンバーの看護職7名，介護職2名と，見学を自ら希望した介護職4名，合計13名が参加した．見学は2日間実施し，プロジェクトリーダーは両日見学し，看護職と介護職がペアになり同じ病棟の見学ができるように配慮し，両日6名ずつ見学した．

（2）報告会準備と実施

　施設見学者は見学後に集合し，見学内容の共有を行った．2回の見学の内容からケアチームとしてケアを実施するために必要な項目や自施設で不足していると感じた項目を話し合い，施設見学報告を作成した．この際，写真を多く用いて視覚的に見学内容が共有されるように工夫した．プロジェクトメンバーは，施設見学報告会の日程，参加者の割り振りなどを決め，インフォメーションを行った．

　施設見学報告会は，施設見学実施翌週の1週間に複数日，30分間で実施し，看護職，介護職の全員が参加した．

（3）施設見学会と報告会の効果

　施設見学参加者は，見学後に自施設においてIPWの視点で不足していることを検討し，「患者中心のケア」「看護職と介護職が共有すること」「職種の役割」の3項目を共有した．

　「患者中心のケア」では，暮らしの視点からケア提供すること，医療者の都合を優先しないこと，患者の頑張りを応援すること，訓練以外の過ごし方を提供することであった．「看護職と介護職が共有すること」では，誰でも同じケアを提供できる環境をつくる，患者の目標を共有できるようにカンファレンスを行うなどであった．「職種の役割」では，自らの役割を自覚して考えて行動する，すでにしている仕事の意味を振り返るなどであり，報告会に反映させた．

報告会の参加者からは「写真が多くイメージを共有できた」「職種間で共有する具体的なことがわかった」，施設見学に参加した介護職からは「介護職の仕事に誇りと責任をもてるのは考えて行動しているからだと，みんなに伝えたい」との感想があり，自施設の現状の振り返りと今後に向けた具体的なイメージの共有につながった．

2）方略2　ワールドカフェの開催

（1）ワールドカフェの開催の準備と実際

ワールドカフェの目的は，看護職と介護職がお互いを知り，話す機会をつくることであった．看護介護受け持ち制を開始した直後は，介護職の視点が患者の暮らしにまで広がり，それまで看護職が積極的に介入しなかったケア内容に関して介護職から情報提供されても，看護職がその内容を受け入れてともにケアを提供することにつなげられない状況があった．これを受け，プロジェクトメンバーはテーマを「看護職，介護職からなるケアチームが患者中心のケアをするには」とし，職種間の情報やケア提供の共有が推進されるテーマとした．

プロジェクトメンバーにワールドカフェ未経験者が複数名いたため，メンバー内で事前に進め方を確認した．自施設でワールドカフェを開催するのははじめてであったため，ワールドカフェとは何かを含め，目的，日程，場所をスタッフへ提示した．また，時間ごとのメンバーの入れ替えの際に，看護職と介護職が一定割合で入る工夫も検討した．

ワールドカフェは3日間，同様の内容を開催し，看護職，介護職の全員が参加した．

（2）ワールドカフェの効果

ワールドカフェで「看護職，介護職からなるケアチームが患者中心のケアをするには」について模造紙に記入された内容と発表内容から，ケアチームとして両職種が共有したことは〈患者の意思決定の伴走者となる〉〈相手に伝わる言葉で継続的に情報共有を行う〉〈多様な価値を受け入れる〉〈わからないと言える職場風土をつくる〉〈お互いを信頼し敬意を払う〉〈チーム全体で患者を支える〉〈患者ケアに貢献していることを意識する〉〈看護師，介護職間の壁を取り払う〉の8つであった．ワールドカフェで記入した模造紙は各病棟休憩室に掲示し内容を共有した．実施後の質問紙調査の結果では，ワールドカフェが多職種で患者中心のケアについて共有する場となったと答えた看護職が95.1%，介護職が95.3%であり，多職種間のケアの共通認識に効果的なコミュニケーションの場となったといえる．

3）方略3　IPWラウンドの実施

（1）IPWラウンド実施の準備と実際

プロジェクトメンバーは事前にラウンドとフィードバックの方法を検討した．プロジェクトメンバーの看護職と介護職がペアになり，所属外の病棟のカンファレンスの様子とケアプ

表V-J1　IPWラウンドの視点と点数化

項目	各1点
患者中心のケア	● 患者に確認したか ● 患者の意向を共有したか ● 患者中心の対策を検討したか
介護職の参加	● 発言したか ● 主体的に参加したか ● わからないことを聞けたか
看護職の参加	● リーダーはファシリテートしたか ● メンバーは積極的に参加したか ● わかりやすく発言したか
カンファレンスの構成要素	● 合意形成をしようとしているか ● 意見をつなげているか ● 話を遮らず進めているか
カンファレンス環境	● 時間が守られたか ● ナースコール対応に偏りがないか ● 参加しやすい座り方か
記録内容	● わかる言葉で書いてあるか ● 具体的に書いてあるか ● 介護職と看護職で計画，評価したか

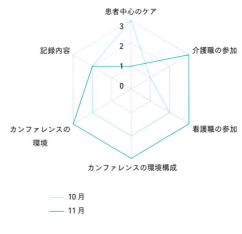

図V-J1　IPWラウンドの視点における得点の変化

ラン，看護記録をラウンドで確認することとした．ラウンド時の視点は，プロジェクトメンバーが病棟でのIPW推進を支援する際にスタッフから相談を受ける内容を中心に，具体的で実践可能な項目に絞り，〈患者中心のケア〉〈介護職の参加〉〈看護職の参加〉〈カンファレンスの構成要素〉〈カンファレンスの環境〉〈記録内容〉の6つとした．そして，各視点にスタッフの具体的な行動3項目を設定し（**表V-J1**），実践状況をカンファレンス，ケアプラン，看護記録から確認した．ラウンドの結果は，IPWが推進しやすい環境になっているかをレーダーチャートで表示し（**図V-J1**），当日中にレーダーチャートが示す理由を加えて病棟スタッフにフィードバックし，スタッフとの意見交換をした．IPWラウンドは月1回，10～12月に3回実施した．

(2) IPWラウンドの効果

　ラウンドメンバーからはまず，IPWが推進されていると思われる良い点として，「今後の方向性を検討する際に，参加者のさまざまな方向からの患者情報をつなぎながら，その場での合意が取れていた」「患者の不安や思いに沿った発言や検討がされていた」などがあげられた．一方，「カンファレンスで決定した内容がすぐにケアプランに表示されなかったことが残念」「患者の意思確認の有無がわかりづらかったこと」などが指摘され，「誰にでもわかる表現をしていたつもりだが，言われて気づけた」「ラウンド中に気づきがあれば教えほしい」「違

う部署からの指摘で，患者の意思に沿ったカンファレンスをできるようになったと素直に感じられる」などの意見交換がなされた．このような意見交換は，多職種自らが患者中心に行動されているかを俯瞰して振り返る機会となり，お互いが学び合う機会となることで，ケアチームの形成に反映したという効果があった．

5. 評　価

成果と課題

　看護職と介護職がケアチームとして患者志向で支援するために，方略1の施設見学，施設見学報告会では，ケアチーム活動の具体的な方法や職種の役割を共有した．方略2のワールドカフェでは，どのようなケアが患者志向であるかについて職種間で共有した．方略3のIPWラウンドでのフィードバックや意見交換では，実施しているカンファレンスやケアプラン，記録が職種間で患者中心の思考と行動になっているかを振り返り修正する機会となった．

　3つの方略のプロセスを通して看護職と介護職が対話しケアの価値を共有する機会を重ねた．これは，ケアチームという新たな仕組みを運用するためにともに学び，お互いのことを学ぶ機会となり，"患者中心"という判断基準を共有することでお互いの協働へとつながった．

　本プロジェクトの期間中に開始した看護介護受け持ち制において，スタッフが実感したケアの成功体験は「患者の気持ちを受け止めることができた」「スタッフ間で効率良く情報が共有できるようになった」「患者の状況に合ったケアプランが立案された」「統一された方針でケア提供された」「患者に安心感を与えられた」であった．

　これは，「患者の気持ちを受け止める」支援が患者のかかえる問題を導き出し，「スタッフ間で効率良く情報を共有する」ことで，多職種がチームとして統一した見解で患者自身が自己認識できるようにコミュニケーションを行い，「患者の状況に合ったケアプランを立案する」ことで患者の個別性が尊重され，「統一された方針でケアを提供する」ことで，ケアチームとしていつでも同様の支援が継続的に実施され，「患者に安心感を与えられた」結果につながったと考えられる．患者が主体的かつ意欲的に行動できるように，〈問題特定〉〈感情の明確化〉〈目標の設定〉〈計画の立案〉〈結果の評価〉の5つの過程を遂行しており，エンパワメントの向上を図るケアといえる．

　以上から，ケアチームとしてのコミュニケーションの向上がパフォーマンスを向上させたと評価できた．

6. まとめ

何に留意して進めるとうまくいくか

①職種間の現状から問題点と課題を明らかにする

②ケアに際し，看護職が指示をする側，介護職がされる側といった上下関係が日常化している場合，管理職が業務の仕組みを変更し，職種間で協働できる体制を整える

③ともに学び，お互いから学び合いながら，お互いについて学ぶ機会を業務のなかに多く取り入れる

④職種間のコミュニケーションの向上が患者の変化として効果が表れたとき，言語化して共有する

文献

- Buljac-Samardzic M, et al（2010）：Interventions to improve team effectiveness：a systematic review. Health Policy, 94(3)：183-195.
- Edmondson AC（2012）/野津智子訳（2014）：チームが機能するとはどういうことか．第2部 学習するための組織づくり，p110-283，英治出版．
- Kim S, et al（2017）：Individual, interpersonal, and organisational factors of healthcare conflict: A scoping review. J Interprof Care, 31(3)：282-290.
- Lemieux-Charles L, McGuire WL（2006）：What do we know about health care team effectiveness? A review of the literature. Med Care Res Rev, 63(3)：263-300.
- Mickan S, Rodger S（2000）：Characteristics of effective teams: a literature review. Aust Health Rev, 23(3)：201-208.
- Nancarrow SA（2015）：Qualitative evaluation of the implementation of the Interdisciplinary Management Tool：a reflective tool to enhance interdisciplinary teamwork using Structured, Facilitated Action Research for Implementation. Health Soc Care Community, 23(4)：437-448.
- Reeves S, et al（2013）：Interprofessional education: Effects on professional practice and healthcare outcomes. Cochrane Database Syst Rev, 2013 Mar 28；(3)：CD002213.
- 多職種連携コンピテンシー開発チーム（2016）：保健医療福祉分野の多職種連携コンピテンシー．http://www.hosp.tsukuba.ac.jp/mirai_iryo/pdf/Interprofessional_Competency_in_Japan_ver15.pdf.（2018/11/10閲覧）

4 円滑な地域移行を推進する

K 退院前訪問指導（ホームエバリュエーション）の実際と効果的な方法

（黒河内仙奈）

1. 実装するエビデンス

何をどのように改善するのか　それはなぜか

「家屋の評価は，それに対する介入とフォローアップを行うことが効果的であり，多職種による教育が患者・家族の知識，満足の向上につながる」

　病気の発症，身体機能の変化によっては，発症前の生活環境への適応が困難となる．進行性疾患をかかえる者であれば，その症状による身体的変化は著しく，周囲の環境の調整もいっそう要求される．回復期リハ病棟から在宅へ退院する場合，退院したその日から，患者が在宅で安全に生活が送れるよう，退院前から生活環境を整えておく必要がある．現在，生活環境調整を支援する社会資源には，利用すべきさまざまな社会施策がある．しかし，介護保険の導入など複雑化する情報のなかで，患者・家族がその仕組みを十分に理解し，活用することは難しい．さらに，介護者も高齢の場合，それらの社会資源を求めて外に出向いての手続きや相談も困難である．近年では，住宅の改修における金銭的トラブルも生じていることから，生活環境の整備に対する患者・家族の警戒心も高まっており，他者の介入はより慎重にならざるをえない状況にある．それゆえ，在宅療養者および介護者に対して環境調整への支援策が必要であり，入院中から患者・家族との信頼関係を構築し，退院に向けた専門職チームの介入が必要となる．

　1990年に診療報酬に退院前訪問指導料が新設され，多くのケースで多職種による退院前訪問指導（ホームエバリュエーション，ホームエバ）が実施されている．退院前訪問指導料は，継続して1月を超えて入院すると見込まれる入院患者の円滑な退院のため，入院中（外泊時を含む）または退院日に患家を訪問し，患者の病状，患家の家屋構造，介護力などを考慮し

ながら，患者，または家族などの退院後に患者の看護にあたる者に対して，退院後の在宅での療養上必要と考えられる指導を行った場合に算定される（厚生労働省，2018）．退院前訪問指導料を算定する条件に「多職種で実施する」との文言はない．しかし，家屋状況，家族の介護状況，（住宅改修が必要な場合の）費用に関すること，改修工事，今後の生活についての情報取集，評価を一職種で担うことは困難であり，多職種チームによって多面的に実施することが望まれる．

　ホームエバとは，在宅における生活環境（家屋状況，家の周囲の環境，家族状況）の全般的な調査であり，①患者（障害者）が生活していくうえでの安全性，容易さ，安楽さの程度を確認し，②安全性，行為の容易さ，安楽さを保証するための指導，助言をすることである（宮下，1987）．

　ホームエバの目的は3つの側面に分けられる．①実際の生活の場としての家屋とその周辺の物理的環境の整備，②介護者としての家族および外からの介護者の人的介護環境整備，③上記2つの環境整備を通しての生活観や生活の仕方へのかかわりであり，それら2つの側面を通して新たな生活のイメージの実現に向け，新たな生活をしていくうえでの，安全さ，しやすさ，快適さの確認の指導が行われる（永原，1993）．

　ホームエバでは，患者が安全に生活できるよう「転倒予防」に注力しがちであるが，目的にもあるように，介護者の介護のしやすさ，その家で生活をする人びとの快適さといったQOLの維持・向上も視野に入れる必要がある．

　転倒予防に関するガイドラインは，複数の国々，多職種により作成され実装されている．しかし，ホームエバの目的は転倒予防だけではない．また，住宅改修に関するエビデンスも多く報告されているが，ホームエバでは住宅改修を含めた多様な提案が求められる．そのため，ここでは，「家屋の評価は，それに対する介入とフォローアップを行うことが効果的であり(NICE, 2013)，多職種による教育が患者・家族の知識，満足の向上につながる（脳卒中治療ガイドライン，2015）」というエビデンスの実装を図る．

2. 実装するための準備

どのようにチームを組織するか　どのような環境調整が必要か

　多職種チームによるEBP実装であるため，(1) 各職種の責任者による合意形成，(2) 多職種からなる推進チームの編成，(3) ホームエバに必要な実施項目の検討，(4) 関係者・関係機関への周知，(5) 多職種チームが参加するカンファレンス時間・場の確保を行う．

(1) 各職種の責任者による合意形成

　ホームエバには，医師，看護師，理学療法士，作業療法士，介護福祉士，医療ソーシャルワーカーなどが関与する．ホームエバでは，訪問準備のためのカンファレンスや訪問する日

程調整，訪問中のスケジュール調整といった勤務調整を必要とする．そのため，関与する職種がホームエバにおけるEBP実装に取り組むためには，各職種のスタッフの勤務，およびスケジュール管理への権限をもつ責任者（リハ部部長，病棟師長など）による合意形成を必要とする．

(2) 多職種からなる推進チームの編成

責任者による合意形成ののち，多職種で構成するEBP実装の推進チームを結成する．職種によって勤務形態や活動の場が異なり，つねに同じ場所で活動をともにするわけではない．EBP実装の情報共有や進捗管理を行うため，ホームエバに必要な役割を担うメンバーを選出する．その際，多職種で構成することが望ましいが，単に各職種から1名ずつ選出するといった方式ではなく，ホームエバの経験者，スケジュールを管理する役割，病院外の関係者へ連絡調整する役割，スタッフへ周知する役割を担える人材をチームメンバーに選出する．

(3) ホームエバに必要な実施項目の検討

ホームエバは，〈訪問までの準備〉〈家庭訪問〉〈訪問から退院までの介入〉〈退院後の評価〉の4つの活動に分けることができる．それぞれの活動において，各職種が実施すべき内容を推進メンバーで検討し，ホームエバを行うスタッフが取り組めるようにする．

(4) 関係者・関係機関への周知

ホームエバで取り組む内容が決定したら，実際に訪問を行うスタッフ，病院外の関係者（近隣のケアマネジャーや訪問看護ステーションなど）へ，自組織でホームエバに取り組むことを周知し，協力を依頼する．

(5) 多職種チームが参加するカンファレンス時間・場の確保

ホームエバを計画・実施し，患者の退院まで，そして退院後の評価を行うために，勤務時間内に多職種でのカンファレンスを行う時間と場所を確保する．

3. 実装計画

改善の到達目標　方略

1) 到達目標

生活環境の整備が必要な患者に対してホームエバを実施し，多職種での介入をすることで，退院後に患者・家族が安心して在宅生活を送ることができる．具体的な目標は，患者が転倒しない，生活環境の不備による介護者の介護負担がない，入院中に患者の希望した生活を送

ることである．

2）到達目標の方略

（1）ホームエバについてのスタッフへのニュースレターによる周知
　エビデンスに基づいてホームエバを実施・強化するためには，患者を受け持つスタッフ全員にその方法を知ってもらうことが必要である．また，診療報酬にも関与するため，医療スタッフだけではなく，事務担当者も含め，取り組みを周知する．

（2）ホームエバについての患者・家族へのポスター掲示による周知
　自宅を評価することについて患者・家族の同意・協力が必要である．そのため，ホームエバの必要性が生じたときにはじめて患者に説明するのではなく，その病棟に入院をした患者・家族にホームエバの取り組みについて知ってもらう．ポスターには，ホームエバの説明と，実施することで期待される効果，病棟において多職種で取り組んでいること，質問があった場合の問い合わせ先を記載する．

（3）スタッフへの説明会（学習会）の開催
　ホームエバの経験のないスタッフもいるため，ホームエバの基本的な流れと準備・実施・評価に関する具体的な方法についてスタッフが学習できる機会をもつ．関与するスタッフ全員が参加できるよう，同じ内容の学習会を数回実施する．

（4）ホームエバの進捗報告，成功事例・困難事例についての情報共有
　ホームエバの実施状況（実施率，関与したスタッフ数など）を報告する．実施するなかでスタッフが成功したと思える事例（患者・家族の満足につながった，転倒していないなど）についての報告する．また，困難事例について情報共有を行い，改善策について経験者などからアドバイスを受ける機会をつくる．

（5）データの可視化と取り組みへの称賛
　最終的に，設定した期間内のホームエバ実施状況を可視化し，評価する．また，患者・家族のために各職種が専門性を発揮したことについて，互いに称賛する機会をもつ．

4. 実装の実際

改善の実際・阻害要因と促進要因

1）改善の実際

　はじめに，EBP実装の準備として，病棟管理者（看護師長）の提案のもと，回復期リハ病棟に専従のリハ科医，看護師長，リハ部部長の3者で，病棟でホームエバにおけるEBP実装に取り組むことについて合意した．

　つぎに，EBP実装プロジェクトの進捗を管理する役割を病棟の主任看護師，ホームエバ経験者としての役割を作業療法士と理学療法士，病院外の関係者への連絡を調整する役割を医療ソーシャルワーカー，スタッフへ周知する役割を介護福祉士と看護師に担ってもらい，以上の6名から構成される推進チームを結成した．

（1）ホームエバへの取り組みの周知

　ホームエバに必要な実施項目をチームで検討し，**表V-K1**の内容をあげた．これらの内容について，とくに役割分担と進捗状況が他のスタッフでも確認できるよう，先行研究とチームメンバーの意見を統合し，現在のADLをはじめ，過去の転倒歴，患者の意向や家族の意向などの項目を含めたフォーマットを作成した．そして，病棟内のカンファレンスで実際に訪問を行うスタッフへフォーマットの使用方法を説明するとともに，ニュースレターに掲載した．また，病棟に入院した患者・家族にホームエバの取り組みについて知ってもらうため，入院時に説明するとともに，病棟内にポスターを掲示した．

　また，病院外の関係者（近隣のケアマネジャーや訪問看護ステーションなど）へ，ミーティングや研修会などの機会に自組織でホームエバに取り組むことを周知し，協力を依頼した．

（2）学習会の開催

　ホームエバの基本的な流れとフォーマットの使用方法，具体的な方法について，関与するスタッフ全員が参加できるよう，同じ内容の学習会を複数回実施した．勤務の都合により参加できないスタッフへはチームメンバーが直接説明した．スタッフから「このフォーマットをどこに保管して進捗管理や情報共有を行うのか」との質問があった．事前に決めていなかった内容であったため，患者のカルテ用ファイルの中に保管することを取り決めた．

表V-K1　ホームエバの流れ

訪問までの準備	①多職種カンファレンスによるホームエバの必要性の検討 ②ホームエバの計画書作成（訪問時にやること（家族へのヒアリング，採寸，実際の患者の動作確認），これらの多職種での役割分担） ③事前の情報収集 ● 家屋の間取り ● 本人の希望（在宅でどのように過ごしたいか，サービスを使いたいか，風呂は自宅で入りたいか否か，シャワーだけでよいか，浴槽に入りたいかなど） ● 家族の希望 ④役割の決定 ⑤家族への説明 ● 家族，多職種との訪問日の調整 ● 関係者（訪問看護師，ケアマネジャー）への参加依頼（住宅改修の可能性がある場合は，業者の参加も依頼する） ● 訪問時の移動手段の確認 ● 訪問時の実施内容（観察項目） ● 患者のADL（日常生活活動）評価 ● ホームエバに必要な物品の準備 ⑥前日または当日の朝の活動 ● 1日のスケジュール調整（入浴，リハ時間，食事など） ● 着替え，排泄コントロール，福祉用具の持参
家庭訪問時	①患者の疲労の確認 ②計画書に基づいた実施（家屋の段差や手すりの位置，ベッドから出入口までの距離などの計測，実際の患者のADL動作の観察，家族による介助方法の観察，多職種との打ち合わせ） ③時間管理 ④24時間，安全・快適に暮らすことができるか ● 服薬管理ができる状況であるか（湿気，温度など） ● 室内外の移動手段が可能か（段差，廊下の幅，屋外への移動手段） ● 緊急時の対応が可能か
訪問後から退院までの介入	①患者・家族への学習支援 ● 患者が退院までに獲得すべき動作能力を身につけるための支援 ● 家族への介護方法の支援 ②多職種での介入 ● 家庭訪問報告書の作成 ● チームメンバーへの決定事項の周知 ● 住宅改修の必要性がある場合，ケアマネジャーに連絡をする ● 必要な福祉用具の調達
退院後の評価	①整備後の住環境で生活を送ることができているかについて，患者・家族の動きを確認する．環境が患者の身体に合っているか ②環境に不具合がないか，患者・家族にヒアリングする ③他に必要な整備箇所はないか，患者・家族に確認する ④今後も生活を継続できる環境であるか

(3) スタッフによるホームエバの実施

事 例

K氏，70歳代後半の男性，左被殻出血のため一般病院に入院後，回復期リハ病棟に転院して1.5カ月が経過した．自宅は戸建てであり，発症前は70代前半の妻との二人暮らしであった．転院後，ADLも徐々に向上し，今後の具体的な方針を検討するため，K氏と妻，担当する医師，看護師，理学療法士，作業療法士，介護福祉士，MSWによるカンファレンスを開催した．医療従事者は，Kさんの回復・身体状況から，環境が整えば自宅への退院は可能であると判断した．カンファレンスで本人の意向を聞くと，「家に帰りたいが……　どうかな……」と，はっきりした意思表示はなかった．妻は「帰ってきてもらいたいけど大丈夫かしら」と話した．そこで，1カ月以内に家屋評価，生活環境整備をし，自宅退院の可否を判断することについて合意した．

《患者・家族の意向の確認と多職種での共有》

カンファレンスの後，多職種チームでのミーティングを行い，フォーマットを用いて，それぞれの役割分担を決定し，記入した．カンファレンスでは，Kさん本人や妻の意向や発言の理由，具体的な心配事が明確でないことがわかり，訪問前の準備として，まずは本人，家族それぞれから話を聞く必要があることを確認した．

作業療法士が退院後の意向をKさんに聞いたところ，「自宅への退院をしたいけど，いまはトイレでのズボンの上げ下ろしや入浴を誰かに手伝ってもらっている状態で，家に帰っても家族に迷惑をかけるのではないかと思うと，自分の気持ちだけで『帰りたい』とは言えない」と，自宅退院への思いを語った．K氏のリハビリテーション中に，面会に来た家族へ看護師が話を聞くと，「帰ってきてほしいと思うけど，いまどれくらいの介護が必要なのか，自分（妻）が介護できるのかどうか，まったく想像がつかない．家を改修するとしても，そんなにお金もかけることはできない」と話した．

患者・家族の思いを多職種で共有した．Kさんに，退院したらどのように過ごしたいかと質問したところ，「お風呂は毎日入らなくてもいい．大きなお風呂が好きだから，家のお風呂でなくてもいい．天気のいい日は時々外にも出たい．庭の花の手入れはできないかもしれないけど」と話した．その後，家族との日程調整が終わり，訪問日が決定した．

《自宅訪問と家屋評価》

自宅の訪問は，理学療法士，介護福祉士，看護師が行った．家族によって提出された家屋の間取り図とホームエバ計画書に基づいて，家具の配置や段差の確認を行った．退院後，患者がおもに過ごす予定の場所からトイレや出入口までの経路を患者とともに移動した．トイレでは，患者に実際の動作を行ってもらい，手すりの位置や介助スペースの確保などを検討した．介助動作は，家族にも立ち会いを依頼し，動作を行ってもらった．久しぶりの外出であるため，K氏の疲労に配慮しつつ，家屋評価を進めた．K氏は「トイレで立ってみたけど，思っていたよりも怖くなかった．病院に比べて狭いけど，いつでも壁に手が届くのがかえって安心だね」と話した．

家庭訪問から帰院後，多職種チームでのミーティングを行った．手すりの位置や段差の解消，入浴サービスの導入（デイケアの利用）など，評価内容を整理した．そのなかで，トイレの手すりの設置について，いま設置するか，退院後に生活状況をみてから設置するかについて議論した．結論として，十分な経済的余裕はないという情報があること，Kさんの回復の程度によっては手すりが不要になる可能性があることを考慮し，いまは設置せずに，（退院後の訪問時に）再検討することを確認した．

また，退院までの計画として，まずは家族に入院中のKさんのADLや日中の過ごし方の状況を知ってもらうために，入浴時間や食事時間に面会に来てもらうように伝えた．具体的な介助量をみてもらい，一緒に介助してもらうことで，退院後のイメージをもつことにつながった．妻は「すごく介護が大変なんじゃないかと思っていたけど，夫も少しずつ力がついているように感じる．思ったほど大変じゃない気がした」と話し，笑顔がみられた．そして，経済的な懸念については，具体的な費用や費用補助の手続きについてMSWから説明する機会を設けた．

《退院後の自宅訪問》
　訪問から1カ月後，K氏は自宅へ退院した．退院から2週間後，看護師と理学療法士が退院後訪問を行った．まずは，整備後の住環境でK氏が転倒なく安全に生活を送ることができているかKさん本人と家族から話を聞いた．体に合っていない環境で無理をしていないか，緊急時の対応が可能な環境であるか（必要時に人を呼べるか）などを，K氏の動きや発言から確認した．
　また，同居する妻に，「一緒に生活をしてみて，介助が必要なところ，困っているところはないか」と聞いたところ，「浴槽への出入りは家ではしないという条件で退院して少し心配だったけれど，週3回のデイケアで本人も楽しそうにしているから大丈夫みたい．いまのところ，困ったことはなく過ごせている」と話した．また，縁側から庭に出るところに手すりを設置したことで，苦労なく外に出ることができてよかったと話した．
　手すりをつけることを先送りにした箇所については，支障なく過ごせているようであり，緊急性はなく，設置不要と評価した．

（4）ホームエバの進捗報告，成功事例・困難事例についての情報共有

　上記は一事例であるが，病棟内でのカンファレンスの際に，事例のなかで工夫した点や困った点，うまくいった点について経験者から報告があった．判断に迷った際には，推進チームメンバーからのコンサルテーションを行ったことについても報告した．カンファレンスへの参加者からは，「まだホームエバを経験していないので，今後の参考になった」「受け持ち患者の退院を考える際にホームエバの計画をもっと検討したいと思う」との意見が聞かれた．

2）阻害因子

（1）個人的因子

　ホームエバで患者の生活環境整備を支援する際に，患者・家族の希望を十分にくみ取れるかどうかは，看護師を含め，個人の能力が大きく影響する．個人の力量による影響を少なくするために，ホームエバに関するフォーマットを作成することで，必要事項を確認し，進捗管理をすることができた．

（2）組織的因子

　ホームエバが必要な患者を受け持つすべての専門職が，勤務の都合上，必ずしも訪問に同行することはできない．また，退院後訪問については，退院時にあらかじめ計画していなければ訪問の機会をつくりにくい．さらに，実施したホームエバへの退院後評価が行われなければ，次への改善につながりにくい．そのため，退院後訪問を実施することへの組織的な支援が必要である．

3）促進因子

　多職種で共通のフォーマットを作成したことで情報が一元化でき，多職種で共有ができることにつながった．さらに，経験の有無や職種にかかわらず，誰もが記載しやすいフォーマットであったことがホームエバ実施の促進につながった．

5. 評　価

成果と課題

1）成　果

　多職種でホームエバにかかわること，そして退院後の評価を行うことで，患者のADL向上や家族の介護への不安の軽減，経済的な不安の解消につながった．患者や家族から「安心した」「思っていたよりも大変ではなかった」との発言から，患者の満足や家族の介護力の向上に寄与したと判断できる．

　また，多職種で共用のフォーマットを作成したことで，ホームエバの経験の有無にかかわらず，ホームエバの介入の標準化が図れた．

2）課　題

　1回の訪問時間内にすべての評価を行うことは難しい．今回のケースでは住宅改修を行わず，入浴は介護サービスを利用するという，代替案を採用した．また，家庭訪問中の時間も限られるため，実際にお湯を入れた浴槽でのシミュレーションを行い，評価することは困難である．できるかぎり効率良く実際に近い状況でシミュレーションできるよう，家庭訪問中の実施事項についての綿密な計画を必要とする．また，進行性の疾患でない場合でも，加齢とともに身体機能は低下するため，退院後すぐの評価だけではなく，長期的な評価が必要となる．そのためには，ケアマネジャーや訪問看護師，ホームヘルパーなどの病院外の機関との長期的な連携を行っていく必要がある．

　生活環境整備について，住宅改修をせずに生活環境整備を行うことのエビデンスの統合が不十分であり，今回作成したフォーマットはすべての項目のエビデンスが十分であるわけではない．そのため，フォーマットの記載事項のエビデンスと，追加の項目などについての評価が必要である．

　今回は，フォーマットを紙媒体で作成し，カルテのファイルに綴ることで対応した．しかし，電子カルテを導入する医療機関も増えているため，電子カルテ内に新たなプログラムを導入する場合は，SEなどの専門職，事務職員にも協力を得て，取り組むことを検討する必要

がある．

6. まとめ

何に留意して進めるとうまくいくか

　ホームエバは，必要性の検討から実施，評価までに1〜2カ月を要する．そのため，進捗管理を十分に行わなければ，情報共有がうまく行えず，スタッフのモチベーションの低下につながる．情報を可視化し，多職種で共有できる仕組みを整えることがホームエバの実施につながる．

　最後に，患者の家に入り，患者の身体機能に合った環境を提案し，それを受け入れてもらうためには，入院中から患者・家族との信頼関係を構築しておくことが大前提であることを忘れてはならない．さらに，ホームエバでは，患者のADLに目を向けがちであるが，「患者や家族がこれからその家でどのように暮らしていきたいか」という視点を欠くことなく，希望をかなえるための環境づくりを意識する必要がある．

文献

- National Institute for Health and Care Excellence (2013)：Assessment and prevention of falls in older people.
  https://www.nice.org.uk/guidance/cg161/evidence/falls-full-guidance-190033741
- 厚生労働省 (2018)：平成30年診療報酬改定関係資料．
  https://www.mhlw.go.jp/file/06-Seisakujouhou-12400000-Hokenkyoku/0000196438.pdf（2018/8/18閲覧）
- 永原久栄 (1993)：ホームエバリュエーションと退院時生活指導．理学療法ジャーナル，27(3)：151-157．
- 宮下八重子 (1987)：ホーム・エバリュエーション　家屋改造とその効果．理学療法と作業療法．21(1)：4-10．

[索　引]

英数
ADL (activities of daily living) 144, 148
DNP (Doctor of Nursing Practice) ... 12
EBM (evidence based medicine) ... 2
　──の5つのStep ... 3
EBP (evidence based practice) ... 6, 8
　──に必要な知識・スキル ... 14
　──の5つのStep ... 6
　──の実装 ... 8
EBPガイドブック ... 107
EBP実装戦略ガイド ... 115
EBP実装の類型 ... 128
EBPトピック ... 108
EBPトリガー ... 108
IOWAモデル ... 106
IPE (inter-professional education) ... 163, 223
IPW (interprofessional work) ... 164
IPWラウンド ... 226
JBI (Johannna Brigs Institute) ... 11
PICO ... 3, 15, 108
QOL ... 71
WHOQOL ... 72

あ
アウトカム評価 ... 127
アクティビティ・ケア ... 136
アンラーニング ... 42

い
イノベーション ... 106
インプット ... 87
インプット・インプット・プロセス・アウトプットモデル ... 87
委任や委譲による調整 ... 86
医療保健福祉分野の多職種連携コンピテンシー ... 222
移動機能 ... 162

え
エビデンス
　──の統合 ... 111
　──の評価 ... 111

か
カンファレンス ... 51
ガイドライン ... 12, 32
科学的根拠 ... 17
介護保険 ... 23
回復期リハビリテーション入院基本料 ... 23
回復期リハビリテーション病棟 ... 34, 38
学習ニーズ ... 210
看護基準 ... 10
看護基礎教育 ... 9
看護師相互研修 ... 69
看護者の倫理綱領 ... 53
看護手順 ... 10
看護におけるEBP ... 33
看護倫理 ... 53

き
キャリア開発 ... 78
キャリア発達支援 ... 78
基本動作 ... 144
起居動作 ... 146

急性期リハビリテーション ... 25
共通概念 ... 98
共通言語 ... 98
協働 ... 46
協働的パートナーシップ ... 85

く
クリティーク ... 110
グランドルール ... 50

け
ケア改善 ... 31, 35
ケアプラン ... 52
継続教育 ... 10
警報疲労 ... 189
健康管理教育 ... 210

こ
コーチング ... 81
コーディネーション ... 85, 90
コクラン ... 11
コラボ研修 ... 101
コラボレーション ... 85, 90
コンピテンシー ... 43
広義のリハ ... 75
高度実践看護師 ... 9
高齢者慢性疾患における総合的管理 ... 31
根拠
　──に基づく医療 ... 2
　──に基づく臨床実践 ... 6

し
ジェネラリティ ... 80
システマティックレビュー ... 11
施設基準 ... 60, 62
施設見学会 ... 225
諮問的調整 ... 86
事例検討会 ... 69
持続可能な組織 ... 83
実践能力 ... 43
実践プロトコル ... 111
社会参加 ... 39
初期研修 ... 82
身体拘束 ... 172
　──の三原則 ... 172
身体拘束ゼロへの手引き ... 172
身体拘束予防ガイドライン ... 174
進捗管理 ... 123
診療報酬 ... 60
人員配置 ... 62
人材育成 ... 78
人材育成計画 ... 80
人材フロー ... 77
人材フローマネジメント ... 77
習慣に基づくケア ... 124
就労支援 ... 75
準備因子 ... 192
障害者基本法 ... 22
障害者差別解消法 ... 22
障害者総合支援法 ... 22

	情報収集	4
	職種の呼称	50
す	ステークホルダー	109, 122
	スペシャリティ	80
せ	せん妄	192
	生活リズム	134
	専門看護師	9
	専門職	21
	専門職間コミュニケーション	222
	専門職連携	84
	専門職連携教育	163, 223
	専門職連携実践	164
	専門的リハビリテーション看護	40
そ	組織間連携	94
	相談的コラボレーション	85
	組織コミュニケーション	80
	尊厳	54
た	タックマンモデル	89
	退院支援	41
	退院前訪問指導	230
	退院前訪問指導料	230
ち	チームアプローチ	67
	チーム医療	63, 84
	チームデザイン	87
	チームパフォーマンス	89
	チームビルディング	88
	チームワーキング	90
	チームワーク	85, 88
	チェンジエージェント	115
	地域包括ケアシステム	23, 47
	知識焦点型トリガー	108
	調整的協働	86
	直接因子	192
て	定式化	3, 15
	転倒	175, 180
	——のリスク要因	181
	転倒アセスメント	182
	転倒事故防止計画表	183
と	特異的QOL	73
に	日常生活活動	144
	日本語版ニーチャム混乱・錯乱状態スケール	194
	認定看護師	9
	入院前訪問	66
ね	ネットワーキング	86
は	パートナーシップ	47
	排泄機能	154

	排尿自立指導料	154
	排尿日誌	154
	始める	129
ひ	ヒエラルキー	50
	批判的吟味	15, 110
ふ	フェーズ	114
	プロジェクト	121
	プロジェクト計画書	123
	プロセス	88
	プロセス評価	127
	服薬管理	202
	服薬指導	204, 207
	服薬自己管理	204
	文献検索	15, 109
へ	ベースラインデータ	112
	ベンチマーク	69, 125
	変革推進者	115
ほ	ホームエバリュエーション	230
	ホットライン	25
	包括的QOL	73
ま	マトリックス組織	79
	マネジメント	52
み	見える化	69
も	目標設定	39
	問題焦点型トリガー	108, 125
や	やめる	128, 129
ゆ	誘発因子	192
	優先順位	125
よ	余暇時間の活用	74
り	リーダーシップ	48
	リスペクトの醸成	92
	リハビリテーション	
	——の対象	21
	——の定義	20
	——のフェーズ	21
	リハビリテーション医療の目的	20
	リハビリテーション医療制度	22
	リハビリテーション実績指数	61
	倫理	53
	臨床看護研究	11
れ	連携	47
	連携パス	29, 69, 94
わ	ワールドカフェ	226

回復期リハビリテーション病棟における看護実践
看護の質を高めるEBPの実装　　　　ISBN 978-4-263-23729-8
2019年10月5日　第1版第1刷発行

編集　酒　井　郁　子

　　　黒河内　仙　奈

発行者　白　石　泰　夫

発行所　医歯薬出版株式会社
〒113-8612 東京都文京区本駒込1-7-10
TEL.(03)5395-7618(編集)・7616(販売)
FAX.(03)5395-7609(編集)・8563(販売)
https://www.ishiyaku.co.jp/
郵便振替番号 00190-5-13816

乱丁，落丁の際はお取り替えいたします　　　印刷・壮光舎印刷／製本・皆川製本所

© Ishiyaku Publishers, Inc., 2019. Printed in Japan

本書の複製権・翻訳権・翻案権・上映権・譲渡権・貸与権・公衆送信権(送信可能化権を含む)・口述権は，医歯薬出版(株)が保有します．

本書を無断で複製する行為(コピー，スキャン，デジタルデータ化など)は，「私的使用のための複製」などの著作権法上の限られた例外を除き禁じられています．また私的使用に該当する場合であっても，請負業者等の第三者に依頼し上記の行為を行うことは違法となります．

JCOPY ＜出版者著作権管理機構 委託出版物＞

本書をコピーやスキャン等により複製される場合は，そのつど事前に出版者著作権管理機構(電話 03-5244-5088, FAX 03-5244-5089, e-mail：info@jcopy.or.jp)の許諾を得てください．